Kevin Welling

Reinhardts Gerontologische Reihe
Band 12

Joanna H. Downton

Wenn alte Menschen stürzen

Ursachen und Risiko – Pflege und Prävention

Mit 34 Abbildungen und 4 Tabellen

Ernst Reinhardt Verlag München Basel

Dr. *Joanna H. Downton* MD, Chefärztin für Geriatrie im Kreiskrankenhaus St. Thomas in Stockport, England.

Titel der englischen Originalausgabe: "Falls in the Elderly"
© 1993 Joanna H. Downton
First published in Great Britain by Edward Arnold (Publishers) Limited, London

Aus dem Englischen übersetzt von Ulrike Schmid

Hinweis
Soweit in diesem Werk eine Dosierung oder eine Applikation erwähnt werden, darf der Leser zwar darauf vertrauen, daß der Autor große Sorgfalt darauf verwandt hat, daß diese Angabe dem Wissensstand bei Fertigstellung des Werkes entspricht. Für Angaben über Dosierungsanweisungen und Applikationsformen oder sonstige Behandlungsempfehlungen kann vom Verlag jedoch keine Gewähr übernommen werden. – Die Wiedergabe von Gebrauchsnamen, Handelsnamen, Warenbezeichnungen usw. in diesem Werk berechtigt auch ohne besondere Kennzeichnung nicht zu der Annahme, daß solche Namen im Sinne der Warenzeichen- und Markenschutz-Gesetzgebung als frei zu betrachten wären und daher von jedermann benutzt werden dürften.

Die Deutsche Bibliothek – CIP-Einheitsaufnahme
Downton, Joanna H.:
Wenn alte Menschen stürzen : Ursachen und Risiko ; Pflege und Prävention ; mit 4 Tabellen / Joanna H. Downton. [Aus dem Engl. übers. von Ulrike Schmid]. – München ; Basel : E. Reinhardt, 1995
  (Reinhardts gerontologische Reihe ; Bd. 12)
  Einheitssacht.: Falls in the elderly <dt.>
  ISBN 3-497-01355-2
NE: GT

ISSN 0939-558X
ISBN 3-497-01355-2

© 1995 by Ernst Reinhardt, GmbH & Co, Verlag, München

Dieses Werk, einschließlich aller seiner Teile, ist urheberrechtlich geschützt. Jede Verwertung außerhalb der engen Grenzen des Urheberrechtsgesetzes ist ohne schriftliche Zustimmung der Ernst Reinhardt, GmbH & Co, München, unzulässig und strafbar. Das gilt insbesondere für Vervielfältigungen, Übersetzungen in andere Sprachen, Mikroverfilmungen und für die Einspeicherung und Verarbeitung in elektronischen Systemen.

Printed in Germany

Vorwort

Viele ÄrztInnen haben "hoffnungslose" PatientInnen mit vagen, hartnäckigen und schwer behandelbaren gesundheitlichen Problemen. Für Professionelle in der Pflege und Betreuung alter Menschen sind Stürze und Schwindel häufig "hoffnungslose" Beschwerden. Die Symptome sind meist vage bis undefinierbar, und die Ursachen sind oft multiple Erkrankungen. Häufig wird angenommen, daß es sich um die unvermeidbaren Attribute des Alterns handle. Ich hoffe, daß ich mit diesem Buch zeigen kann, daß es in den meisten Fällen möglich ist, die Beschwerden so zu interpretieren, daß klar wird, was vorgeht, und eine Intervention zur Erleichterung der Situation möglich wird. Auch wenn weitere Stürze nicht aufgehalten werden können, ist es sehr selten, daß gar nichts getan werden kann, um die Situation des/der Betroffenen zu verbessern. Die negative und abweisende Haltung, die solchen Beschwerden oft entgegengesetzt wird, ist bei Stürzen so unnötig wie bei anderen geriatrischen Megaproblemen.

Eine Reihe von Menschen haben mir bei diesem Buch geholfen. Ich möchte Wendy Stuart und Peggy Brookes für die nützlichen Kommentare zu Kapitel 8 danken und dem Personal der Krankengymnastischen Abteilung der Tagespflege des St.-Thomas-Krankenhauses in Stockport und der Abteilung für medizinisches Bild- und Graphikmaterial am Withington-Krankenhaus für ihre Hilfe bei der Auswahl der Photographien. Ray Tallis gab mir Beratung und machte mir Mut. Dafür bin ich dankbar. Am meisten möchte ich Martin für seine unendliche Geduld danken.

Joanna H. Downton

Inhalt

Vorwort 5

**1. Epidemiologie von Stürzen:
   Ergebnisse und offene Fragen** 11
   Wie häufig stürzen alte Menschen? 17
   Wann und wo treten Stürze auf? 18
   Welche Faktoren erhöhen das Sturzrisiko? 18
   Unterschiedliche Sturzursachen 23

**2. Welche Auswirkungen hat ein Sturz für alte Menschen
   und für die Gesellschaft?** 25
   Stürze, die zum Tod führen 25
   Indikator für die Wahrscheinlichkeit des Todes 28
   Verletzungen aufgrund von Stürzen 29
   Psychische Folgen 31
   Auswirkung auf die Pflegebedürftigkeit 34
   Aufnahme ins Krankenhaus 34
   Aufnahme ins Pflegeheim aufgrund von Stürzen 35
   Wirtschaftliche Konsequenzen 38

3. Stürze und Frakturen 40
   Der Zusammenhang zwischen einem Sturz und
   einer Fraktur 41
   Epidemiologie 45
   Risikofaktoren 50
   Versorgung, Pflege und Behandlung alter Menschen
   nach einer Fraktur 54

4. Gleichgewicht, Gang und Sturz 66
   Physiologie von Gleichgewicht und Gang 67
   Beurteilung von Gleichgewicht und Gang 71
   Die Fähigkeit zur Kontrolle der Körpermotorik 73
   Veränderungen der motorischen Koordinationsfähigkeit
   mit zunehmendem Alter 78

Zusammenhang zwischen Gangveränderung,
Gleichgewichtsstörung und Sturz bei alten Menschen 82

**5. Warum kommt es bei alten Menschen vermehrt
zu Stürzen?** 86
Auswirkung altersbedingter Veränderungen auf die
Sturzanfälligkeit 86

Neurologische Veränderungen · Alterserscheinungen des Auges · Altersveränderungen des Vestibularapparats · Altersbedingte Veränderungen von Gang, Haltung und Körpermotorik · Dysfunktion des Autonomen Nervensystems und Orthostatischer Hypotonus · Alterungsprozeß der Skelettmuskeln

Krankheiten mit Sturzsymptomatik 96

Epilepsie · Parkinsonsche Krankheit · Zerebrale Arteriosklerose · Periphere Neuropathien · Myopathien · Demenz · Spondylose im Bereich der Cervicalwirbel · Diabetes mellitus · Herzrhythmusstörungen · Karotissinussyndrom

Alte Menschen und ihr Umfeld 105

6. Schwindel und Ohnmacht 107
Was ist ein Schwindelanfall? 109
Wie verbreitet sind Schwindelgefühle? 110
Welche Verbindung besteht zwischen Schwindelgefühlen
und Stürzen? 112
Ursachen und Symptome von Schwindelanfällen 112
Der Drehschwindel 115
Dysäquilibrium 119
Diagnosestellung bei PatientInnen mit Schwindelgefühlen 121
Die Behandlung 126
Psychische Aspekte der Schwindelgefühle 129
Wie oft kommt es zu einer Synkope? 132
Ursachen von Synkopen 133
Beurteilung von Synkopen 136
Behandlung/praktischer Umgang 139

7. Umgang und Behandlung nach einem Sturz 141
Allgemeine Prinzipien im Umgang mit gestürzten
Menschen 143
Umgebung und Stürze 156
Unfallambulanz 162
Betreuung sturzgefährdeter Menschen durch ihren
Hausarzt 165

8. Pflegerische Aspekte 167
Zusammenhang zwischen personeller Besetzung und
Häufigkeit von Stürzen 167
Die Rolle des Pflegepersonals bei der Versorgung
sturzgefährdeter Menschen 168
Ermittlung sturzgefährdeter alter Menschen 171
Zusammenhang zwischen Krankenhausaufenthalt und
Sturzrisiko 172
Der Gebrauch von Restriktionen zur Verhütung
von Stürzen 177
Modernere Methoden der Sturzverhütung bei alten
Menschen in Institutionen 180
Stürze als Maßstab der Pflegequalität 181

9. Präventivmaßnahmen 182
Primäre Prävention 182
Sekundärprävention 186

10. Zukunft 191
Standardisierung der Behandlung 191
Beurteilung des Risikos 192
Patientenzentrierte Behandlung und Beurteilung 193
Ernährung und körperliche Betätigung 194
Die Aufgabe der Krankengymnastik 195
Beurteilung von Schwindelgefühlen 195
Qualitätsprüfung 196
Ergebnisse 196

Glossar 198
Literatur 207
Sachregister 222

1. Epidemiologie von Stürzen: Ergebnisse und offene Fragen

Eine bisher gesunde 82jährige Frau stürzte, als sie zu Hause durch ihr Wohnzimmer ging. Da sie nicht mehr aufstehen konnte und plötzlich krank aussah, rief ihr Mann einen Krankenwagen. In der Unfallambulanz wurde ein EKG gemacht, das einen akuten Vorderwandinfarkt zeigte.

Eine 77jährige Frau ging mit ihrem Hund spazieren. Als dieser einer Katze nachjagen wollte, verlor sie das Gleichgewicht, stürzte und brach sich das Handgelenk.

Ein 93jähriger Mann lebte trotz starker Sehbehinderung, schwerer Osteoarthrose und leichtem Parkinson allein und ohne fremde Hilfe. Er war schon wiederholt zu Fall gekommen. Die Sturzursache wurde auf eine Kombination von Gleichgewichtsstörungen (durch Sehbehinderung und Parkinsonsche Krankheit), unstabilen Kniegelenken (Osteoarthrose), Orthostatischem Hypotonus (durch Medikation gegen Parkinsonsche Krankheit) und einer Eisenmangelanämie (verursacht durch nichtsteroidale Antirheumatika) zurückgeführt.

Ein 75jähriger Mann, der schon länger an Koronarer Herzkrankheit litt, berichtete, daß seine Stürze immer mit einem vorübergehenden Bewußtseinsverlust einhergingen. Ein Langzeit-EKG zeigte mehrere Episoden von Ventrikulären Tachykardien. Durch die Behandlung mit einem Antiarrhythmikum verschwanden seine Symptome.

Alte Menschen neigen zu Stürzen. Diese Tendenz wird allgemein anerkannt und, meist ohne zu hinterfragen, als ein Bestandteil des Alterns betrachtet. Die eben beschriebenen Fallbeispiele zeigen jedoch deutlich, daß es eine Vielfalt von Ursachen geben kann. Durch die Auffassung, diese Sturzproblematik sei altersbedingt, werden, wie auch bei anderen gesundheitlichen Störungen, die sich durch eine unspezifische Symptomatik deutlich machen, die Diagnosestellung und somit auch die Behandlung therapierbarer Störungen verzögert ("das ist halt das Alter, da kann man nichts machen"). Die Konsequenzen dieser Haltung können vermeidbare Abhängigkeit und Einschränkung der Lebensmöglichkeiten und somit eine Minderung der Lebensqualität sein. Die Sturzneigung alter Menschen hat bedeutende medizinische, ökonomische und soziale Konsequenzen. Im Hinblick auf die prognostizierte Zunahme alter Menschen in unserer Gesellschaft werden auch diese Konsequenzen eine immer bedeutsamere Rolle spielen.

Damit die gesundheitliche und soziale Versorgung angemessen geplant werden kann, muß zuallererst das Ausmaß des Problems festgestellt werden. Dies bedeutet, daß eine Reihe von Fragen beantwortet werden müssen. Als erste und wichtigste stellt sich die Frage nach dem "Wer" und dem "Warum". Gibt es bestimmte alte Menschen, für die ein besonders hohes Sturzrisiko besteht, das durch eine Eigenart ihrer Physiologie oder einen bestimmten Krankheitsprozeß bedingt ist? Zweitens stellt sich die Frage, wie es zu den Stürzen kommt, also die Frage nach dem Mechanismus, der für die Gleichgewichtserhaltung zuständig ist, und der Untersuchung alters- und krankheitsbedingter Veränderungen, die eine Beeinträchtigung des Gleichgewichts verursachen könnten. Als dritte Fragestellung sollen Ort und Zeitpunkt eines erfolgten Sturzes untersucht werden. Auch Faktoren des unmittelbaren und weiteren Umfeldes, die das Sturzrisiko erhöhen, sollen benannt werden. In anderen Worten bedeutet dies eine Erforschung der Epidemiologie von Stürzen, ein nicht einfaches Unterfangen.

Die Forschenden auf dem Gebiet der Epidemiologie werden mit einer Anzahl von Problemen konfrontiert. Stürze passieren zwar häufig, sind jedoch nicht vorhersehbar. Sie bewegen sich auf einer Skala von augenscheinlich kleinen Stolperern und Ausrutschern bis hin zu einem Sturz, der in einer ernsthaften, ja manchmal lebensgefährlichen Situation endet. Die Bandbreite erstreckt sich von Fehltritten und Ausrutschern, bei denen das Gleichgewicht gerade noch wiedererlangt werden kann, bis zu tatsächlichen Stürzen. Da Stürze in jedem Lebensalter vorkommen, scheint ein Sturz ein alltägliches, nicht weiter bemerkenswertes Ereignis zu sein. Ein weiterer Grund, der Menschen davon abhält, einen Sturz bei Pflegenden Angehörigen und/oder professionell Pflegenden zu erwähnen, ist die Angst vor den Konsequenzen. Die Assoziation von Sturz und dem Verlust von Selbstbestimmung (und häufig auch Kommentare, die auf Alkohol anspielen, wie: "Du solltest mit mehr Wasser verdünnen") und die Angst, ein Sturz könnte zu einem von außen bestimmten Verlust der Unabhängigkeit führen, läßt viele alte Menschen diesen Sturz nur beschämt und widerwillig zugeben. Es ist paradox, daß ein Sturz so häufig vorkommt und dennoch oft unerklärbar bleibt. All dies bedeutet, daß viele Stürze verschwiegen werden, Betroffene sich vielleicht nicht einmal mehr an den Sturz erinnern.

Das nächste Problem ist, daß Stürze häufig bei solchen alten Menschen vorkommen, die nicht in für eine Mehrheit typischen Situationen leben, wie zum Beispiel bei alten Menschen in Pflegeheimen, was bedeutet, daß die Informationen über Charakteristika und Ursachen bei dieser Gruppe nicht unbedingt generalisiert werden können. Es ist wahrscheinlich, daß in manchen Situationen und bei manchen alten Menschen das Sturzrisiko aus physiologischen oder pathologischen Gründen höher ist als bei anderen. Eine beliebige Gruppe alter Menschen wird aus Menschen zusammengesetzt sein, für die das persönliche (durch Gesundheit und individuelle Lebensweise bedingte) und umfeldbedingte Sturzrisiko unterschiedlich hoch ist. Deshalb ist es wichtig, nach dem Stichprobenverfahren vorzugehen, um einen typischen Querschnitt der betreffenden Bevölkerungsgruppe zu erhalten, und die Testgruppe genau zu charakterisieren, um Vergleiche mit anderen Gruppen (und anderen Untersuchungen) vornehmen zu können. Viele Untersuchungen haben nicht mit einer Zufallsauswahl gearbeitet und die Testgruppe nicht adäquat beschrieben, so daß diese zu Vergleichen schwerlich herangezogen werden können. Es gibt zum Beispiel eine Menge Informationen über die Häufigkeit und Ursachen von Stürzen bei alten Menschen, die in Institutionen wie Krankenhaus oder Pflegeheim leben. Diese Untersuchungsergebnisse können aber nicht automatisch auf alle alten Menschen übertragen werden, nicht einmal auf alle alten Menschen, die in stationären Einrichtungen leben, da auch die Aufnahmekriterien der Heime sehr unterschiedlich sind.

Statistiken über die Häufigkeit von Stürzen können auf verschiedene Art und Weise erlangt werden: von Menschen, die dabei eine Verletzung davongetragen haben und sich beim Arzt vorstellen, Menschen, die sich unabhängig von einer Verletzung nach dem Sturz bei einem Arzt melden, oder durch retrospektive bzw. prospektive Untersuchungen unterschiedlicher Gruppen alter Menschen. Es wird sich zeigen, daß die Ergebnisse sehr unterschiedlich sind. Aus Untersuchungen, die sich mit dem Auftreten von Stürzen befaßten, geht hervor, daß zwischen 23 % und 59 % aller alten Menschen in stationären Einrichtungen und 28 % bis 60 % der alten Menschen, die zu Hause leben, schon einmal gestürzt waren (Downton 1987). Diese Diskrepanz könnte einerseits durch große Unterschiede im Auftreten von Stürzen innerhalb und zwischen der beiden untersuchten Gruppen erklärt werden, wahrscheinlicher ist aber, daß sie wegen der oben beschriebenen Schwierigkeiten auf methodologische Probleme hinweisen.

Wahrscheinlich melden sich weniger als die Hälfte aller alten Menschen, die zu Stürzen neigen, bei ihrem Hausarzt oder erwähnen einen Sturz bei Kontakten mit anderem medizinisch-pflegerischem Personal. Tatsächlich könnten es sogar noch sehr viel weniger sein. Eine Studie, die Informationen für die englische Institution "Home Accident Surveillance System" (HASS) sammelte, zeigte, daß von allen Besuchern der Unfallambulanzen in England und Wales, die nach einem häuslichen Unfall dort behandelt wurden, rund 20 von 1.000 sechzig Jahre und älter waren (Consumer Safety Unit 1988), wobei Schätzungen über die Verbreitung von Stürzen bei alten Menschen im häuslichen Bereich zehnmal so hohe Ergebnisse vermuten.

Alte Menschen, die sich durch einen Sturz verletzen, bilden eine Gruppe, die sehr viel einfacher zu untersuchen ist, da sich die meisten entweder beim Hausarzt oder im Krankenhaus zur Untersuchung vorstellen. Da jedoch nur ein kleiner Teil der Stürze zu einer Verletzung führt, die eine medizinische Behandlung erforderlich macht, sind Untersuchungsergebnisse aus dieser Gruppe nicht unbedingt für alle alten Menschen, die zu Stürzen neigen, allgemein gültig.

Viele Untersuchungen aus dem Krankenhausbereich sind schwer zu interpretieren, da die untersuchte Stichprobe oft nicht näher definiert wird, wie z. B. "100 ambulante Patienten". Oft werden Charakteristika wie Alter und Geschlecht nicht genannt. Werden, wie in amerikanischen Studien, Krankenhäuser für Kriegsveteranen, wo Patienten hauptsächlich männlich und jünger als 65 Jahre sind, nicht ausgeschlossen oder Patienten aller Altersstufen untersucht, können Ergebnisse nicht verallgemeinert werden. Untersuchungen an alten Menschen in Altenwohneinrichtungen sind gleichermaßen schwer zu interpretieren und zu vergleichen. Die betreffenden Stichproben sind natürlich nicht zufällig ausgesucht, und Charakteristika variieren je nach Einrichtung und deren unterschiedlichen Aufnahmekriterien.

Die Mehrzahl der alten Menschen in Großbritannien (ungefähr 95 %) leben in ihrem eigenen Heim und nicht in Altenwohnheimen. In Deutschland leben zwischen 90 % und 93 % im häuslichen Bereich. Andere Länder in Westeuropa haben ähnliche Statistiken. Wenngleich alte Menschen im stationären Bereich gebrechlicher und somit auch mehr gefährdet sind, einen Sturz mit Folgen davonzutragen (Wilkin et al. 1978), bedeutet die Tatsache, daß ein so großer Teil alter Menschen zu Hause lebt, auch, daß die meisten Stürze und Komplikationen in dieser zweiten Gruppe auftreten werden. Darauf weisen die "HASS"-Statistiken hin, die besagen, daß im Jahr 1987 84,2 % der Unfälle alter Menschen über 60 daheim passierten (Consumer Safety Unit 1988). Deshalb kann behauptet werden, daß die Untersuchung der Epidemiologie von Stürzen bei der Gruppe alter Menschen im häuslichen Bereich die wichtigere ist.

Es ist nicht immer ganz einfach, eine Testgruppe auszusuchen. Idealerweise sollte eine Totalerhebung einer Risikogruppe gemacht werden, doch ist diese Art von Untersuchung normalerweise schwierig. Es ist realistischer und einfacher, einen Teil der zu untersuchenden Gesamtheit auszuwählen. Dies sollte eine Anzahl zufällig bestimmter Personen einer Gesamtheit alter Menschen eines bestimmten Gebietes sein. Es ist wahrscheinlicher, daß Folgerungen, die aus solchen Studien gemacht werden, allgemein anwendbar sind, wobei sozio-ökonomische Unterschiede zwischen den einzelnen Gebieten die Interpretation und Vergleichsmöglichkeit der Ergebnisse verkomplizieren können.

Nachdem eine angemessene Testgruppe zur Untersuchung gewählt worden ist, besteht das nächste Problem darin, wie ein Sturz beschrieben werden kann. Diese Definition ist nicht einfach. Einige Untersuchungen befassen sich mit Unfällen allgemein. Zwar handelt es sich bei den meisten Unfällen alter Menschen um einen Sturz, doch schließen diese Zahlen auch die Unfälle ein, die nicht durch einen Sturz ausgelöst worden sind. Andere Untersuchungen schließen bestimmte Stürze aus, die z. B. mit einem Verlust des Bewußtseins oder mit akuter Krankheit einhergehen, oder auch Stürze, die nicht im Beisein eines Zeugen passierten. Manchmal werden nur Unfälle berücksichtigt, die medizinische Untersuchung und Behandlung erfordern. Andere Untersuchungen schließen nur Stürze ein, die im oder ums Haus passierten. Dies ist eine künstliche und wenig hilfreiche Unterscheidung, da zwischen einem Viertel und der Hälfte aller registrierten Stürze außerhalb des Hauses passieren. Es wird zudem angenommen, daß von den "gesunden Alten" wesentlich mehr außer Haus stürzen (Gabell et al. 1985).

Bei Untersuchungen von alten Menschen, die im stationären Bereich leben, wurde ein Großteil der Informationen mittels einer nachträglichen Durchsicht der Unfallmeldeformulare gewonnen. Solche Meldebögen werden hauptsächlich aus rechtlichen Gründen ausgefüllt. Deshalb ist es wahrscheinlich, daß der Großteil der Stürze, die mit einer Verletzung einhergingen, dokumentiert wurde, und solche Stürze nicht registriert wurden, die keine Verletzung verursacht hatten, besonders, wenn sie niemand beobachtet hatte. Sicherlich wurden diese Formulare zudem von verschiedenen MitarbeiterInnen ausgefüllt, mit unterschiedlichen Kriterien und Toleranzschwellen, was einen Mangel an Standardisierung mit sich bringt.

Die Frage nach der Verläßlichkeit einer Krankengeschichte ist ein verbreitetes und wahrscheinlich unvermeidbares Problem, besonders bei retrospektiven Untersuchungen oder solchen, die die häusliche Situation alter Menschen analysieren wollen. Eine retrospektive Untersuchung (die keine Unfallmeldebögen verwendet) ist vom Erinnerungsvermögen der betreffenden Person abhängig. Untersuchungsergebnisse weisen darauf hin, daß bei Personen mit kognitiver Beeinträchtigung ein höheres Sturzrisiko besteht, was bedeutet, daß der am meisten gefährdete Personenkreis am wenigsten in der Lage sein wird, sich an eventuelle Stürze zu erinnern. In jüngerer Vergangenheit wurden verschiedene Modelle für eine prospektive Ermittlung von Stürzen entwickelt, die zum Teil darauf beruhen, daß mit einer bestimmten Gruppe von Personen regelmäßig Kontakt aufgenommen wird, um sich nach eventuellen Stürzen zu erkundigen. Trotzdem ist es nicht möglich, daß alle Stürze dokumentiert werden können, besonders bei Personen mit kognitiver Beeinträchtigung. Oben erwähnte Faktoren wie Scham über einen Sturz oder die Angst, in ein Altenwohnheim oder -pflegeheim eingewiesen zu werden, tragen auch dazu bei, daß über Stürze, bewußt oder unbewußt, wenig erzählt wird.

Eine Untersuchung, die sich speziell mit der Genauigkeit der Erinnerung alter Menschen an erfolgte Stürze befaßte, zeigt, daß sich 13 % nach Ablauf von 12 Monaten nicht mehr an Stürze erinnerten, die im Verlauf des Jahres bei ihnen dokumentiert worden waren. Überraschenderweise war das Erinnerungsvermögen noch weniger akkurat, als es sich um eine Zeitspanne von nur 3 bzw. 6 anstatt 12 Monaten handelte, denn es gab wenig Übereinstimmung zwischen der von den UntersucherInnen dokumentierten und der von den Betroffenen erinnerten Anzahl der Stürze (Cummings et al. 1988).

Wie häufig stürzen alte Menschen?

Viele der frühen epidemiologischen Untersuchungen waren von einem oder mehreren der oben erwähnten methodologischen Probleme betroffen, doch heute gibt es eine ganze Anzahl repräsentativer Studien, besonders von alten Menschen im häuslichen Bereich. Damit stehen uns mehr eindeutige Informationen über die Häufigkeit von Stürzen und die Faktoren, die das Sturzrisiko für diesen Personenkreis erhöhen, zur Verfügung. Untersuchungen über die Sturzhäufigkeit bei Stichproben von zufällig ausgewählten alten Menschen im häuslichen Bereich zeigen alle ähnliche Zahlen: 28–35 % der 65jährigen und älteren (Campbell et al. 1981; Prudham/Evans 1981; Blake et al. 1988), 35 % der 70jährigen und älteren (Campbell et al. 1989) und 32–42 % der 75jährigen und älteren (Tinetti et al. 1988; Downton/Andrews 1991) stürzen mindestens einmal pro Jahr. Gesunde alte Menschen stürzen seltener (Gabell et al. 1985), aber diejenigen, die bereits einmal gestürzt sind, neigen eher zu weiteren Stürzen. Davon werden 60–70 % mit großer Wahrscheinlichkeit in den darauf folgenden 12 Monaten wieder stürzen (Nevitt et al. 1989).

Schwieriger wird es, Schlüsse über das Auftreten von Stürzen bei alten Menschen in Wohn- und Pflegeheimen zu ziehen, denn Stichproben aus verschiedenen Institutionen sind nicht unbedingt vergleichbar. Außerdem analysieren einige Untersuchungen "Stürze", andere befassen sich mit "Unfällen". Allerdings sind Stürze im stationären Bereich mit großer Sicherheit verbreiteter als im häuslichen Bereich. Mindestens die Hälfte aller Pflege- oder WohnheimbewohnerInnen werden im Verlauf eines Jahres zu Fall kommen.

Untersuchungen von Stürzen im Krankenhaus sind besonders

schwer miteinander zu vergleichen aufgrund der unterschiedlichen Darstellungen dieser Statistiken. Zum Beispiel gibt es Statistiken über die Anzahl der Unfälle pro belegtem Bett pro Jahr, Anzahl der Stürze pro 10.000 Patiententage, Zahl der Stürze pro 1.000 Tage Bettbelegung, Zahl der Unfälle pro 1.000 Patientenaufnahmen, Unfälle pro Bettag oder pro Patiententag und Stürze als prozentualer Anteil aller Entlassungen.

Wann und wo treten Stürze auf?

Ein Viertel bis die Hälfte aller Stürze passieren außerhalb der häuslichen Umgebung. Im und ums Haus passieren die meisten Stürze da, wo am meisten Zeit verbracht wird. Zwei Drittel aller Stürze im häuslichen Bereich, auf die hin medizinische Betreuung erforderlich wird, geschehen im Haus, fast drei Viertel davon in der Küche, im Wohnzimmer oder Schlafzimmer (Consumer Safety Unit 1988). Nur ein geringer Anteil passiert auf Treppen, wobei solch ein Sturz oft schwere Verletzungen mit sich bringt. Die meisten Stürze passieren am Tag (Downton/Andrews 1991), da ein Sturz normalerweise im Zusammenhang mit Bewegung und einer gewissen Aktivität steht.

Stürze unterwegs passieren eher den "gesunden Alten". Das Verletzungsrisiko ist hier höher als bei Stürzen im und ums Haus (Speechley/Tinetti 1991).

Welche Faktoren erhöhen das Sturzrisiko?

Manches ist über die Ursachen von Stürzen geschrieben und veröffentlicht worden. Dabei sind Probleme wie Auswahl von Stichproben, Definition und Verläßlichkeit der Krankengeschichte ähnlich denen der Untersuchung der Sturzhäufigkeit. Zusätzlich gibt es weitere Probleme: Stürze werden fast immer durch eine Kombination von äußeren und inneren Faktoren ausgelöst. Ein bestimmter Faktor kann das Sturzrisiko erhöhen, was aber nicht heißt, daß ein Sturz mit Sicherheit erfolgen wird. Ist jemand extrem sturzgefährdet, wird erst durch das Zusammenspiel innerer, umgebungs- und situationsbedingter Faktoren ein Sturz erfolgen. Damit können die zum Teil verwirrenden und sich widersprechenden Ergebnisse vieler Studien erklärt werden, durch die sonst bewiesen werden könnte, daß fast jeder Faktor sowohl sturzauslösend als auch nicht sturzauslösend ist. Einige dieser Faktoren scheinen jedoch konsistent an einem erhöhten Sturzrisiko beteiligt zu sein.

Alter und Geschlecht

Fast alle Untersuchungen haben einen Zusammenhang zwischen einem erhöhten Sturzrisiko und zunehmendem Alter nachgewiesen. Die meisten zeigen auch, daß die Sturzneigung bei Frauen größer ist als bei Männern, wenngleich in Krankenhäusern das Gegenteil der Fall zu sein scheint (Berry et al. 1981). Besonders auf geriatrischen Pflegestationen erscheinen Männer hinfälliger und gebrechlicher – vielleicht, weil sie zu Hause im frühen Stadium ihrer Behinderung von einer weiblichen Angehörigen unterstützt worden waren.

Manche Studien zeigen auf, daß sehr alte Menschen weniger zu Stürzen neigen, vielleicht durch das selektive Überleben einer besonders fitten Kohorte (Prudham/Evans 1981; Woodhouse et al. 1983). Unter den Bewohnern in Alten- und Pflegeheimen scheinen die "jungen Alten" (unter 75) mehr zu Stürzen zu neigen (Haga et al. 1986), vielleicht, weil Menschen, die in verhältnismäßig "jungem" Alter schon institutionelle Pflege benötigen, fast immer physisch und psychisch gebrechlicher sind.

Medikamente

Es ist schwierig, die Auswirkungen und Nebenwirkungen von Medikamenten von den Auswirkungen der Erkrankungen, zu deren Behandlung sie verordnet worden sind, zu differenzieren. Es kann behauptet werden, daß die meisten alten Menschen sowohl die vom Arzt als auch selbst verordnete Medikamente einnehmen. Durch Veränderung der Pharmakokinetik und Pharmakodynamik während des Alterungsprozesses leiden alte Menschen eher unter Nebenwirkungen einer medikamentösen Therapie. Allgemein kann man sagen, daß die Einnahme eines jeden Medikamentes das Sturzrisiko erhöht (Prudham/Evan 1981).

Theoretisch sind damit all jene Medikamente gemeint, die auf das Gleichgewicht entweder durch ihre zentral dämpfende Wirkung (Tranquilizer, Sedativa, Hypnotika), dadurch, daß sie einen Orthostatischen Hypotonus verursachen können (z. B. Antihypertonika), oder durch beide Effekte gleichzeitig (Trizyklische Antidepressiva, Neuroleptika) einwirken. Bei allen diesen Beispielen wurde ein Zusammenhang zwischen der Medikamenteneinnahme und einem Sturz oder einer sturzbedingten Fraktur (MacDonald/MacDonald 1977; Tinker 1979; Wild et al. 1980; Davie et al. 1981; Campbell et al. 1981; Blake et al. 1988) gefunden. Allerdings sind auch andere Medikamente risikobehaftet, wie z. B. nichtsteroidale Antirheumatika, die bei alten Menschen Schwindel auslösen können (Goodwin/Regan 1982). Es kann innerhalb bestimmter Medikamentengruppen Unterschiede geben, wie z. B. bei Hypnotika mit kurzer und langer Halbwertszeit (Ray et al. 1987). Bei Hypnotika mit langer Halbwertszeit wird am folgenden Tag eher ein Überhang bestehen, der potentiell Auswirkungen auf Stabilität und Reaktionsfähigkeit birgt. Außerdem besteht bei langfristigem Gebrauch die Gefahr einer Kumulation. Nitrazepam, das noch immer relativ häufig von alten Menschen als Schlafmittel eingenommen wird, hat selbst bei gesunden jungen Menschen eine Halbwertszeit von 20 Stunden, bei alten Menschen kann diese bis zu 60 Stunden betragen (Swift 1983). Bei regelmäßiger Einnahme ist eine Kumulation deshalb fast unumgänglich.

Widersprüchlich sind die Ergebnisse bei den Diuretika. Es hat sich gezeigt, daß Thiazide gegen Frakturen schützen, da sie mit ihrem Effekt einer verminderten Kalziumausscheidung den Kalziumverlust des Körpers gering halten (Rashiq/Logan 1986). Alte Menschen, die regelmäßig Diuretika einnehmen, zeigen oft Symptome wie Schwindel, Benommenheit und Ohnmachtsanfälle (Hale et al. 1984). Es wurden auch Verbindungen zwischen der Einnahme von Thiaziden und Schenkelhalsfrakturen (Muckle 1976), Verletzungen infolge eines Sturzes (Whitlock et al. 1978) und Stürzen generell festgestellt (Prudham/Evans 1981).

Wenig ist über das Verhältnis zwischen Alkoholkonsum und Stürzen bei alten Menschen bekannt. Eine schwedische Untersuchung über tödliche Unfälle im häuslichen Bereich, die Informationen aus Sterbeurkunden entnahm (Berfenstam et al. 1969), zeigt, daß Alkohol bei 50 % aller Vergiftungen, 25 % aller tödlichen Unfälle durch Feuer, aber nur bei 5 % aller tödlich endenden Stürze eine Rolle spielte (wobei viele alte Menschen, die infolge eines Sturzes starben, aus unbekannten Gründen nicht in die Untersuchung aufgenommen wurden). Ein Blutalkoholspiegel über 50 mg/100 ml erhöht das Sturzrisiko erheblich (Honkanen et al. 1983). In Untersuchungen, bei denen dieser Zusammenhang in Betracht gezogen wurde, spielte Alkohol allerdings nur eine geringe Rolle als Sturzursache (Waller 1978; Turner et al. 1990). Ein Verschweigen dieser Information ist jedoch wahrscheinlich.

Es gibt eine Gruppe alter Menschen, bei denen ein Sturz und Alkohol deutlich zusammenhängen – bei Menschen mit Kopfverletzungen (Pentland 1986). Alkohol trägt zu etwa einem Drittel aller Kopfverletzungen bei alten Menschen bei. Außerdem sind alkoholbedingte Kopfverletzungen bei Männern häufiger als bei Frauen. Über die Hälfte aller alten Männer, die wegen einer Kopfverletzung ins Krankenhaus aufgenommen werden müssen, sind alkoholisiert. Es scheint kein großer Unterschied zwischen jungen und alten Männern mit Kopfverletzungen im Zusammenhang mit Alkohol zu bestehen.

Kognitive Funktion

Es ist allgemein bekannt, daß alte Menschen nach einer Schenkelhalsfraktur unter kognitiver Beeinträchtigung leiden können. Da jedoch diese Untersuchungen zu unterschiedlichen Zeitpunkten nach dem Unfall gemacht werden, könnte die Ursache der kognitiven Beeinträchtigung sowohl die Verletzung selbst, die Behandlung dieser (z. B. die Auswirkung einer Anästhesie) oder aber die Erkrankung, welche den Sturz auslöste, sein. Es wurde festgestellt, daß Menschen, die häufig stürzen, öfter als andere unter einer kognitiven Beeinträchtigung leiden (Prudham/Evan 1981; Campbell et al. 1981). Die Wahrscheinlichkeit, daß eine demente Person stürzt, ist dreimal so hoch wie bei Personen ohne Demenz (Morris et al. 1987).

Koordinationsfähigkeit der Körpermotorik

Gangart und Balancefähigkeit waren schon oft Inhalt von Untersuchungen, wenn auch häufig mit subjektiven Behauptungen kommentiert, wie z. B., daß die Beweglichkeit mancher Gruppen mehr beeinträchtigt sei als bei anderen (Campbell et al. 1981). In vielen

Untersuchungen wurde der Gang subjektiv als abnorm befunden, in Untersuchungen mit objektiveren Maßstäben konnte eine Relation zwischen beeinträchtigtem Gang, Gleichgewicht und Sturzrisiko festgestellt werden, wobei sich die Ergebnisse bei Menschen, die keinen bzw. einen oder mehrere Stürze hinter sich hatten, beträchtlich überschnitten. Dieses Thema wird in Kapitel 4 genauer betrachtet werden.

Grad der Pflegebedürftigkeit

Es wurden statistisch bedeutende Zusammenhänge gefunden zwischen der Schwierigkeit, sich im Haus zu bewegen, ins Bett hinein bzw. heraus zu kommen, sich anzuziehen und einer Vorgeschichte von mindestens einem Sturz, wenngleich die Unterschiede nicht sehr beeindruckend waren (Prudham/Evans 1981). Eine neuseeländische Untersuchung im häuslichen Bereich ergab ein "reduziertes funktionales Vermögen" bei Menschen, die regelmäßig stürzen, verglichen mit Menschen, die überhaupt nicht bzw. nur selten stürzen.

Diese verminderte Fähigkeit, koordiniert zu agieren, wurde in verschiedene Kategorien unterteilt: nicht vorhanden, mäßig, bedeutend und ausgeprägt. Allerdings wurde nicht beschrieben, durch welche Kriterien diesen Kategorien zugeordnet wurde (Campbell et al. 1981). Gebrechliche alte Menschen mit multiplen Erkrankungen, die bereits mehrmals gestürzt sind, haben in der Regel einen höheren Grad an Pflegebedürftigkeit als gesündere Menschen gleichen Alters.

Andere Faktoren

In einzelnen Untersuchungen wurden zahlreiche andere Faktoren gefunden, die Stürze begünstigen. Andere Untersuchungen widersprechen diesen Ergebnissen. Es ist wahrscheinlich, daß eine Kombination von Faktoren mehr Gewicht hat als einzelne Faktoren. Viele der Faktoren hängen voneinander ab, wie z. B. Alter und kognitive Funktion, Verwirrung und Pflegebedürftigkeit, neurologische Erkrankungen und abnormer Gang. Obwohl es statistische Zusammenhänge zwischen den unterschiedlichen Faktoren und Stürzen gibt, ist es noch immer sehr schwierig, das relative Risiko eines bestimmten Faktors zu bestimmen. Eine Relation zwischen einem bestimmten Faktor und einem Sturz läßt sich nicht begründen. Die Sturzursachen bei alten Menschen werden in Kapitel 5 näher erläutert.

Unterschiedliche Sturzursachen

Es gibt zwei verschiedene Kategorien von Stürzen: Stolperstürze und Stürze, die nicht durch ein Stolpern oder Ausrutschen ausgelöst wurden, wobei es oft nicht einfach ist, zwischen den beiden zu differenzieren. In vielen Untersuchungen wird in verschiedene Gruppen unterteilt: z. B. Menschen, die nur gelegentlich stürzen, im Gegensatz zu denen, die nach einem immer gleichbleibenden Muster stürzen, Menschen, die nur einmal, und solche, die mehrmals gestürzt waren, Stolperstürze und solche mit anderen Ursachen, Menschen mit wenigen und solche mit vielen Stürzen. Natürlich sind diese Einteilungen nicht einfach, denn selbst, wenn es für einen Sturz Zeugen gibt, beruht die Klassifizierung normalerweise auf der Beschreibung der betreffenden Person, und alte Menschen sind oft etwas vage in der Wiedergabe eines solchen Geschehens. Oft wird erklärt: "Ich muß wohl gestolpert sein." Eine solche Klassifizierung enthält meist ein subjektives Element, außerdem wird durch die vielfältigen Sturzursachen eine Einteilung verkompliziert.

Meist wurden zur Einteilung drei Kategorien benutzt: innere, äußere und andere Ursachen. Äußere Faktoren können Stolperer, Ausrutscher und ganz allgemein umfeldbedingte Stürze sein; die Kategorie "andere" beinhaltet hauptsächlich unbekannte Ursachen, die Kategorie "innere" deckt eine breites Feld von Problemen ab, wie z. B. Schwindel, Verlust des Gleichgewichts, Ohnmachtsanfälle, plötzlich weiche Knie zu bekommen und verschiedene andere, je nach Art der Untersuchung bzw. des Interesses der Untersuchenden.

Praktisch wäre es möglich, bei Stürzen zwischen Stolperern/Ausrutschern und anderen zu unterscheiden, wobei die Gefahr besteht, die Anzahl der durch einfaches Stolpern verursachten Stürze zu unterschätzen. Isaacs (1978) schlägt vor, Stürze durch die Art der Beschäftigung unmittelbar vor dem Fall zu klassifizieren, doch scheint auch diese Unterscheidung nicht objektiver zu sein (z. B. "ein Sturz, der durch eine Gefahrenquelle, die vorhersehbar und vermeidbar gewesen wäre, ausgelöst wurde"). Ein genaueres Klassifizierungssystem mit klaren Definitionen zur Einordnungshilfe wurde entwickelt, das eine unterschiedliche Gruppierung von Stürzen zur Analyse ermöglicht (Lach et al. 1991). Stürze können nun aufgrund der Beschreibung der betroffenen Person und der Umstände in 4 Hauptgruppen eingeteilt werden (extrinsisch, intrinsisch, nicht aus dem Stand, wie z. B. Stürze aus dem Bett oder vom Stuhl, und nicht klassifizierbar), mit Untergruppen, die es ermöglichen, die wahrscheinliche Ursache eines Sturzes festzulegen, und die die dazu beitragenden Faktoren mit einbeziehen. Bis jetzt gibt es allerdings noch keine Ergebnisse über die Nützlichkeit dieser Einteilung für den praktischen Umgang mit Stürzen und den sturzgefährdeten Menschen.

Die Überlegung hinter dieser Unterteilung ist die, daß es bei Überbeanspruchung der Gleichgewichtsmechanismen des Körpers in allen Altersgruppen zu Stürzen kommen kann, alte Menschen jedoch schon in Situationen mit relativ geringer Beanspruchung dieser Mechanismen sturzgefährdet sind. Unter diesen Umständen ist es möglich, daß Stürze andere Ursachen haben als die "eines Ausrutschers, der jedem mal passieren kann" (Sheldon 1948). Da es jedoch oft schwierig ist, eine genaue Schilderung des Hergangs zu erhalten, bedeutet dies auch, daß die Unterschiede der verschiedenen Sturzursachen verwischt werden. Wahrscheinlich ist auch, daß für Menschen, die eine Reihe von Stürzen hinter sich haben, andere Charakteristika gelten als für Menschen, die nur einmal gestürzt sind. Eine solche Differenzierung ist natürlich nur im nachhinein möglich, denn ein "einmaliger" Sturz könnte ja der Anfang einer Serie sein.

Es gibt noch keine veröffentlichte Arbeit, in der der Gebrauch solcher Untergruppen bei der Diagnosestellung oder Behandlung beschrieben wird, doch haben sie, zumindest theoretisch, einen praktischen Wert in der Betreuung und Pflege alter Menschen.

2. Welche Auswirkungen hat ein Sturz für alte Menschen und für die Gesellschaft?

Stürze können in jedem Alter ernsthafte Konsequenzen haben, bei alten Menschen jedoch in einem sehr viel größeren Ausmaß. Diese Konsequenzen können direkter physischer Art sein, wie z. B. eine Verletzung oder der Tod, oder auf indirekte Art und Weise zu erhöhter Pflegebedürftigkeit bzw. eingeschränkter Selbständigkeit führen, was wiederum höhere Anforderungen an pflegende Angehörige oder eine Aufnahme im Altenwohn- oder Altenpflegeheim zur Folge haben kann. Auch wenn keine physische Verletzung vorliegt, können psychische Folgen ausgeprägt sein. Dies ist von ökonomischer Bedeutung für die Gesellschaft, da durch eine erhöhte Pflegebedürftigkeit Sozialleistungen erforderlich werden können.

Stürze, die zum Tod führen

Ein Sturz, der zum Tode führt, kann entweder direkt durch die beim Sturz zugezogene Verletzung oder durch die dem Sturz folgenden Komplikationen, wie eine Pneumonie oder Hypothermie, erfolgen. Die operative und postoperative Mortalitätsrate bei der operativen Behandlung einer Oberschenkelhalsfraktur oder von anderen Knochenbrüchen ist bedeutend. Der Sturz könnte ein unspezifisches Zeichen einer Krankheit sein, die selbst zum Tode führen kann. Die meisten Stürze mit tödlichem Ausgang sind Stürze alter Menschen. Etwa drei Viertel dieser Stürze mit Todesfolge geschehen bei Menschen über 65 Jahre (Eddy 1973), und ungefähr 0,15 % aller über 65jährigen sterben an einem Sturz (Lucht 1971). Zahlen für England und Wales aus der "Home Accident Death Database" (Consumer Safety Unit 1988) geben für 1985 folgende Statistik an: 62 % aller häuslichen Unfälle mit tödlichem Ausgang wurden durch einen Sturz verursacht, 78 % aller Menschen mit Unfällen im häuslichen Bereich mit tödlichem Ausgang waren 65 Jahre und älter. Fast 90 % aller durch einen Sturz ausgelösten Todesfälle im häuslichen Bereich betrafen Menschen über 65.

(Anmerkung der Übersetzerin: Für Deutschland gibt es die Statistiken
"Unfälle durch Sturz im häuslichen Bereich mit Todesfolge":

Jahr	gesamt	männlich	weiblich
1987	8.013	2.829	5.184
1988	7.920	2.754	5.166
1989	8.313	2.914	5.399
1990	9.040	3.252	5.788

aus: Statistisches Bundesamt 1991/1992

"Todesfälle durch Unfall":

Jahr	männlich	weiblich
1970	23.627	15.370
1975	19.363	13.920
1980	16.264	11.428
1985	11.693	9.275
1989	11.114	8.956
1990	11.355	9.276

aus: Sachverständigenrat, Jahresbericht 1992)

In Amerika sind Traumata die fünfthäufigste Todesursache bei Menschen über 65, und zwei Drittel dieser Verletzungen werden durch einen Sturz verursacht (Oreskovich et al. 1984). In Großbritannien enden für die 65- bis 74jährigen 63 % aller Unfälle (nicht Verkehrsunfälle) tödlich und bei den mehr als 75jährigen sogar 82 % (Askham et al. 1990). Durch die erhöhte Brüchigkeit der Knochen und die Verlangsamung bzw. den Ausfall der Schutzreflexe neigen alte Menschen mehr dazu, sich bei einem Sturz zu verletzen. Durch die alters- und krankheitsbedingte Verlangsamung physiologischer Reaktionen und eine Abnahme des Gleichgewichtsvermögens sterben sie fünfmal so oft an gleichartigen Verletzungen wie junge Menschen. Anhand der vorhandenen Zahlen könnte das Ausmaß des Problems leicht unterschätzt werden, da bei Spätfolgen eines Sturzes die Todesursache nicht immer korrekt bescheinigt wird.

Es ist allgemein bekannt, daß Sterbeurkunden nicht immer akkurat ausgefüllt werden. Und bei alten Menschen geschieht dies noch häufiger als bei jungen. Stirbt ein alter Mensch an den Komplikationen eines Sturzes, wie z. B. einer Pneumonie oder Hypothermie, und tritt der Tod einige Zeit nach dem Sturz ein, wird der Sturz als Todesursache meist nicht mehr aufgeführt. Bei Menschen, die durch einen Sturz ums Leben kommen, wird, im Gegensatz zu anderen Un-

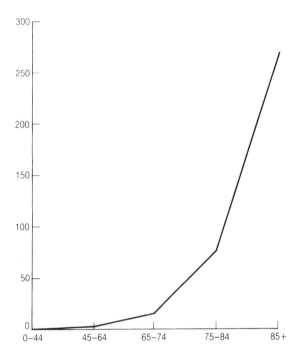

Abb. 1: Unfälle mit Todesfolge im häuslichen Bereich – Todesfälle pro 100.000 Einwohner pro Jahr. Zahlen aus Berfenstam et al. 1969

fällen, selten eine Autopsie durchgeführt (Berfenstam et al. 1969). Im Vergleich zu jungen Menschen wird bei einem älteren Opfer ein Unfall selten in der Sterbeurkunde erwähnt (Fife/Rappaport 1987). Deshalb ist der Anteil der alten Menschen, die an ihren Verletzungen sterben, mit großer Wahrscheinlichkeit sehr viel höher, als es nach Aussagen der Statistiken erscheint.

Häusliche Unfälle mit Todesfolge sind fast ausschließlich ein Problem alter Menschen. Nur etwa 10 von 100.000 Menschen unter 65 Jahren sind betroffen, der Anteil erhöht sich jedoch mit steigendem Alter stetig (Abb. 1).

Indikator für die Wahrscheinlichkeit des Todes

Es erscheint, daß Stürze ein Indikator für eine zunehmende Gebrechlichkeit und Wahrscheinlichkeit zu sterben sind. Anekdotische Berichte beschreiben einen Sturz als den Boten einer bevorstehenden Verschlechterung des Allgemeinzustandes. Bei BewohnerInnen von Altenwohnheimen wurde beobachtet, daß sich Stürze vor dem Tode häuften und daß die mit der höchsten Sturzrate auch die höchste Sterblichkeitsrate verzeichneten (Gryfe et al. 1977).

Die Mortalitätsrate bei alten Menschen, die bereits ein oder mehrere Male gestürzt sind, ist höher als die bei einer Kontrollgruppe ohne Stürze. Dies trifft besonders für alte Menschen im Krankenhaus oder sehr gebrechliche alte Menschen zu (Naylor/Rosin 1970; Wild et al. 1981). Ist jemand nicht in der Lage, nach einem Sturz selbst wieder aufzustehen und liegt deshalb lange, bis Hilfe eintrifft, ist die Wahrscheinlichkeit, an diesem Sturz zu sterben, besonders groß. Eine Untersuchung wies nach, daß die Hälfte aller alten Menschen, die eine Stunde oder länger liegen mußten, bis Hilfe kam, innerhalb der darauf folgenden sechs Monate verstarben (Wild et al. 1981).

Die Untersuchung einer repräsentativen Stichprobe von alten Menschen im häuslichen Bereich (Befragungen bis zu 40–46 Monate nach einem Sturz) ergab, daß nur bei Männern, nicht aber bei Frauen, nach einem oder mehreren Stürzen eine größere Wahrscheinlichkeit bestand zu sterben als bei einer Kontrollgruppe ohne Stürze (Campbell et al. 1990). In einer daran anknüpfenden Untersuchung im häuslichen Bereich zeigte sich, daß ein Sturz einer von mehreren Faktoren ist, die den Tod ankündigen, und als solcher nicht als direkte Todesursache zu werten ist, sondern eher die zugrundeliegende Gebrechlichkeit oder Krankheit eines alten Menschen zeigt (Campbell et al. 1985). Die Mortalitätsrate ist bei alten Menschen, die nach einem Sturz im häuslichen Bereich in die Unfallambulanz mußten, doppelt so hoch wie erwartet. Besonders hoch ist die Sterblichkeitsrate bei denjenigen, deren Sturzursache nicht ein umfeldbedingter, sondern ein gesundheitlicher Faktor ist (Morfitt 1983).

Verletzungen aufgrund von Stürzen

Die Mehrzahl der schweren Verletzungen und Frakturen bei alten Menschen entstehen bei einem Sturz (Oreskovich et al. 1984; Melton/Riggs 1987). Diese Verletzungen sind ein häufiger Grund zur Vorstellung in einer Unfallambulanz (Dove/Dave 1986). Bei alten Menschen werden 60 % aller Verletzungen durch Stürze verursacht. Das ist mehr als in anderen Altersgruppen (Abb. 2). Frakturen werden ausführlicher in Kapitel 3 besprochen.

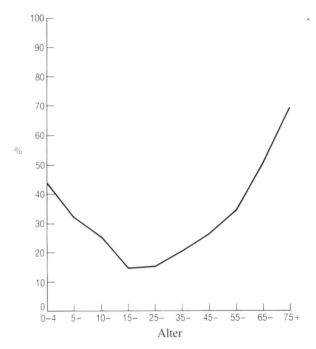

Abb. 2: Unfälle im häuslichen Bereich – prozentualer Anteil von Sturzverletzungen in verschiedenen Lebensaltern; Zahlen von Home and Leisure Accident Research, Home Accident Surveillance System (HASS) 1987

Untersuchungsberichte über Sturztraumata bei alten Menschen unterscheiden nicht zwischen Frakturen und anderen Verletzungen. Auch wurden andere Verletzungen nicht sehr eingehend untersucht.

Die absolute Verletzungsrate (sämtliche Verletzungen aller Ursachen) ist bei alten Menschen niedriger als bei jungen, die Todesrate und die Anzahl der Behinderungen durch eine Verletzung sind bei alten Menschen jedoch sehr viel höher (Hogue 1982). Die irreversiblen Schäden nach einem Sturztrauma können, besonders bei schwersten Verletzungen, katastrophal sein. Eine amerikanische Untersuchung von über 70jährigen mit schweren Verletzungen (drei Viertel waren durch einen Sturz verursacht) zeigt, daß zwar 85 % die Traumata überlebten, sich jedoch nur wenige wieder soweit erholten, daß sie alleine leben konnten. Die meisten blieben pflegebedürftig und benötigten stationäre Aufnahme in einem Pflegeheim (Oreskovich et al. 1984). Allerdings bleibt unklar, welche Rolle unzulängliche Pflege und Betreuung im häuslichen Bereich spielten.

Insgesamt ist es so, daß sich bei einem Sturz die Hälfte aller alten Menschen eine Verletzung zuziehen (Downton/Andrews 1991), weniger als 10 % aber eine Fraktur davontragen (Campbell 1990). "Gesunde" oder "vitale" alte Menschen sind trotz eines niedrigen Sturzrisikos einem höheren Verletzungsrisiko ausgesetzt (Gabell et al. 1985; Speechley/Tinetti 1991).

Schätzungen über die Anzahl von Sturzverletzungen im Verhältnis zur Einwohnerzahl sind von Land zu Land verschieden, was vielleicht die unterschiedlichen Gesundheitssysteme und den Zugang zu Gesundheitsversorgung widerspiegelt. In einem armen Stadtteil in den USA, der hauptsächlich von Schwarzen bewohnt ist, wurden 26 von 1.000 der über 65jährigen wegen eines Sturzes in einer Unfallambulanz behandelt. Mehr als die Hälfte aller Verletzungen dieser Altersgruppe sind Sturzverletzungen, die im Gegensatz zu anderen Verletzungen mit wachsendem Alter zunehmen (Grisso et al. 1990). In einer schwedischen Untersuchung wurden 14 von 1.000 über 60jährigen wegen einer Sturzverletzung behandelt (Lucht 1971). Auch hier nehmen Sturzverletzungen mit zunehmendem Alter zu.

Ungefähr die Hälfte aller alten Menschen, die in die Unfallambulanz kommen, stellen sich wegen einer Verletzung vor (Dove/Dave 1986), zum Großteil durch einen Sturz verursacht. Von allen Ambulanzbesuchern tragen alte Menschen eher eine Fraktur und multiple Verletzungen davon als junge (Burdett-Smith et al. 1989).

Eine wichtige Untergruppe von Sturzverletzungen sind Kopfverletzungen. Etwa 10 – 15 % aller Menschen, die wegen einer Kopfverletzung eingewiesen werden, sind über 65. Von diesen Kopfverletzungen werden ungefähr drei Viertel durch einen Sturz oder Unfall zu Hause verursacht, verglichen mit 35 % bei den unter 65jährigen (Pentland et al. 1986). Die Wahrscheinlichkeit, an einer mittleren bis schweren Kopfverletzung zu sterben, ist bei einem alten Menschen sehr viel höher, die Verweildauer im Krankenhaus länger, besonders bei geringfügigen bis mittelschweren Verletzungen. Oft ist das Behandlungsergebnis nur dürftig. Eine geringfügige Kopfverletzung ist oft ein Signal für das Ende der Unabhängigkeit eines alten Menschen (Pentland et al. 1986). Da immer mehr alte Menschen alleine leben, wird eine stationäre Krankenhausaufnahme immer öfter notwendig, selbst bei kleinen Verletzungen, und die Behandlung wird durch die Möglichkeit, daß eine Erkrankung den Sturz verursacht haben könnte, komplizierter. Mehr als drei Viertel aller alten Menschen, die wegen einer Kopfverletzung ins Krankenhaus kamen, hatten gleichzeitig auch innere Erkrankungen (Roy et al. 1986).

Psychische Folgen

Ein Sturz ist für einen alten Menschen potentiell etwas Furchtbares. Die psychischen Auswirkungen können tiefgreifend sein und verschiedene Aspekte haben. Zum einen die Folgen einer tatsächlichen oder potentiellen Verletzung sowie deren Bedeutung für die Zukunft. Ein Sturz kann das Gefühl der Verletzlichkeit verstärken, besonders, wenn die betroffene Person alleine lebt: "Was geschieht, wenn es wieder passiert und ich nicht alleine aufstehen kann?"

Die meisten Menschen internalisieren während ihres eigenen Alterungsprozesses die negative Haltung gegenüber alten Menschen, so, wie sie in unserer Gesellschaft überwiegt (French 1990): Alte Menschen neigen zu Instabilität, Inkontinenz und Senilität und werden als physisch und psychisch hinfällig betrachtet. Das Auftreten eines dieser Attribute wird als der Anfang des Endes betrachtet, als der Beginn des gefürchteten physischen und psychischen Abbaus. Das Gefühl, sich nicht mehr länger auf den eigenen Körper verlassen zu können, erschüttert das Selbstvertrauen bis ins Mark. Die Angst vor weiteren Stürzen ist eine verbreitete Folgeerscheinung; sie kann so entkräftend sein, daß die betroffene Person das Gehen sogar ganz aufgibt.

Die Angst vor dem Fallen ist ein gängiges Problem bei alten Menschen und tritt so oft auf wie Stürze an sich. Neben denjenigen, die schon ein- oder mehrmals gestürzt sind, schränken etwa ein Drittel aller alten Menschen, die noch nie gestürzt sind, ihre Aktivitäten aus Angst vor einem Sturz ein (Downton/Andrews 1990). Es gibt verschiedene Veröffentlichungen über Menschen, die unter einer solch extremen Angst vor weiteren Stürzen litten, daß sie nicht mehr gehen konnten (Bhala et al. 1982; Murphy/Isaacs 1982). Diese schwerwiegende Symptomatik könnte auch eine Variante der Agoraphobie sein. Ein "Post-Sturz-Syndrom" wurde beschrieben: Hauptmerkmale sind Panik, Zögern, stockende Erholung nach einem Sturz und eine Tendenz, sich anzuklammern, sobald zum Gehen aufgefordert wird. Ihre Sterblichkeitsrate ist sehr viel höher (Murphy/Isaacs 1982). Der Zusammenhang zwischen der dem Sturz vorausgehenden psychischen Gesundheit und der Entstehung einer solch hemmenden Angst wurde noch nicht untersucht.

Viele alte Menschen haben Angst, aus dem Haus zu gehen, und begrenzen sich deshalb auf ihren eigenen häuslichen Bereich. Ein Grund dafür ist die Angst zu fallen. Dieser Zustand hat viele Merkmale mit der Agoraphobie jüngerer Menschen gemeinsam, auch wenn er normalerweise nicht Agoraphobie genannt wird. Elemente wie Angst und Depression gehören meist dazu, und alte Menschen erwähnen oft, daß sie Angst haben, vor Fremden physisch inkompetent zu erscheinen. Gleich wie Menschen, die an Agoraphobie leiden, schränken auch sie sich in ihren Aktivitäten ein. Auch wenn dieser Zustand keine Agoraphobie ist, können Angst, Unsicherheit und Depression zu sozialem Rückzug und Einschränkung der Aktivitäten führen. Paradoxerweise erhöht sich nun das Sturzrisiko durch die Verminderung des Bewegungsradius erst recht.

Der Zusammenhang zwischen Unsicherheit, Depression und Stürzen ist faszinierend und wird gerade erst aufgedeckt. Patienten zeigten kurz nach einer Hüftfraktur eine sehr hohe Depressivität, doch es bleibt offen, ob diese auch schon vor der Fraktur vorhanden war (Billig et al. 1986). Unsicherheit und eine Neigung zu depressiver Verstimmung sind bei alten Menschen, die schon ein oder mehrere Male gestürzt waren, beträchtlich höher. Obgleich es noch sehr wenig Informationen über die genauen Ursachen dafür gibt, wurden Anzeichen gefunden, daß Stürze selbst psychischen Streß auslösen. Eine Untersuchung der Faktoren, die Stürze alter Menschen im häuslichen Bereich begünstigen, ergab ein größeres relatives Sturzrisiko bei depressiver Verstimmung (Relatives Risiko 1.7, 95 % CI 1.2 – 2.3), wobei kognitive Einschränkung sowie der Gebrauch von Sedativa ein größerer Risikofaktor waren (Tinetti et al. 1988).

Es scheint zwei Gruppen Sturzgefährdeter zu geben: die körperlich gebrechlichen, kognitiv eingeschränkten und immobilen alten Menschen, die innerhalb des Hauses fallen, und die fitten, gesunden, aktiven Alten, die unterwegs zu Fall kommen. Bei beiden Gruppen sind Unsicherheit, Angst und Depression gleich stark ausgeprägt, was darauf hinweist, daß Stürze psychische Störungen auslösen können (Downton/Andrews 1990).

Psychische Unausgeglichenheit kann das Sturzrisiko erhöhen. Eine depressive Verstimmung macht durch psychomotorische Veränderungen für einen Sturz anfälliger. Menschen mit einer depressiven Verstimmung bekommen einen veränderten Gang, sie gehen langsamer, mit weniger Antriebskraft und kürzeren Schrittlängen (Sloman et al. 1982). Durch die Vertiefung in depressive Gedanken sind sie für die Gefahren der Umwelt weniger empfänglich und fordern mehr oder weniger bewußt die Gefahr als eine Form der "indifferenten Selbsttötung" heraus (Lawton 1967).

Die Reaktionen von Familie und Freunden auf einen Sturz komplizieren oft das Problem, anstatt es zu erleichtern. Selbstverständlich erzeugt ein Sturz nicht nur bei den Betroffenen Ängste und Unsicherheiten, sondern auch bei den Angehörigen. Eine häufige Reaktion ist dann, die Aktivitäten und die Unabhängigkeit der betroffenen Person einzuschränken. Sie wird unter Druck gesetzt, in ein Pflegeheim zu gehen, wo dann "immer jemand da ist, um bei einem weiteren Sturz zu helfen". Nach einer Einweisung ins Krankenhaus werden von den Angehörigen oft hohe Erwartungen an das Pflegepersonal gestellt, daß z. B. sämtliche Risikofaktoren ausgeräumt sind. An dieser Stelle soll auch erwähnt sein, daß manche alte Menschen einen Sturz dazu mißbrauchen, mehr oder weniger bewußt die Aufmerksamkeit ihrer Angehörigen zu bekommen und sie somit manipulieren (Belfield et al. 1987).

Es ist interessant, daß viele alte Menschen von einem Sturz zutiefst betroffen sind, andere aber das erhöhte Sturzrisiko mit Gleichmut hinnehmen und es nicht für nötig halten, ihren Lebensstil zu ändern bzw. ihren Sturz irgendwo zu melden. Sicher spielen dabei die Persönlichkeit und psychische Verfassung eine Rolle, doch könnten weitere Untersuchungen dieser Gruppe von Menschen auch Bewältigungsstrategien aufzeigen, die ihren angstvollen Altersgenossen eine Hilfe sein könnten.

Auswirkung auf die Pflegebedürftigkeit

Wie bereits erwähnt, führen sowohl ein Sturz als auch die Angst vor Stürzen oft zu einer Einschränkung von Aktivitäten (Vellas et al. 1987), bzw. es werden Aktivitäten durch Pflegepersonen eingeschränkt. Größere Pflegebedürftigkeit als Folge eines Sturzes (z. B. Schenkelhalsfraktur) wurden in einer Anzahl von Studien immer wieder herausgefunden (Jensen/Bagger 1982; Campbell 1976). Wie erwähnt, gibt es anekdotische Berichte, daß ein Sturz allein schon zu größerer Pflegebedürftigkeit führt (Gibson 1987). Die möglichen Mechanismen dafür wurden bereits angeführt.

Aufnahme ins Krankenhaus

Ein Sturz ist bei alten Menschen häufig der Grund für eine stationäre Aufnahme, entweder als Notfall oder zur Untersuchung von Sturzserien. Es kann ein isolierter Sturz sein, der mit oder ohne Verletzung einhergeht, eine Serie von Stürzen, jemand wird auf dem Boden gefunden, kollabiert, ein Ohnmachtsanfall, Schwindel, jemand kommt zu Hause nicht mehr zurecht und so weiter. Die Vielzahl von Faktoren, die einen Sturz verursachen können, heißt gleichzeitig, daß die verursachenden inneren Erkrankungen aus dem ganzen Spektrum der klinischen Praxis stammen können. Ein Sturz ist einer der "geriatrischen Riesen" der Medizin und signalisiert meist einen medizinischen Notfall. Wie oft jedoch ein Sturz zu einer Einweisung ins Krankenhaus führt, ist im Vergleich zur Häufigkeit von Stürzen alter Menschen, die im Krankenhaus passieren, nur sehr wenig untersucht worden. Wahrscheinlich erfolgen wenigstens ein Viertel aller Einweisungen alter Menschen auf die Innere Abteilung aufgrund eines oder mehrerer Stürze (Naylor/Rosin 1970).

Für Großbritannien gibt es vom Home Accident Surveillance System (HASS) seit 1976 Zahlen über alte Menschen, die nach einem Unfall im häuslichen Bereich (einschließlich Stürze) die Unfallambulanz besuchten. Es wurden Menschen in verschiedenen Krankenhäusern in England, Wales und kürzlich auch in Schottland und Nordirland befragt (Customer Safety Unit 1988). 1988 waren 28 % aller Unfälle bei Menschen zwischen 15 und 64 Jahren Stürze im häuslichen Bereich, bei Menschen zwischen 65 und 74 Jahren waren es 51 % Stürze und 72 % bei den über 75jährigen (Abb. 3). Anhand dieser Zahlen wurde geschätzt, daß innerhalb eines Jahres 200.000 Menschen über 60 Jahre infolge eines Sturzes stationär behandelt werden; dies entspricht einer Sturzrate von 20 pro 1.000 Menschen über 60 Jahren. Alte Menschen werden nach einem Sturz eher im Krankenhaus aufgenommen, und bei den "alten" Alten (75+) ist dieser Anteil noch größer als bei den "jungen" Alten (Abb. 4).

In England und Wales gab es 1985 allein 43.000 Entlassungen bzw. Todesfälle nach einer Fraktur im Beckenbereich (HMSO 1989). In den Vereinigten Staaten gab es 1970 150.000 Einweisungen wegen einer Fraktur im Beckenbereich, und diese Zahlen nahmen seither um 9 % pro Jahr zu (Devito et al. 1988).

Menschen, die 65 Jahre und älter sind, werden nach einem Unfall im häuslichen Bereich fast zehnmal so oft stationär aufgenommen wie junge Erwachsene, und auch die Verweildauer ist länger (Abb. 5). Fast alle, die nach einem Unfall im häuslichen Bereich länger als 2 Wochen im Krankenhaus verbleiben, sind über 65 Jahre alt (Abb. 6).

Aufnahme ins Pflegeheim aufgrund von Stürzen

Auch wenn es wahrscheinlich ist, daß ein Sturz einer der auslösenden Faktoren für die Aufnahme in ein Altenwohn- oder -pflegeheim sein kann, gibt es nur wenig Information darüber, wie häufig so etwas vorkommt. Die Sturzgefahr ist eine der Hauptsorgen der Pflegenden Angehörigen. Eine französische Untersuchung deckte auf, daß 39 % von 295 Menschen über 70, die zwar gestürzt waren, jedoch keine ernsthafte Verletzung davongetragen hatten, auf Verlangen ihrer Familie in ein Heim gehen mußten (Albarede/Vellas 1985, in Askham et al. 1990). Bei über 40 % der Aufnahmen in Pflegeheime in den Vereinigten Staaten wurden Stürze als einer der Gründe für die Aufnahme genannt (Tinetti 1985). Hat die betreffende Person ernsthafte Verletzungen davongetragen, ist die Hoffnung auf eine Rückkehr in eine unabhängige Existenz geschmälert und somit die Aufnahme in ein Pflegeheim wahrscheinlicher.

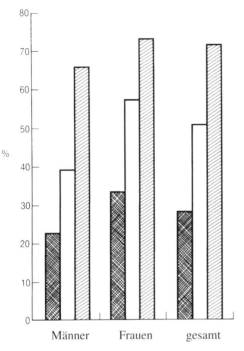

Abb. 3: Stürze als prozentualer Anteil aller Unfälle im häuslichen Bereich in verschiedenen Altersstufen (HASS 1988)

- 15–64
- 65–74
- 75+

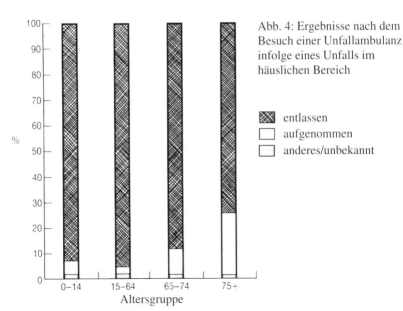

Abb. 4: Ergebnisse nach dem Besuch einer Unfallambulanz infolge eines Unfalls im häuslichen Bereich

- entlassen
- aufgenommen
- anderes/unbekannt

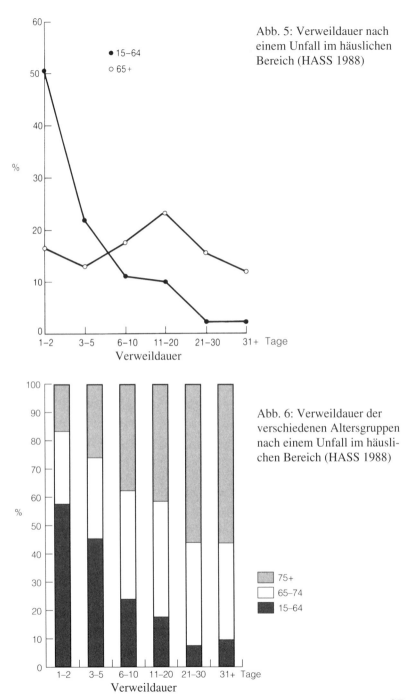

Abb. 5: Verweildauer nach einem Unfall im häuslichen Bereich (HASS 1988)

Abb. 6: Verweildauer der verschiedenen Altersgruppen nach einem Unfall im häuslichen Bereich (HASS 1988)

Wirtschaftliche Konsequenzen

Die finanziellen Kosten eines Sturzes werden durch verschiedene Komponenten bestimmt. Eine Schätzung dieser Kosten ist allerdings sehr schwierig, da Statistiken und Dokumentationen unvollständig oder nicht vorhanden sind. Nach der akuten Behandlung und Pflege im Krankenhaus ist oft eine Rehabilitation notwendig und manchmal sogar deren Verlängerung erforderlich. Einige der Betroffenen brauchen auch darüber hinaus kontinuierliche Pflege. Alte Menschen, die sich durch den Sturz "nur" eine geringfügige Verletzung zugezogen haben, brauchen Dienstleistungen durch die Gemeindekrankenpflege oder werden zu unterschiedlichen FachärztInnen überwiesen. Darüber hinaus entstehen uneinschätzbare indirekte Kosten durch pflegende Angehörige, die zu Hause bleiben und pflegen, anstatt bezahlte Arbeit zu leisten.

Durch demographische Veränderungen in den meisten westlichen Ländern werden ökonomische Konsequenzen immer wichtiger. Prognosen des Bevölkerungswachstums deuten an, daß in den kommenden 20–25 Jahren die Altersgruppe der mehr als 80jährigen proportional den größten Zuwachs haben wird.

(Anmerkung der Übersetzerin: Prozentualer Anteil der über 60jährigen in Deutschland – alte BRD

	1970	1990
60–65 Jahre	6,1 %	5,5 %
> 65 Jahre	13,2 %	15,3 %

aus: Statistisches Bundesamt 1992)

Dazu bedeuten die verringerte Zahl der jüngeren Erwachsenen und die vermehrte Erwerbstätigkeit von Frauen, daß die Anzahl der Pflegenden Angehörigen abnimmt. (Anmerkung der Übersetzerin: In Deutschland ist diese Entwicklung verzögert, da im Zuge wirtschaftlicher Regressionen mehr Frauen als Männer ihren Arbeitsplatz verloren haben. Die Auswirkungen der Pflegeversicherung in der derzeitigen Fassung lassen daher erwarten, daß durch das Zusammenwirken von Regression und Pflegeversicherung diese Frauen – im Gegensatz zur englischen Situation – ihre Angehörigen länger zu Hause pflegen und sogar wieder aus dem Heim zurückholen, um die Haushaltskasse durch das Pflegegeld aufzubessern.)

Ein fachgerechtes Umgehen mit den gesundheitlichen Belangen sehr alter Menschen ist doppelt wichtig, damit ihre Gesundheit und Unabhängigkeit möglichst lange erhalten bleiben. Der angemessene Umgang mit sturzgefährdeten Menschen ist ein wichtiger Bestandteil davon.

3. Stürze und Frakturen

Die vielleicht bedeutendste Folge eines Sturzes sowohl für die betroffene Person als auch für ihr soziales Umfeld ist eine Fraktur. Abgesehen von den unmittelbaren Schmerzen, der Aufregung und den Beschwerden während der Behandlung können die langfristigen Auswirkungen einschneidend sein. Am häufigsten kommen Frakturen des Handgelenks und der Wirbelsäule vor. Durch die ökonomische und funktionelle Bedeutung der Frakturen im Beckenbereich gibt es darüber allerdings mehr Informationsmaterial. Zweifelsohne ziehen viele Frakturen eine verlängerte und oft permanente Einschränkung der Bewegungsfähigkeit und damit auch der Unabhängigkeit nach sich.

Untersuchungen der Behandlungsergebnisse von Schenkelhalsfrakturen sind wegen unterschiedlicher Patientengruppen, Pflegesysteme und Definitionen von Beweglichkeit und Unabhängigkeit schwer vergleichbar. Alle Studien zeigen eine erhöhte Mortalität im Vergleich zu den Kontrollgruppen (nur teilweise durch intraoperative und postoperative Todesfälle erklärbar), eine Zunahme der Pflegebedürftigkeit und eine Minderung der Beweglichkeit. Nach $2\frac{1}{2}$ bis 3 Jahren beträgt die Mortalitätsrate etwa 35 % (verglichen mit der "altersgemäßen" Mortalitätsrate von 25 %). Die tatsächliche und die "normale" Mortalitätskurve verlaufen erst nach 5 Jahren wieder parallel (Katz et al. 1967; Jensen/Bagger 1982).

Wie sehr die Sterblichkeit nach einer Fraktur im Beckenbereich von der zu erwartenden Sterblichkeit abweicht, ist vom Allgemeinzustand vor der Fraktur abhängig. Bei sehr gebrechlichen alten Menschen in Wohn- oder Pflegeheimen kann die Mortalitätsrate nach einer solchen Fraktur höher als 50 % sein, mehr als doppelt so hoch wie bei der Kontrollgruppe ohne Fraktur. Bei Menschen, die vor der Fraktur gesund waren und zu Hause lebten, liegt die Mortalitätsrate zwischen 12 % und 20 % (Holmberg et al. 1986; Currie et al. 1986), also nur wenig erhöht im Vergleich zu der zu erwartenden Sterblichkeitsrate. In den USA sterben jährlich 19 von 100.000 Einwohnern an einer Fraktur im Beckenbereich. Das macht 2 % aller Todesfälle aus, wobei ein Drittel aller Todesfälle auf Unfälle zurückzuführen sind (Lewinnek et al. 1980). Bei alten Menschen mit inneren Erkrankungen und einer eingeschränkten Unabhängigkeit ist die Sterblichkeit höher als bei anderen. Die Untersuchung einer Gruppe englischer Patienten in einem typischen englischen Krankenhaus ergab nach 6 Monaten eine Sterblichkeit von 29 %, und nur 50 % konnten nach diesen 6 Monaten wieder in ihre eigene Wohnung zurückkehren (Greatorex 1988).

Ein Viertel bis die Hälfte aller Patienten mit einem Schenkelhalsbruch sind ein Jahr nach ihrer Verletzung pflegebedürftiger als zuvor (Katz et al. 1967; Thomas/Steven 1974). Menschen, die vor dem Unfall unabhängig gelebt haben, erholen sich generell besser, doch sind die wichtigsten Faktoren einer erfolgreichen Rehabilitation der allgemeine Gesundheitszustand und das Alter.

Der Zusammenhang zwischen einem Sturz und einer Fraktur

Wie viele Stürze mit einer Fraktur enden, hängt davon ab, ob der/die Betreffende zu Hause oder in einer Institution lebt, allerdings sind Untersuchungsergebnisse auch von der Art der Informationssammlung abhängig. Bei alten Menschen, die daheim leben, enden weniger als 5 % aller Stürze mit einem Knochenbruch (Nevitt et al. 1989; Campbell et al. 1990). Frauen ziehen sich eher eine Fraktur zu als Männer, und die Wahrscheinlichkeit nimmt mit dem Alter zu. Bei alten Menschen in Wohn- und Pflegeheimen wurden sehr viel mehr Untersuchungen durchgeführt, die auch gleichzeitig die unterschiedlichsten Methoden zur Sturz- und Unfallerhebung veranschaulichen. Einige Untersuchungen weisen einen sehr hohen Anteil an Frakturen nach, aber wahrscheinlich werden Stürze, die ohne Fraktur enden, weniger oft dokumentiert. Es ist aber auch plausibel, daß Knochenbrüche im stationären Bereich häufiger als im häuslichen Bereich vorkommen, was die größere Gebrechlichkeit der HeimbewohnerInnen zum Ausdruck bringt.

Bis es zu einem Knochenbruch kommt, haben alte Menschen meist schon eine Reihe von Stürzen hinter sich (Johnell/Nielsson 1985) und sind auch im Vergleich zur Kontrollgruppe im Jahr davor öfter gestürzt (Evans et al. 1979; Cook et al. 1982). Umgekehrt wurde gefunden, daß Menschen, die häufig stürzen, sich seltener eine Fraktur zuziehen, also pro Sturz eine niedrigere Frakturrate haben (Baker/Harvey 1985).

Die Hauptursache von Frakturen bei alten Menschen sind Stürze. Ein Sturz ist zwar eine notwendige, aber nicht ausreichende Ursache für einen Knochenbruch. Ist ein alter Mensch zu Fall gekommen, ist das Risiko einer Fraktur direkt proportional zu der Intensität des Traumas und umgekehrt proportional zur Widerstandskraft des Knochens. Nicht alle alten Menschen haben brüchige Knochen (meist durch Osteoporose), es sind hauptsächlich Frauen und sehr alte Menschen betroffen, was sich in der "Verteilung" von Frakturen widerspiegelt.

Leider ist der Zusammenhang zwischen Osteoporose und Frakturen nicht vollständig geklärt. Zwar besteht bei Menschen mit Osteoporose das größere Risiko, eine Fraktur zu bekommen (Abb. 7), tatsächlich aber ist der Unterschied zwischen Patienten, die bereits

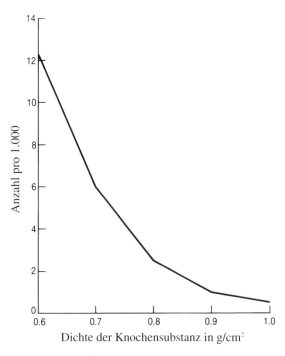

Abb. 7: Anzahl an Intertrochantären Frakturen im Vergleich zur Dichte der Knochensubstanz, aus Melton & Riggs 1987

eine Fraktur erlitten haben, und der Kontrollgruppe in bezug auf Osteoporose sehr gering (Cummings 1985). Eine alte Frau hat bereits so viel Knochensubstanz verloren, daß sie eine Fraktur im Beckenbereich davontragen würde, sollte sie stürzen, ohne sich abstützen zu können. Jede vierte Frau, die bis 90 lebt, kann eine Fraktur im Beckenbereich erwarten, drei Viertel werden sich keine Fraktur zuziehen. Die Dichte der Knochensubstanz ist bei Frauen nicht so unterschiedlich, daß sich differenzieren ließe, wer später eine Fraktur erleiden wird und wer nicht. Dies bleibt dem Zufall überlassen und auch Faktoren, die einen Sturz oder den Verlust der normalen Schutzreflexe begünstigen. Bei den "jungen" Alten allerdings spielt Osteoporose eine wichtigere Rolle in der Ätiologie von Frakturen (Cooper et al. 1987; Eriksson/Lindgren 1989).

Ein alter Mensch stürzt oft aus dem Stand oder einer geringen Höhe, was die häufigste Ursache für eine Fraktur in dieser Altersgruppe ist, im Gegensatz zu jungen Menschen, bei denen meist ein größeres Trauma auslösend ist (Abb. 8, S. 44). Die Fähigkeit, einen Aufprall auffangen zu können, ist wichtig und hängt von dem Zusammenspiel zwischen Muskeln, Gelenken, Bändern und Knochen ab. Es gibt einen Zusammenhang zwischen Muskelkraft und Knochendichte (Eriksson/Lindgren 1989), und eine effektive Muskelfunktion absorbiert einen Teil des Drucks, der beim Aufprall entsteht. Auch das Vorhandensein von Fettgewebe ist von Bedeutung. Der Östrogenspiegel, der Einfluß auf die Knochendichte hat, ist bei Menschen mit mehr Fettgewebe höher, da Östrogen im Fettgewebe gespeichert wird und zusätzlich Nebennierenhormone zu Östrogenen umgewandelt werden. Es wird behauptet, daß gut gepolsterte Menschen durch das Abpuffern mit ihrer adipösen Hüfte eine Fraktur vermeiden können (Boyce 1987).

Auch Muskelreflexe sind wichtig zur Vermeidung eines Sturzes oder einer Verletzung bei einem nicht mehr aufzuhaltenden Sturz. Bei Frauen um 60 kommt eine Unterarmfraktur am häufigsten vor und nimmt dann mit zunehmendem Alter wieder ab, im Gegensatz z. B. zur proximalen Fraktur des Femurs und einem Sturz allgemein. Dies beweist, daß mit zunehmendem Alter die Schutzreflexe, die zur Vermeidung eines Sturzes benötigt werden, versagen (Miller/Evans 1985).

Welche Rolle die Kalziumzufuhr in der Prävention von Osteo-

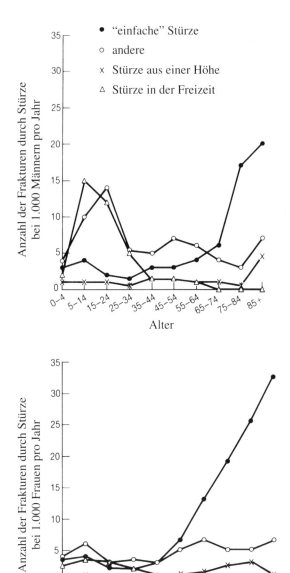

Abb. 8: Alters- und geschlechtsabhängige Frakturen der Extremitäten bei EinwohnerInnen von Rochester, Minnesota, 1968–1971 (Melton & Riggs 1985) im Verhältnis zur Sturzursache

porose spielt und über das Verhältnis von körperlicher Bewegung, Osteoporose und Frakturen ist schon viel diskutiert worden. Wie schon erwähnt, gibt es einen gewissen Zusammenhang zwischen Osteoporose und einer Fraktur. Manche Studien berichten, daß eine zu niedrige Kalziumzufuhr (die Osteoporose beschleunigen kann) kein Risikofaktor für eine Fraktur im Beckenbereich ist (Wickham et al. 1989), andere, daß eine hohe Kalziumzufuhr gegen Frakturen schützen kann (Holbrook et al. 1988). Das ganze ist aber noch komplizierter, da die Kalziumabsorption individuell sehr variabel ist. Sie kann zwischen 15 % und 60 % der zugeführten Menge liegen (Need et al. 1990).

Allerdings gibt es einen deutlichen Zusammenhang zwischen körperlicher Betätigung, Stürzen und einer Femurfraktur. Dies trifft für Aktivitäten im jungen, mittleren (Astrom et al. 1987; Boyce/Vessey 1988) und späteren Lebensalter zu (Wickham et al. 1989). Es wird angenommen, daß mehr körperliche Aktivität zu einem besseren Allgemeinzustand und mehr Muskelkraft führt und sich dadurch die Muskelreflexe verbessern und besser vor Stürzen und Frakturen schützen können.

Epidemiologie

Sogenannte altersbedingte Frakturen (Handgelenks-, Schenkelhals- und Wirbelfrakturen) sind in den westlichen Ländern sehr verbreitet. Eine weiße Europäerin oder Nordamerikanerin wird sich mit 30 %iger Wahrscheinlichkeit eine solche Fraktur zuziehen, verglichen mit der 9 %igen Wahrscheinlichkeit, an Brustkrebs zu erkranken. Für alle "alten" Alten, die über 80 Jahre alt werden, wächst die Wahrscheinlichkeit, sich eine solche Fraktur zuzuziehen (Abb. 9).

Die Häufigkeit, mit der viele Frakturen auftreten, nimmt proportional zum Alter zu, und die meisten Frakturen dieser Altersgruppe entstehen durch einen Sturz (Melton/Riggs 1987).

Eine Untersuchung englischer KrankenhauspatientInnen zeigt das Ausmaß der Schwierigkeiten bei der Behandlung, Betreuung und Pflege von PatientInnen der Knochenchirurgie (HMSO 1989). Im Jahr 1985 waren fast die Hälfte aller Betten der chirurgischen und orthopädischen Abteilungen mit über 65jährigen belegt, die Mehrzahl hatte sich ihre Verletzung durch einen Sturz zugezogen. Die Ver-

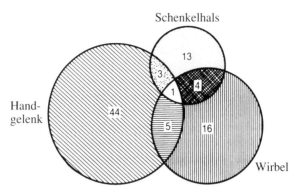

Abb. 9: Vorkommen von Handgelenks-, Schenkelhals- und Wirbelfrakturen bei 80jährigen Frauen (aus: Peacock 1985)

weildauer von PatientInnen mit einer Femurfraktur betrug mehr als 40 % der Krankenhaustage. 1985 wurden in England 43.230 Menschen wegen eines frakturierten Femurs im Krankenhaus behandelt. Es waren fast ausschließlich alte Menschen, die infolge eines Sturzes eine Fraktur erlitten hatten. Ein Viertel aller stationär behandelten PatientInnen waren wegen einer Fraktur im Beckenbereich aufgenommen worden.

Es gibt interessante Aspekte in der Epidemiologie von Stürzen, die unangenehme Vorstellungen über mögliche Ursachen hervorrufen. In verschiedenen Teilen und Völkern der Erde ist auch das Auftreten von Frakturen unterschiedlich. In den USA kommen Frakturen im Beckenbereich bei Weißen sehr viel häufiger vor als bei Schwarzen, bei weißen EuropäerInnen öfter als bei AsiatInnen.

Standardisierte Vergleiche zwischen der Häufigkeit einer Fraktur im Beckenbereich pro EinwohnerInnenzahl ergeben für verschiedene Länder unterschiedliche Zahlen: 5,6 pro 100.000 der schwarzen Bevölkerung Südafrikas, 42,8 pro 100.000 EinwohnerInnen in Großbritannien, 69,6 pro 100.000 EinwohnerInnen in Schweden und 98 pro 100.000 EinwohnerInnen in den USA (Lewinnek et al. 1980). Alle diese Zahlen stammen aus Untersuchungen der 60er und 70er Jahre. Es ist interessant, daß sich die Zahlen für Männer, abgesehen von Südafrika, zwischen den einzelnen Ländern nicht unterscheiden, wogegen die Zahlen für Frauen den Unterschied zwischen den Ländern ausmachen. Um diese Unterschiede zu erklären, wurden

Theorien aufgestellt, die von unterschiedlichen Eßgewohnheiten, Ausmaß des persönlichen Freiraums, körperlicher Aktivität, genetischem Unterschied bis zu unterschiedlichem Auftreten von Osteoporose reichen. Die Wahrscheinlichkeit, eine proximale Femurfraktur (und andere Frakturen) zu erleiden, nimmt mit dem Alter zu. Der Unterschied zwischen der Altersgruppe der 65- bis 69jährigen und den über 90jährigen beträgt ein Zehnfaches (Evans et al. 1979).

Wie es Unterschiede im Auftreten von Frakturen im Beckenbereich gibt, so gibt es auch unterschiedliche Verbreitungsmuster. Sowohl in Europa als auch in den USA zeigt das typische Bild einen extrem Anstieg von proximalen Femurfrakturen, von Humerus- und Pelvisfrakturen mit zunehmendem Alter, was wiederum sehr viel mehr von Frauen als von Männern geprägt wird (Abb. 10).

Proximale Femurfrakturen sind am häufigsten, gefolgt von proximalen Humerusfrakturen und Pelvisfrakturen (Melton/Giggs 1987). Es wurde gezeigt, daß der extreme Anstieg proximaler Femurfrakturen bei Männern und Frauen im mittleren Lebensalter beginnt und

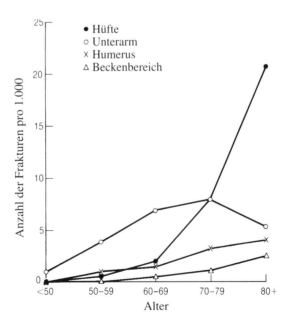

Abb. 10: Auftreten von verschiedenen Frakturen in Relation zum Lebensalter (pro 1.000 Frauen pro Jahr)

sich auch nach der Menopause der Frau nicht ändert (Hedlund et al. 1987); andere Untersuchungen berichten, daß der Anstieg bei Frauen nach der Menopause steiler wird. In Malaisia neigen eher Männer zu einer proximalen Femurfraktur als Frauen, wobei die Gesamtzahl niedriger ist als in westlichen Ländern (Wong 1966).

Wie in Abb. 10 zu sehen ist, unterscheidet sich das Verbreitungsmuster distaler Unterarmfrakturen (Colle's Fraktur) von anderen Frakturen dadurch, daß sie bei Frauen früher auftreten und im Alter zwischen 60 und 70 Jahren wieder weniger werden, anstatt, wie andere altersbedingte Frakturen, weiter anzusteigen.

Eine distale Unterarmfraktur ist im Vergleich zu einer Femurfraktur zwar fast trivial, sie hat aber einen nicht unbedeutenden Einfluß auf die Belastung einer orthopädischen Abteilung, denn von allen PatientInnen, die wegen einer Fraktur ins Krankenhaus kommen, haben etwa 10 – 15 % eine Unterarmfraktur (Miller/Evans 1985).

Das Auftreten von proximalen Femurfrakturen hat in den vergangenen Jahrzehnten bedeutend zugenommen (Lewis 1981; Hedlund et al. 1985), nämlich um 5 – 10 % jährlich, während der Teil der Bevölkerung mit einem erhöhten Risiko, eine Fraktur zu erleiden, nur um 2 % jährlich angewachsen war. Diese Zunahme, auch von anderen Frakturen, hat in den 80er Jahren stagniert (Spector et al. 1990). Es gibt eine Anzahl von Hypothesen, die diesen Anstieg zu erklären suchen. Die verbreitetste ist, daß die ständig abnehmende körperliche Betätigung am Arbeitsplatz und in der Freizeit dafür verantwortlich ist. Es wurde aber auch argumentiert, daß der bessere Gesundheitszustand alter Menschen und die daraus resultierende vermehrte Aktivität das Sturzrisiko erhöhe (Finsen 1988). Eine Studie erbrachte sogar, daß bei aktiven alten Menschen trotz eines niedrigeren Sturzrisikos das Risiko, sich eine Fraktur zuzuziehen, größer ist als bei gebrechlichen alten Menschen (Speechley/Tinetti 1991).

Für Frauen haben sich weitere Muster ergeben, z. B. daß Femurfrakturen hauptsächlich zu Hause passieren, Klavikula-, Radius-, Tibia- und Fibulafrakturen unterwegs bzw. außerhalb des Hauses. Solche Muster wurden bei Männern nicht gefunden (Knowelden et al. 1964). Von allen PatientInnen mit einer Fraktur im Beckenbereich sind 70 – 80 % Frauen. Ihr Durchschnittsalter liegt meist in der achten Dekade. Viele PatientInnen, die den Femur brechen, haben gleichzeitig auch innere Erkrankungen (Campbell 1976).

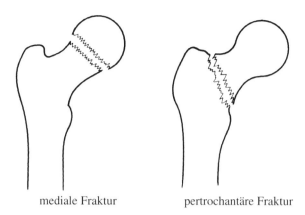

mediale Fraktur   pertrochantäre Fraktur

Abb. 11: Illustration einer medialen bzw. pertrochantären Schenkelhalsfraktur

Schenkelhalsfrakturen werden in mediale und pertrochantäre Frakturen unterschieden (Abb. 11).

Mit zunehmendem Alter nehmen pertrochantäre Schenkelhalsfrakturen im Vergleich zu medialen Frakturen zu, und es sieht so aus, als ob laterale Frakturen im fortgeschritteneren biologischen Alter auftreten. Diese PatientInnen leiden meist zusätzlich unter anderen Krankheiten, die Behandlung ist schwieriger, die Genesung verlangsamt und die Wahrscheinlichkeit, hinterher pflegebedürftig zu sein, größer (Lawton et al. 1983).

Die geschätzten finanziellen Aufwendungen für die Behandlung altersbedingter Frakturen gehen in die Milliarden von Dollar jährlich, wenngleich diese Zahlen wohl bedeutungslos sind (Baker/Harvey 1985). Durch die Zunahme dieser Frakturen und der alten Menschen, die besonders frakturgefährdet sind, und die vermehrte und längere Rehabilitation, die somit benötigt wird, werden sich diese Kosten weiter erhöhen. Es wurde berechnet, daß bis zum Jahr 2016 die Anzahl der Frakturen im Beckenbereich um 33 % steigen wird, vorausgesetzt, der prozentuale Anteil an den Frakturen allgemein bleibt derselbe. Nehmen diese Frakturen zu wie bisher, bedeutet dies für das Jahr 2016 einen Zuwachs von Frakturen im Beckenbereich von 254 % (Royal College of Physicians 1989).

Risikofaktoren

Faktoren, die eine Fraktur begünstigen, können in zwei Gruppen eingeteilt werden: in Faktoren, die die Widerstandskraft der Knochen und somit die Fähigkeit, ein starkes Trauma auszuhalten, mindern, und in Faktoren, die die Wahrscheinlichkeit eines Sturzes erhöhen. Faktoren, die einen Sturz begünstigen, werden detailliert in Kapitel 5 besprochen. Wie schon erwähnt, gibt es zwischen diesen beiden Gruppen keine klare Trennlinie. Faktoren, die die Widerstandskraft der Knochen beeinflussen, können, mittels anderer Mechanismen, auch das Sturzrisiko beeinflussen. Wie manche Faktoren die Wahrscheinlichkeit zu stürzen erhöhen, ist noch nicht ganz klar, und die Erklärung wird sicher nicht immer die Sturzursache aufzeigen können.

Alter

Der Grund für das vermehrte Auftreten von Frakturen bei alten Menschen liegt zum Teil daran, daß sie öfter zu Fall kommen, und zum Teil an einer verringerten Widerstandskraft der Knochen, doch erklärt keiner dieser beiden Gründe die extreme Zunahme von Frakturen im hohen Alter eines Menschen (Melton/Riggs 1985).

Geschlecht

Alte Frauen ziehen sich eher einen Knochenbruch zu als Männer. Gründe sind die unterschiedliche Knochensubstanz und Widerstandskraft der beiden Geschlechter und die Tatsache, daß Frauen häufiger stürzen als Männer. Doch auch damit wird nicht begründet, warum Frauen doppelt bis dreimal so viele Schenkelhalsfrakturen und 6- bis 8mal mehr Colle's-Frakturen, Humerusfrakturen und Frakturen im Beckenbereich bekommen als Männer (Cummings et al. 1985).

Osteoporose

Ein Knochen besteht aus zwei verschiedenen Aufbauformen, der Kompakta und der Spongiosa. Der kompakte Knochen ist eine solide Rindenschicht, die in den Schäften der langen Knochen vorkommt. Die Spongiosa bildet das innere Bälkchenwerk eines Knochens, besonders der Wirbel, des Beckens und der Enden der langen Röhrenknochen. Das ausgewachsene Skelett besteht zu etwa 80 % aus Kompakta und zu 20 % aus spongiösem Knochen. In der Kompakta formen die Trabekula ein Lamellengerüst, das eine optimale Anordnung hat, um mechanischem Druck entgegenzuwirken.

Osteoporose betrifft beide Knochenaufbauformen, doch wirkt sich die Dichte der Knochensubstanz auf die Widerstandsfähigkeit des Knochens über die Spongiosa aus, denn sobald die Trabekula unterbrochen oder verschwunden sind, ist der Knochenaufbau zerstört. Damit nimmt die Fähigkeit, einem Trauma standzuhalten, deutlich ab, und das Risiko einer Fraktur nimmt proportional zum Knochenabbau und -verlust zu. Außerdem hemmt der verlangsamte Wiederaufbau des Knochens die Fähigkeit, Schaden zu ersetzen, womit sich die Wahrscheinlichkeit einer Fraktur erhöht, unabhängig von der Dichte der Knochensubstanz. Diese beiden Faktoren erklären, warum in vielen Studien keine klare Beziehung zwischen der Knochendichte und dem Risiko einer Fraktur gezeigt werden konnte. Wahrscheinlich gibt es sogar einen Schwelleneffekt (Abb. 12), was bedeutet, daß die Stabilität des Knochens, selbst wenn ein kritischer Punkt erreicht ist, noch ausreichend ist (Newton-John/Morgan 1968).

Es gibt eine Reihe von Faktoren, die das Auftreten von Frakturen durch ihre Auswirkung auf die Knochenstabilität und auf die Entwicklung von Osteoporose beeinflussen.

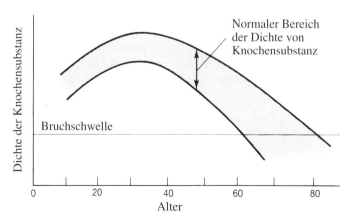

Abb. 12: Veränderungen in der Dichte der Knochensubstanz

Durch Rauchen nimmt die Knochendichte ab, was teilweise das niedrigere Körpergewicht im Vergleich zu Nichtrauchern erklärt. Außerdem beeinflußt Rauchen den Östrogenspiegel bei Frauen. Die Zusammensetzung der Ernährung, besonders die Kalziumzufuhr, hat Auswirkungen auf die Entwicklung von Osteoporose. Es ist nicht erwiesen, daß eine erhöhte Kalziumzufuhr den Verlust an Knochensubstanz während der Menopause wieder ersetzen kann, doch gibt es entsprechende Nachweise, daß Kalziumzufuhr den Substanzverlust verlangsamen und damit vielleicht Frakturen verhindern kann (Need et al. 1990). Bei entsprechend hoher Kalziumzufuhr könnte sogar ein Substanzverlust vermieden werden (Heaney 1990).

Medikamente

Der Konsum von Alkohol beeinflußt das Auftreten von Frakturen, da dies natürlich einen Sturz prädisponiert, wenngleich nur eine geringe Anzahl von Stürzen auf Alkohol zurückzuführen sind. Die Dichte der Knochensubstanz ist bei Alkoholikern niedriger, außerdem leiden sie an einem beschleunigten Substanzverlust im Vergleich zu Menschen, die nur wenig oder gar keinen Alkohol konsumieren. Dies wird durch die direkte toxische Einwirkung des Alkohols und/oder auch durch die gleichzeitig mangelhafte Ernährung verursacht. Jedes Medikament mit sedierender Wirkung erhöht das Risiko einer Fraktur, da die eingeschränkte Aufmerksamkeit zu einer erhöhten Sturzgefahr führt.

Corticosteroide erhöhen den Substanzverlust der Knochen. Eine langfristige Anwendung birgt immer die Gefahr, daß Osteoporose entsteht, und damit ein erhöhtes Risiko, einen Knochenbruch zu erleiden. Wirbelfrakturen entstehen häufig auf diese Art und Weise. Sind die Thyreoidhormone erhöht, kann dies zu Osteoporose führen, ausschließlich der Substitutionsdosen zur Behandlung von Hypothyreosen.

Viel ist auch über Thiazide als Ursache von Frakturen im Beckenbereich diskutiert worden. Thiazide können als Schutzschild gegen Frakturen wirken, wahrscheinlich, weil durch sie der Kalziumverlust über die Nieren reduziert wird, wenngleich sie auch die Kalziumresorption über den Darm vermindern. Es ist erwiesen, daß durch Thiazide die Knochendichte vergrößert wird (Wasnich et al. 1983).

Eine Anzahl von Untersuchungen zeigen den schützenden Effekt der Thiazide bei Frakturen im Beckenbereich (Rashiq/Logan 1986; Ray et al. 1989), eine kürzlich durchgeführte Untersuchung bei einer Kontrollgruppe konnte diese schützende Funktion der Thiazide allerdings nicht bestätigen. Es wurde festgestellt, daß durch die Einnahme von Thiaziden das Risiko, einen Knochen zu brechen, leicht erhöht war, durch die Einnahme von Schleifendiuretika wurde dieses Risiko jedoch sehr viel höher (Heidrich et al. 1991).

Körperliche Bewegung

Es wurde behauptet, daß das Zunehmen von Frakturen in den letzten Jahrzehnten im Zusammenhang mit der Abnahme der körperlichen Betätigung steht. Es gehen weniger Menschen einer rein körperlichen Betätigung nach, und mehr Menschen benützen ihr Auto und gehen nicht mehr zu Fuß. Auch Freizeitaktivitäten haben heute bei vielen Menschen eher die Tendenz zur Passivität (wie z. B. ein Tanzturnier im Fernsehen anzuschauen, anstatt selbst tanzen zu gehen).

Körperliche Bewegung beeinflußt das Risiko, eine Fraktur davonzutragen. Sie wirkt sich auf die Aktivität der Knochensubstanz aus. Wenig körperliche Betätigung reduziert auch die Schutzmechanismen, die einen Sturz verhüten helfen (Hansson et al. 1982), und schränkt zusätzlich die Muskelfunktion ein (Aniansson et al. 1984). Es wurde nachgewiesen, daß regelmäßiger Sport die Dichte der Knochensubstanz bei jungen und alten Menschen vergrößert. Alte Menschen, die für regelmäßige Bewegung sorgen, haben eine größere Dichte ihrer Knochensubstanz als Menschen ihres Alters, die keine Bewegung haben (Schapira 1988). Schätzungen ergaben, daß das Risiko, sich eine Beckenfraktur zuzuziehen, mindestens um die Hälfte zurückginge, wenn alle Menschen regelmäßige und ausreichende Bewegung hätten (Law et al. 1991). Körperliche Betätigung im mittleren Lebensalter ist genauso wichtig wie im Alter, damit die Knochensubstanz erhalten und eine etwaige Osteoporose aufgehalten wird.

Ernährung

Der Zusammenhang zwischen Ernährung und einem Knochenbruch ist komplex. Wie schon erwähnt, hat Ernährung, besonders Kalziumzufuhr und Alkoholkonsum, Auswirkungen auf die Dichte der Knochensubstanz, was wiederum eine Fraktur vermeiden bzw. begünstigen kann. Ein schlechter Ernährungszustand kann eine Fraktur durch das erhöhte Sturzrisiko, besonders bei kaltem Wetter, begünstigen und hat mit Sicherheit Einfluß auf die Genesung nach einer Fraktur, insbesondere im Beckenbereich (Bastow et al. 1983).

Versorgung, Pflege und Behandlung alter Menschen nach einer Fraktur

Akute Versorgung

Es gibt eine Anzahl Aspekte, die bei der unmittelbaren Behandlung eines alten Menschen mit einer Fraktur wichtig sind und im folgenden näher betrachtet werden sollen.

Reanimation

Falls es sich nicht gerade um eine kleinere distale Fraktur handelt, muß eine Fraktur bei alten Menschen potentiell als eine größere Verletzung betrachtet werden. Sie kann mit bedeutendem Blutverlust, Schock, physiologischen Reaktionen auf das Trauma, Auswirkungen auf Flüssigkeitsbilanz, Wärmeregulation und die allgemeine Homöostase des Körpers einhergehen. Einer der schwerwiegendsten Aspekte des Alterns ist der Verlust von Kraftreserven und die verminderte Fähigkeit, mit physischer Belastung umgehen zu können. Deshalb muß mit einer Reanimation noch schneller als bei jungen Menschen mit gleichartigen Verletzungen begonnen werden. Zusätzlich kann das regelmäßige Einnehmen von Medikamenten, wie z. B. Betablocker bei Koronarer Herzkrankheit oder Hypertonus, Diuretika, Corticosteroide u. a., eine homöostatische Reaktion einschränken. Eine Reanimation kann besonders vonnöten sein, wenn die betroffene Person länger gelegen hat, bevor sie gefunden wurde, wenn mehrere Frakturen bestehen oder an der Bruchstelle viel Blut verloren wurde. Auch muß der Effekt zusätzlicher innerer Erkrankungen bedacht werden.

Bestandteil der Reanimation ist eine prompte Aufnahme ins Krankenhaus mit anschließender Versorgung der Verletzungen. Es gibt keine Entschuldigung, wenn die Verletzungen des/der PatientIn während des Wartens auf ein Bett durch zu langes Liegen auf einem harten Wagen in einer kalten Unfallambulanz noch verkompliziert werden.

Diagnosestellung
Normalerweise dürfte dies kein Problem sein, solange eine gute Röntgenabteilung vorhanden ist. Allerdings sollte neben den gebrochenen Knochen auch eine Reihe von Fragen beachtet werden. Gibt es mehr als eine Fraktur? Hat der/die PatientIn noch andere Verletzungen, z. B. Weichteilverletzungen? Sind neurologische Ausfälle vorhanden (diagnostische Schwierigkeiten sind wegen altersbedingter neurologischer Veränderungen möglich)? Verlangt die Art der Fraktur eine bestimmte Art der Versorgung?

Die Sturzursache
Nach der Ursache eines Sturzes sollte immer frühzeitig geforscht werden, um eine akute Erkrankung (z. B. Infektion, Myokardinfarkt oder Schlaganfall), die eine Entscheidung über die Versorgung der Fraktur/en beeinflussen würde, als Sturzursache ausschließen zu können. Es kann behauptet werden, daß die meisten alten Menschen, besonders aber die über 80jährigen mit einer Schenkelhalsfraktur, aufgrund einer inneren Erkrankung überhaupt gestürzt sind.

Entscheidung über eine angemessene Behandlung;
Vorbereitung der Behandlung
Gegenwärtiger Konsens ist, daß eine operative Behandlung einer Schenkelhalsfraktur angemessen ist und daß eine frühzeitige Operation die beste Chance auf eine Heilung verspricht. Auch die operative Behandlung anderer Frakturen könnte langfristig die Morbidität verringern, falls als Alternative nur eine lange Zeit der Immobilität in Frage käme. Oft ist es günstig, die Entscheidung über die angemessene Behandlung in einer interdisziplinären Konferenz aus den Bereichen Chirurgie, Anästhesie, Neurologie und Geriatrie zu fällen. Im allgemeinen sollte die Standardversorgung einer Schenkelhalsfraktur, wenn irgend möglich, eine sofortige Operation mit frühzeitiger postoperativer Mobilisation sein. Die chirurgische Be-

handlung sollte nur aus zwingenden Gründen zurückgestellt werden. Bei Frakturen, die keine sofortige operative Behandlung erfordern, wie z. B. eine Humerus- oder Pelvisfraktur, sollte für ausreichende Schmerzmittel gesorgt werden, um eine frühzeitige Mobilisation zu ermöglichen. Lange Zeiten der Immobilisation sind für alte Menschen fast immer katastrophal, da das Risiko, den Komplikationen der Bettruhe zu erliegen, immens ist (Harper/Lyles 1988). Eine sofortige Operation und Mobilisation, Teilimmobilisierung mit frühzeitiger Gesamtmobilisierung oder Analgetika und frühe Mobilisierung, je nach Art der Fraktur, ist die beste Behandlung.

Fairerweise möchte ich anfügen, daß sich KnochenchirurgInnen und AnästhesistInnen die Spätfolgen einer konservativen Behandlung nicht immer vorstellen können, da diese PatientInnen ja meist auf eine Pflegestation oder in ein Pflegeheim verlegt werden. Vielleicht erklärt das, warum geriatrische FachärztInnen öfter zu einer Operation raten wollen, als ChirurgInnen oder AnästhesistInnen dies tun. Die Entscheidung, nicht zu operieren, kann PatientInnen vor dem Tod auf dem Operationstisch bewahren, statt dessen aber einer langen Leidenszeit voll Schmerzen, Krankheit und Pflegebedürftigkeit aussetzen. In einer solchen Situation kann eine Operation trotz des hohen intraoperativen Risikos gerechtfertigt sein. Dem muß natürlich eine ausführliche Diskussion mit dem/der Betroffenen und gegebenenfalls den Angehörigen vorausgehen, damit die Einverständniserklärung nach einer der Situation angemessenen Information gegeben werden kann.

Vermeidung von Komplikationen nach einer Fraktur; Vorgehensweise

Komplikationen, die im Zusammenhang mit einer Fraktur auftreten können (Blutverlust, Infektion, Fettembolie, Ausbleiben des Zusammenwachsens der Bruchstelle etc.), werden in den Standardwerken der Knochenchirurgie behandelt und sind deshalb nicht vorrangiges Thema dieses Buches. Komplikationen, die durch die Behandlung entstehen können, sind ebenso wichtig und sind oft das Resultat einer mangelnden Mobilisation. Es gibt unzählige Komplikationen, die während einer längeren Bettruhe auftreten können. Am wichtigsten ist die Entstehung von Dekubiti, Thrombophlebitis und gestörter Blasen- und Darmfunktion.

Mit einer vorhersagbaren und deprimierenden Regelmäßigkeit entstehen bei alten Menschen, die von einer Fraktur genesen, Dekubitalgeschwüre. Mehr als 50 % aller PatientInnen mit einer Fraktur im Beckenbereich entwickeln einen oder mehrere Dekubiti im Sakralbereich oder an den Fersen (Royal College of Physicians 1989). Die Auswirkungen der Fraktur allgemein und die physiologischen Reaktionen auf diese Belastung im speziellen begünstigen die Entstehung von Druckgeschwüren. Die Mehrzahl dieser Dekubiti könnten durch eine Einschätzung der Risikofaktoren (es gibt verschiedene Risikotabellen, z. B. den sogenannten Norton Index oder den Waterlow Index, Tabelle 1a und b) sowie durch das *prophylaktische* Bereitstellen druckentlastender Pflegehilfsmittel für PatientInnen, bei denen ein erhöhtes Dekubitusrisiko besteht, vermieden werden. Antidekubitusmatratzen sollten in allen Unfallambulanzen vorhanden sein. Leider geschieht der Gewebeschaden, der zu einem tiefen Druckgeschwür wird, einige Zeit, bevor der Dekubitus an der Oberfläche sichtbar wird, was bedeutet, daß der Zusammenhang zwischen Ursache und Auswirkung nicht immer deutlich wird. Es erscheint logisch, bei allen PatientInnen mit einer Fraktur im Beckenbereich vom Zeitpunkt der Aufnahme an wenigstens die Sakralgegend und die Fersen druckentlastend zu lagern. Im Vergleich zu den geschätzten Kosten der Behandlung von Dekubiti ist eine prophylaktische, druckentlastende Lagerung mit Sicherheit wesentlich kostengünstiger (Hibbs 1988).

Eine Thrombophlebitis nach einer Fraktur im Beckenbereich ist eine häufige Komplikation und verläuft oft unbemerkt. Es ist erwiesen, daß der prophylaktische Gebrauch einer niedrigen Dosis von Heparin effektiv ist, während es die intra- und postoperative Blutungsgefahr nur unbedeutend erhöht.

Blasen- und Darmfunktion werden zwar nicht als aufregende therapeutische Herausforderungen betrachtet, doch sind sie für die Selbstachtung der PatientInnen von großer Bedeutung und haben oft einen unangemessenen Einfluß auf den Entlassungstermin. Viele PatientInnen, die operativ behandelt werden, werden intra- oder postoperativ katheterisiert und damit der Gefahr der Inkontinenz ausgesetzt, die häufig auf diese Weise entsteht. Zusätzlich sind sie während der Phase der Immobilität in puncto Ausscheidungen gänzlich auf die Hilfe von Pflegepersonen angewiesen. Viele alte Menschen ha-

Tabelle 1: Dekubitusgefährdungsskala

a) Dekubitusprävention und -behandlung nach Waterlow (Die Zahlen markieren und addieren, es können mehrere Zahlen einer Kategorie gezählt werden.)

Verhältnis Gewicht/Größe	Durchschnitt	0
	überdurchschnittlich	1
	adipös	2
	unterdurchschnittlich	3
Inkontinenz	keine/katheterisiert	0
	zeitweilig	1
	katheterisiert + Stuhl	2
	Urin und Stuhl	3
Haut/gefährdete Stellen	gesund	0
	Pergamenthaut	1
	trocken	1
	ödematös	1
	feucht (Fieber)	1
	farblos/blutleer	2
	Hautdefekt	3
Beweglichkeit	voll	0
	unruhig	1
	apathisch	2
	eingeschränkt	3
	träge/Streckverband	4
	aufgehoben (Rollstuhl)	5
Alter + Geschlecht	männlich	1
	weiblich	2
	14–49	1
	50–64	2
	65–74	3
	75–80	4
	81+	5
Appetit	Durchschnitt	0
	schlecht	1
	Ernährungssonde/Flüssignahrung	2
	ißt nicht	3
Weitere Risikofaktoren		
Durchblutungsmangel	Kachexie bei Sterbenden	8
	Herzversagen	5
	periphere Durchblutungsstörungen	5
	Anämie	2
	Rauchen	1
Neurologische Ausfälle	z. B. Diabetes, MS, Apoplexie, Paraplegie	
	motorische/sensorische Störungen	4–6
Operationen/Traumata	Knochenchirurgie: unterhalb der Hüfte, Wirbelsäule	5
	Operationsdauer > 2 Stunden	5
Medikamente	Steroide, Zytostatika, hochdosierte Antirheumatika	4
Summe:	10+ Gefährdung	
	15+ große Gefährdung	
	20+ sehr große Gefährdung	

b) Dekubitusgefährdungsskala nach Norton

Körperlicher Zustand	geistiger Zustand	Aktivität	Mobilität	Inkontinenz	
gut	klar	geht ohne Hilfe	voll	keine	4
ausreichend	verwirrt	geht mit Hilfe	leicht eingeschränkt	zeitweise	3
schlecht	apathisch	sitzfähig	stark eingeschränkt	Urin	2
sehr schlecht	bewußtlos	bettlägrig	aufgehoben	Urin + Stuhl	1

Bei einer Summe von 14 oder weniger Punkten besteht große Dekubitusgefahr.

ben einen Harndrang, der in Abwesenheit prompter Hilfe zur Inkontinenz führen kann. Dies kann auf die allgemeine Verfassung eine verheerende Auswirkung haben. Dieser Zustand wird oft durch eine Obstipation verschlimmert, die sich durch Immobilität, Flüssigkeitsmangel und ein Ernährungsdefizit entwickelt hat.

Eine der Hauptkomplikationen der anfänglichen postoperativen Phase ist die Entgleisung des Flüssigkeitshaushaltes. Wenngleich manche alte Menschen eine normale Nierenfunktion haben, ist es am sichersten, so zu verfahren, als ob alle alten Menschen einen bestimmten Grad an Niereninsuffizienz hätten, da bekanntlich die meisten mit Flüssigkeitsentzug schlecht zurechtkommen. Andererseits können die meisten PatientInnen durch die hormonelle Reaktion auf die Verletzung einen Flüssigkeitsüberschuß genauso schlecht verkraften. In der Praxis ist es jedoch häufiger so, daß PatientInnen nach einer Fraktur eher dehydriert sind. Dies führt zu einer Hypovolämie, was wiederum eine negative Auswirkung auf die Nierenfunktion hat, empfänglich für Thrombosen macht und die Gefahr, ein Druckgeschwür zu entwickeln, vergrößert.

Eine beeinträchtigte Wärmeregulation kann zum Sturz selbst beigetragen haben, da alte Menschen mit einer Hypothermie und einer abnormen metabolischen Reaktion auf eine kalte Umgebung in ihrer Koordination gestört sind und somit wiederum sturzgefährdeter werden. Besteht erst einmal eine Verletzung, ist es wahrscheinlich, daß die Wärmeregulation des Körpers entgleist und ein Abfallen der Haut- und Körpertemperatur erfolgt (Little/Stoner 1981). Können die normale Körpertemperatur erhalten und ein Temperaturabfall im

Körper direkt nach dem Unfall und nach der Operation vermieden werden, kann damit ein Proteinzerfall vermieden werden (Carli/Itiaba 1986) und, zumindest in der Theorie, die Gesundung beschleunigt werden.

Bei unterernährten alten Menschen fällt das Behandlungsergebnis bedeutend schlechter aus (Bastow et al. 1983). Außerdem essen viele kranke alte Menschen nicht genug, um sich ausreichend mit Nährstoffen zu versorgen. Da sich der Nahrungsumfang, der nach einer Verletzung eingenommen wird, mehr an den bisherigen Eßgewohnheiten als am gegenwärtigen Bedarf orientiert, werden unterernährte alte Menschen ihren Mangel eher verstärken als ausgleichen. Es gibt Untersuchungen, die zeigen, daß ergänzende Nahrung die Genesung sowohl kurz- als auch langfristig beschleunigen kann (Delmi et al. 1990). Deshalb sollte bei Patienten mit offensichtlicher Mangelernährung eine ergänzende Ernährung in Betracht gezogen werden.

Behandlung bei Multimorbidität

Nicht alle alten Menschen, die Diuretika einnehmen, leiden unter Herzinsuffizienz, und nicht alle, die Antihypertonika nehmen, haben wirklich eine Hypertonie. Manche leiden allerdings tatsächlich an diesen Krankheiten. Deshalb sollten Medikamente und die jeweiligen Indikationen dafür kritisch hinterfragt werden. Weitere Beschwerden brauchen eventuell Behandlung, zuerst allerdings wird eine Diagnose benötigt. Obgleich es den meisten alten Menschen physisch und psychisch gutgeht und sie nicht pflegebedürftig sind, sind die, die schon eine Serie von Stürzen hinter sich haben, physisch und psychisch gebrechlicher. Deshalb sollte auf zusätzliche Krankheiten sorgfältig geprüft werden, da dies einen Einfluß auf die Versorgung einer Fraktur und auf die der Behandlung folgende Rehabilitation haben wird.

Medizinische Behandlung eines alten Menschen

Ein Aspekt bei alten Menschen ist, daß ihre Kraftreserven eingeschränkt sind. Sie sind nicht mehr im gleichen Ausmaß wie junge Menschen in der Lage, mit körperlicher Belastung fertig zu werden. Die Symptome und Zeichen einer Krankheit können verdeckt sein. Diese Aspekte müssen konstant in die Behandlung integriert werden. Sie sind in bezug auf den Flüssigkeitshaushalt, auf die Nierenfunktion und auf Herz und Kreislauf besonders wichtig.

Es gibt eine Reihe von Anzeichen, die auf einen Risikopatienten hinweisen, und das Beobachten eines oder mehrerer dieser Anzeichen sollte sowohl Mediziner als auch Pflegepersonal auf etwaige Probleme vorbereiten, die am Anfang der Behandlung oder der Rehabilitation auftreten können. Risikofaktoren für postoperative Komplikationen sind:

– Einnahme von vielen Medikamenten
– Frühes biologisches Altern
– Multiple chronische Erkrankungen
– Bestehende Immobilität und/oder Pflegebedürftigkeit
– Kognitive Einschränkung
– Akute Erkrankung als Sturzursache
– Organschäden nach klinischer Untersuchung ersichtlich

Da bei manchen alten Menschen eine klinische Diagnosestellung schwieriger ist, ist es von Nutzen, ein großes Blutbild, Harnstoff, Kreatinin und Elektrolyte zu bestimmen und, wenn möglich, ein Röntgenbild des Thorax anzufertigen, selbst wenn die Verletzung auf den ersten Blick harmlos aussieht. Es ist anzuraten, einige Tage postoperativ eine Kontrolle von Blutbild, Harnstoff und Elektrolyten zu machen, um eine eventuelle Niereninsuffizienz (normalerweise durch unzulängliche Flüssigkeitszufuhr und/oder wegen eines postoperativen Hypotonus) oder Blutarmut nicht zu übersehen.

Rehabilitation

Die Rehabilitation muß sofort nach der Verletzung einsetzen, die angemessene Versorgung der Fraktur ist ein Teil davon. Es gehören auch die Diagnose und Behandlung von gleichzeitig bestehenden inneren Erkrankungen sowie die Prävention von Komplikationen dazu, wie z. B. Dekubiti oder Obstipation. Oft wird der rechte Zeitpunkt verpaßt, an einer Rehabilitationsmaßnahme teilzunehmen, wenn die betreffenden PatientInnen zu lange auf die Verlegung in eine Rehaklinik warten müssen.

Eine erfolgreiche Rehabilitation nach einer Fraktur unterscheidet sich nur wenig von der nach anderen Erkrankungen oder Verletzungen bei alten Menschen. Sie ist von einer positiven Haltung des Personals und einer koordinierten Zusammenarbeit im interdisziplinären

Team abhängig, in dem sich die Teammitglieder gegenseitig respektieren, ihre Fähigkeiten einbringen und zum Wohl der PatientInnen kombinieren. Da die Pflegepersonen am meisten Zeit im direkten PatientInnenkontakt verbringen, sind sie die maßgeblichen Mitglieder des Teams, und der Erfolg der Rehabilitation hängt zum großen Teil von ihnen ab. Wenn die Pflegepersonen einer unfallchirurgischen Station eine aufgeschlossene und positive Haltung der Pflege alter Menschen gegenüber haben, wird die Atmosphäre auf der Station mit großer Wahrscheinlichkeit der Unabhängigkeit und einer schnellen Rehabilitation der PatientInnen förderlich sein. Die Unterstützung und das Interesse von seiten der Ärzte werden dazu beitragen, eine solche Atmosphäre zu erhalten.

Die ausreichende Besetzung mit Pflegepersonal ist entscheidend, um einen guten Pflegestandard zu erreichen und die Arbeitsmoral aufrechtzuerhalten. Es gibt Untersuchungen, die zeigen, daß bei unzureichender Besetzung mit pflegerischem und anderem Personal schlechte Ergebnisse erzielt werden (Evans et al. 1980). Ist die pflegerische Besetzung ungenügend, besteht die Tendenz, Dinge für die PatientInnen zu erledigen, anstatt sie in ihrer Selbständigkeit zu unterstützen – Unabhängigkeit ist zeitaufwendig.

Die Rolle der KrankengymnastInnen ist sehr wichtig, da das Wiedererlangen der Mobilität zur ersten Phase der Wiedererlangung der Unabhängigkeit gehört. Es ist möglich, daß zuerst daran gearbeitet werden muß, das Halten des Gleichgewichts wieder zu erlangen, besonders, wenn die Behandlung der ursprünglichen Verletzung kompliziert war und eine Zeit der Bettruhe notwendig gewesen war. Eine Beratung über angemessene Gehhilfen kann nötig werden sowie korrekte Techniken, um in den Stand zu gelangen und ein Überwechseln vom Bett auf den Stuhl und zurück bewerkstelligen zu können. Eine enge Zusammenarbeit zwischen KrankengymnastIn und Pflegeperson ist wichtig, damit jeder Anlaß zum Stehen und Gehen bei Tag und Nacht als Übungsmöglichkeit betrachtet werden und zum Festigen erlernter Techniken und Fähigkeiten dienen kann. Können die PatientInnen eine Technik erlernen, mit der sie nach einem weiteren Sturz in der Lage sind, sicher wieder vom Boden aufzustehen, kann dies den PatientInnen zur Wiedererlangung ihres Selbstvertrauens verhelfen (siehe Kapitel 7).

Die wichtige Rolle der Ergotherapeutin besteht darin, die Fähigkeiten der PatientInnen im Durchführen der "Aktivitäten des täglichen Lebens" festzustellen, diese mit den PatientInnen zu üben und die Umstände im privaten häuslichen Bereich im Hinblick auf eine Entlassung aus der Klinik auf ihre Eignung zu beurteilen. Zusammen mit einem/r SozialarbeiterIn kann dann festgestellt werden, welche Art der Unterstützung nach der Entlasssung benötigt wird. (Anmerkung der Übersetzerin: Diese Form von Beratung bei der Entlassung aus dem Krankenhaus und der Wiedereingliederung in den häuslichen Bereich bedarf in Deutschland einer dringlichen Umsetzung.) Es ist wichtig, daß sowohl PatientIn als auch Angehörige im Gespräch mit einem Teammitglied ihre Erwartungen und Ängste aussprechen und dadurch auch oft unrealistische Erwartungen abbauen können, besonders im Blick auf weitere Stürze.

Zusammenarbeit zwischen Orthopädie und Geriatrie

Da die Mehrzahl der PatientInnen, die einen Schenkelhalsbruch erleiden (und viele mit anderen Frakturen), alte und oft kranke Menschen sind, muß sich ein/e KnochenchirurgIn entweder geriatrisch weiterbilden oder die Hilfe von geriatrischen FachärztInnen in Anspruch nehmen, um diese PatientInnen optimal versorgen zu können. In Großbritannien gibt es aus diesem Grund eine Reihe von Programmen, die die Zusammenarbeit zwischen ChirurgInnen und geriatrischen FachärztInnen fördern bzw. unterstützen. Wo es keine solche Zusammenarbeit gibt, bedeutet dies für die PatientInnen, daß sie auf einer Ad-hoc-Basis in die Geriatrie überwiesen werden, wenn sich zeigt, daß sie keine Fortschritte machen. Manche Krankenhäuser haben eine geriatrisch-chirurgische Station, auf die alte Menschen postoperativ frühzeitig verlegt werden. Andere Häuser haben eine Rehabilitationsstation für schwierige Fälle, aber viele PatientInnen mit unkomplizierten Krankheits- bzw. Genesungsverläufen werden auf der akut-chirurgischen Station rehabilitiert und von dort nach Hause entlassen. In einigen wenigen Häusern gibt es ein Programm, mit dem PatientInnen mit Schenkelhalsfraktur frühzeitig entlassen und zu Hause rehabilitiert werden (Pryor et al. 1988).

In den USA ist es eine Frage der Finanzierung. Für diejenigen, die auf Medicare angewiesen sind, werden ein Viertel bis die Hälfte aller Frakturen im Beckenbereich in dafür konzipierten Bereichen rehabilitiert (Bonar et al. 1990). Einige Untersuchungen zeigen allerdings, daß die wenig koordinierte geriatrisch-chirurgische Rehabilitation in den USA zu einer langsameren Genesung führt.

Das Royal College of Physicians hat in seinem Bericht zur Versorgung von Schenkelhalsfrakturen (1989) ein Modell zur kombinierten Versorgung von Frakturen im Beckenbereich durch chirurgische und geriatrische Abteilungen vorgeschlagen (Abb. 13). Was letztendlich erreicht werden kann, hängt von den jeweiligen Ressourcen und dem Interesse der einzelnen ChirurgInnen und geriatri-

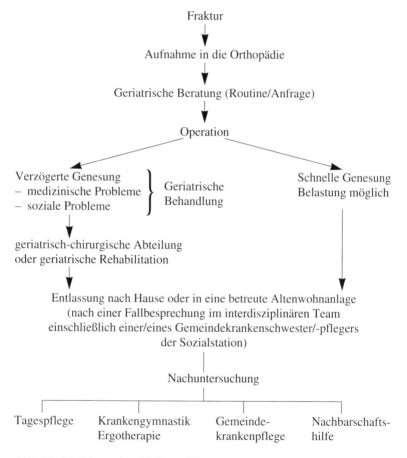

Abb. 13: Modell zur kombinierten Versorgung von Frakturen im Beckenbereich in chirurgischen und geriatrischen Abteilungen

schen FachärztInnen ab. Mit gegenseitiger Kooperation und gutem Willen zwischen den beiden Abteilungen könnte einiges zum Wohl der PatientInnen erreicht werden. Diese Kooperation sollte natürlich ein beidseitiger Prozeß sein. ChirurgInnen, die von ihren KollegInnen in der Geriatrie lediglich einen Abstellplatz für schwierige PatientInnen erwarten, ohne die notwendige chirurgische Eigenleistung zu deren Rehabilitationsprozeß beizutragen, werden natürlich nicht die beste "Gegenleistung" erwarten können. KollegInnen der Geriatrie, die manchmal einen Kampf gegen Windmühlen zu führen scheinen, um ChirurgInnen zu einer weiteren Operation zu überreden, z. B. wenn die Schmerzen durch eine Dislokation der ersten operativen Fixierung von einer notwendigen Mobilisation abhalten, werden mit der Zeit den Wunsch nach einer Kooperation aufgeben.

Geriatrische FachärztInnen können mit einer Liste von Möglichkeiten bei der Versorgung alter Menschen nach einer Fraktur behilflich sein, wie z. B.: Klärung der Sturzursache (akute oder chronische innere Erkrankung), Behandlung der Komplikationen, die nach der Verletzung oder deren Behandlung eintreten, Beratung über Zeitpunkt und Angemessenheit einer Operation oder den Abbruch der Behandlung (bei sterbenden PatientInnen), Rehabilitation und Unterstützung bei der Entwicklung einer rehabilitationsfördernden Umgebung auf unfallchirurgischen Abteilungen.

4. Gleichgewicht, Gang und Sturz

Ein Sturz ist in jedem Lebensalter das Resultat einer komplexen Interaktion verschiedener Faktoren. Solche Faktoren sind Sturzanfälligkeit und umfeldbedingte Faktoren (Henker 1987) oder, anders ausgedrückt, eine Labilität für den Sturz und die Gelegenheit dazu. Gibt es keine Gelegenheit, z. B. wenn jemand bereits auf dem Boden liegt, kann der/die Betreffende so unsicher wie nur möglich sein, er/sie wird nicht zu Fall kommen. Bewegt sich aber jemand auf einem Drahtseil, also mit einer optimalen Gelegenheit zu stürzen, wird nur ein Mensch mit exzellentem Gleichgewichtsvermögen, also einer geringen Labilität, nicht herunterfallen. Bei jungen Menschen ist das Element der Gelegenheit ausschlaggebend. Sie stürzen meist im Zusammenhang mit extremen Bewegungen, die die Fähigkeit zur Balancehaltung bis an die Grenzen herausfordern, also bei gefährlichen Freizeitaktivitäten oder durch Beeinflussung der Labilität bei Alkoholkonsum. Bei alten Menschen überwiegt das Element der Labilität, da die Belastungsfähigkeit der Mechanismen zur Haltung des Gleichgewichts gering ist.

Unabhängig von Alter und Umständen verändert sich die Koordinationsfähigkeit der Körpermotorik im Verhältnis zur Belastung. Das bedeutet für einen Menschen, der während der "normalen" Aktivitäten des täglichen Lebens zu Fall kommt, daß die Koordinationsfähigkeit seiner Körpermotorik beeinträchtigt ist. Durch die Untersuchung dieser Faktoren bei alten Menschen (mit und ohne Vorgeschichte von Stürzen) wurde die Hypothese aufgestellt, daß ein Sturz das Resultat eines beeinträchtigten Gangs und einer verringerten Koordinationsfähigkeit der Körpermotorik ist. Diese Untersuchungen sind ein wichtiger Bestandteil der Untersuchungen über Stürze allgemein.

Physiologie von Gleichgewicht und Gang

Der aufrecht gehende Mensch ist durch seine im Vergleich zur Größe sehr kleine Standfläche im Grund instabil. Bei Bewegungen ist diese "Labilität" noch ausgeprägter. Zur Stabilisierung seiner Position hat sich ein kompliziertes Zusammenspiel zwischen Nerven und Muskeln entwickelt, wobei auf der Basis der durch die Propriorezeptoren erhaltenen Informationen über die jeweilige Position des Körpers kontinuierliche Muskelkorrekturen vorgenommen werden. Das bewegungslose Stehen ist tatsächlich alles andere als "bewegungslos". Dieses Zusammenspiel wird von einem komplexen Feedback-System kontrolliert (Abb. 14).

Informationen an die verschiedenen Kontrollzentren der unterschiedlichen Hirnteile kommen von einer Reihe sensorischer Rezeptoren, damit ein Bild von der Position des Körpers im Raum entstehen kann. Der Gesichtssinn ist wahrscheinlich die wichtigste Aufnahmestelle, doch auch der Vestibularapparat im Innenohr und die über den Körper verteilten Propriorezeptoren nehmen wichtige Informationen auf und geben sie an die Kontrollzentren weiter. Propriorezeptoren geben Informationen von Muskelspindeln, Gelenken, der Hautoberfläche und den sehr wichtigen Gelenken der Halswir-

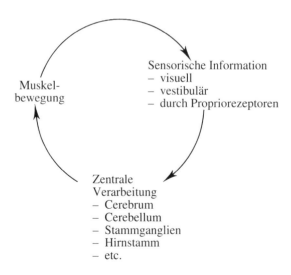

Abb. 14: Steuerungskreis zur Kontrolle der Balance

belsäule weiter. Es werden viel mehr Informationen gesammelt, als benötigt werden, vorausgesetzt, alle Rezeptoren bzw. Aufnahmestellen sind intakt (es gibt also einen Informationsüberschuß). Deshalb ist es normalerweise möglich, im Dunkeln oder mit geschlossenen Augen aufrecht zu gehen. Verarbeitet werden die Informationen an verschiedenen Stellen des Gehirns, im Cerebellum, im Hirnstamm, in den Stammganglien und in der Großhirnrinde. Die efferenten Bahnen gehen vom Gehirn durch das Rückenmark und die peripheren Nerven zu den Muskeln der Extremitäten und des Rumpfes.

Welchen Anteil die verschiedenen sensorischen und motorischen Elemente auf die Körperhaltung haben, ist schwer feststellbar, da die Beeinträchtigung eines der Elemente des Zusammenspiels sofort von den übrigen mehr oder weniger kompensiert wird. Deshalb ist es nicht einfach, Gleichgewichtsstörungen zu beurteilen oder vorhersagen zu können, welche Probleme durch einen sensorischen oder motorischen Ausfall eintreten könnten.

Die Abläufe im Zentralen Nervensystem, die für die Bewegungskoordination zuständig sind, sind hierarchisch gestaffelt. Auf der niedrigsten Stufe stehen die monosynaptischen Reflexe mit einer Reflexzeit von 40–50 ms, dann die polysynaptischen Reflexe, deren Reflexzeit etwa 100 ms beträgt. Am schnellsten reagieren die Muskeln nahe der Standfläche, dann erst reagieren auch proximale Muskeln. Zuletzt gibt es noch integrierte Mechanismen, die Informationen von Vestibularapparat, Gesichtssinn und Somatorezeptoren koordinieren.

Diese integrierten Mechanismen unterliegen altersbedingten Änderungen, Oberflächensensibilität und Propriorezeptoren bekommen mit zunehmendem Alter eine höhere Reizschwelle. Die visuelle räumliche Sensibilität, die für die Gleichgewichtsfähigkeit wichtig ist, nimmt bei Erregungen von niederer Frequenz und bei langsamen Objekten ab. Die physiologische Funktionsminderung des Vestibularapparats alter Menschen wirkt sich störend auf die Kapazität höherer integrativer Prozesse innerhalb des zentralen Nervensystems aus. Die Prozesse setzen sich mit widersprüchlichen sensorischen Informationen auseinander. Ist der Vestibularapparat intakt, trägt er zur internen Orientierung bei, was für das Gleichgewichtsvermögen beim Sortieren der verschiedenen erhaltenen Informationen extrem wichtig ist.

Bei Eigenreflexen kann es zu altersbedingten kleinen Veränderungen kommen, die zu einer minimal verlängerten Reflexzeit führen, praktisch jedoch so gut wie keine Auswirkung haben. Veränderungen der Fremdreflexe sind im Vergleich zu jungen Menschen gravierender. Es kann bei distalen Muskeln zu einer längeren Reflexzeit kommen, die zeitliche Abfolge von distaler und proximaler Muskelaktivierung kann unterbrochen werden, und die Amplitude der Kontraktionen kann sehr unterschiedlich sein.

Diese altersbedingten Veränderungen von Adaption und sensorischer Organisation führen im Vergleich zu jungen Menschen zu einer beträchtlichen Abnahme des Gleichgewichtsvermögens, wenn nur Teil- oder sich widersprechende Informationen zur Verfügung stehen. Die Fähigkeit, sich bis zu einem gewissen Grad an diese schwierige Situation anzupassen, bleibt aber erhalten (Woollacott et al. 1986). Diese Untersuchungsergebnisse stimmen mit der Tendenz alter Menschen überein, mit moderaten Streßeinwirkungen auf den Gleichgewichtsmechanismus zurechtzukommen, bei großem Streß aber Gleichgewichtsprobleme zu entwickeln.

Die Feinkoordination der Körpermotorik ist sehr komplex. Die Muskelaktivität (Messung durch Elektromyographie) der verschiedenen Muskeln als Reaktion auf unerwartete Veränderungen ist sehr schnell, manchmal sogar so schnell, daß die Gegenbewegung schon beginnt, bevor noch eine Haltungsänderung sichtbar wird. Es scheint dann, daß die Bewegung schon im voraus erahnt worden ist. Die Koordination der Gegenbewegungen zur Einhaltung des Gleichgewichts ist so sensibel, daß schon eine Bewegung der Größe einer roten Blutzelle ausgeglichen wird (Marsden et al. 1981).

Bei einer Störung des Gleichgewichts werden unterschiedliche "Rettungsmaßnahmen" eingesetzt, um einem Gleichgewichtsverlust entgegenzuwirken. Reichen diese Maßnahmen nicht aus, kommen taumelnde (Ausweitung der Standfläche in Richtung des drohenden Sturzes) und wedelnde (schnelle Bewegungen einer Extremität, um den Schwung zu dirigieren) Bewegungen dazu. Reicht auch dies nicht aus, werden Bewegungen eingesetzt, die den Sturz abschwächen sollen, wie z. B. das Ausstrecken der Arme. Ein alter Mensch neigt nicht nur vermehrt zu Stürzen, er landet auch öfter tatsächlich auf dem Boden, denn alle Rettungsmaßnahmen und abschwächenden Bewegungen sind bei einem alten Menschen nicht mehr so effektiv.

Physiologie des Gangs

Der Gang ist ein ständiger reziproker Ablauf, er ist als ein Bewegungsmuster von Extremitäten und Rumpf "programmiert", um eine fließende Bewegung hervorzubringen (Abb. 15).

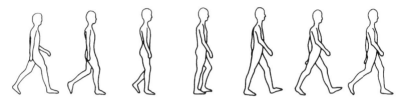

Abb. 15: Der normale Gang

Er besteht aus zwei Phasen, der Schwingphase, in der der Fuß angehoben und vorwärts geschwungen wird, und der Stellphase, in der der Fuß auf den Boden gesetzt wird und sich im Verhältnis zum Rumpf nach hinten bewegt. Diese Bewegungen erfolgen abwechselnd rechts und links (Abb. 16).

Die Bewegungssequenzen entstehen durch ein Bewegungsmuster von Knöcheln, Knien und Hüften. Dazu gehören auch Bewegungen anderer Körperteile wie Rumpf, Kopf und Arme. Dieses Bewegungsmuster ist sehr wahrscheinlich in der Wirbelsäule festgelegt (bei Katzen ist es mit Sicherheit so). Bei Neugeborenen ist dieser

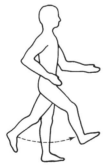 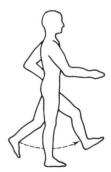

Rechtes Bein in der Schwingphase Linkes Bein in der Schwingphase
Linkes Bein in der Stellphase Rechtes Bein in der Stellphase

Abb. 16: Die Phasen des Gangs (Schwing- und Stellphase)

Mechanismus für das automatische "Trippeln" verantwortlich. Er wird von den motorischen Zentren im Stammhirn, den Stammganglien, dem Cerebellum, der motorischen Rinde und den afferenten Bahnen reguliert.

Normaler und abnormer Gang werden mit Hilfe eines sogenannten Kreislaufs des Gehens beschrieben. Dies ist das Zeitintervall zwischen zwei aufeinanderfolgenden Kontakten desselben Fußes mit dem Boden. Während eines solchen Kreislaufs gibt es jeweils zwei Phasen, in denen der Körper von nur einem Fuß und ganz kurz von beiden Füßen getragen wird (wenn ein Bein mit der Schwingphase beginnt und das andere gerade die Stellphase beendet). Die unterschiedliche Geschwindigkeit ist von der Schrittlänge und weniger von der Schritthäufigkeit abhängig.

Beurteilung von Gleichgewicht und Gang

Die Beurteilung der Balancefähigkeit oder Gleichgewichtshaltung (und der verschiedenen Elemente, die darauf einwirken) wurde mit relativ einfachen Mitteln durchgeführt. Für das Beibehalten der aufrechten Haltung ist ein komplexes Zusammenspiel von Nerven und Muskeln nötig. Dieses wird hauptsächlich durch Beobachtungen des Schwankens im Stillstehen untersucht, manchmal mit gleichzeitiger Kontrolle der Herzfunktion durch Blutdruckmessen.

Romberg beobachtete schon 1851, daß Menschen mit Tabes dorsalis im Stehen mehr schwanken als Gesunde; dies ist die Basis des Romberg-Versuchs. Seither wurde versucht, das Schwanken zu quantifizieren. Meistens wurden die Messungen mit einer Ausrüstung gemacht, die eine Summierung aller Bewegungen in eine oder mehrere Richtungen vornehmen kann, einem sogenannten Ataxiameter, oder man nahm die Aufzeichnung einer numerischen oder diagrammartigen Darstellung der Maximalschwankung in eine oder mehrere Richtungen mit einem Ataxiagraphen vor (normalerweise zwei Richtungen im rechten Winkel zueinander). Fairerweise muß gesagt werden, daß bei beiden Untersuchungsarten die Analyse der Bewegungen sehr vereinfacht wurde, da das Schwanken eine komplizierte Kombination von Bewegungen in verschiedenen Ebenen und Körperteilen ist. Es wurden Messungen der Kopf-, Taillen- und Schulterbewegungen vorgenommen oder der Körperschwerpunkt festgestellt. Zum

Teil wurden auch die Bewegungen zweier Körperteile simultan gemessen (z. B. Kopf und Hüften, Füße und Taille), was bestätigte, daß sich der Körper während des Schwankens nicht als steifes Brett bewegt, sondern daß sich verschiedene Körperteile verschiedenartig und mit unterschiedlicher Geschwindigkeit bewegen (Downton 1990).

Die Untersuchung des Gangs konnte etwas differenzierter gemacht werden, indem verschiedenste Gelenkbewegungen, die Position der Füße und die Muskelkraft gemessen wurden. Zeit und Raumparameter (das Timing und die haltungsbedingten Charakteristika des Gangs) geben Informationen über die Geschwindigkeit, die Schrittlänge (Entfernung zwischen zwei sich folgenden Bodenberührungen) und die Länge eines Doppelschrittes (Entfernung zwischen zwei sich folgenden Bodenberührungen desselben Fußes) (Abb. 17). Dies kann ganz einfach mit einer Stoppuhr und einem Maßband gemessen werden oder auch mit einem komplizierten elektronischen Gerät. Ein einfaches Abstoppen der benötigten Zeit für eine bestimmte Strecke

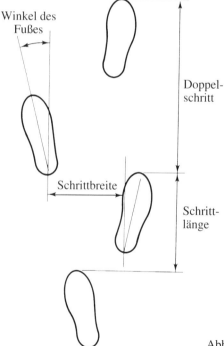

Abb. 17: Der Kreislauf des Gehens

oder eine bestimmte Anzahl von Schritten kann im Alltag schon genügend Informationen geben.

Das Messen der verschiedenen Phasen des Ganges (Schwingzeit, Stellzeit für einen Fuß und für beide Füße) braucht Spezialgeräte, aber wichtige Aspekte wie Schritt- und Doppelschrittlänge, Schrittweite, Winkel der Füße und die Rechts-links-Symmetrie können durch Beobachtung und Ausmessung der Fußabdrücke festgestellt werden (Abb. 17). Diese Messungen sind eine Beschreibung der Bewegung unabhängig von der Kraft, durch die sie geschieht. Ohne kinetische Daten, die die zur Bewegung benötigten Kräfte beschreiben, sind sie nur Teilbeschreibungen.

Die Messung der beteiligten Kräfte macht die Untersuchung sehr viel komplizierter und wird, abgesehen von speziellen Forschungen, nicht viel anwendbares Wissen erbringen.

Bei der klinischen Untersuchung ist der "Steh-auf-und- geh"-Test eine nützliche Informationsquelle (Mathias et al. 1986). Die betroffene Person soll sich vom Stuhl erheben, eine kurze Strecke gehen, umdrehen und zurückkommen. Dieser Test wurde kürzlich ergänzt und läßt nun auch eine Quantifizierung zu (Podsiadlo/Richardson 1991). Tinetti (1986) beschreibt eine ähnliche Untersuchungsmethode.

Die Fähigkeit zur Kontrolle der Körpermotorik
Gesichtssinn

Von den drei Hauptinformationsquellen, die zur Kontrolle der Körpermotorik beitragen (Sehvermögen, Vestibularapparat und Propriorezeptoren), wurde die Relevanz des Sehvermögens am intensivsten untersucht. Das allgemeingültige Ergebnis, daß das Schwanken bei geschlossenen Augen zunimmt, zeigt, wie wichtig das Sehvermögen ist.

Das Sehvermögen informiert über die Bewegungen von Kopf und Körper in Relation zur Umwelt und umgekehrt. Es informiert uns auch über oben und unten – mittels Horizont, der Wände von Gebäuden, der Richtung, in der Luftblasen im Wasser aufsteigen oder Dinge hinunterfallen, und der Art und Weise, wie sich unsere Umgebung in Relation zum "oben" anordnet. Die visuelle Information scheint für die Gleichgewichtsfähigkeit die wichtigste Meldung zu sein, bis zu dem Ausmaß, daß eine Person bei sich widersprechenden Informationen tatsächlich das Gleichgewicht verliert, da die Meldungen, die visuell eingegangen sind, irreführend waren. Dies wurde durch Versuche in einem "hängenden Raum" bewiesen, wo irreführende visuelle Meldungen die korrekten Informationen der Propriorezeptoren aufhoben (Lee/Lishman 1975). Die meisten Menschen haben sicher schon einmal die Halluzination einer Bewegung erlebt, als sie in einem stehenden Zug saßen und den fahrenden Zug auf dem Nebengleis beobachteten oder beim Gefühl, rückwärts zu fahren, als ein schnellerer Zug überholte. Es wird angenommen, daß die Seekrankheit mit den widersprüchlichen Informationen von Gesichtssinn und Vestibularapparat zu tun hat, besonders, wenn der Horizont nicht zu sehen ist. Die Tatsache, daß visuelle Informationen andere Meldungen über Position und Gleichgewicht aufheben, wurde von der Unterhaltungsindustrie für optische Illusionen ausgenützt.

Das Sehvermögen scheint besonders wichtig zu werden, wenn andere sensorische Informationsquellen teilweise oder ganz ausfallen, wie z. B. bei Menschen mit einer Amputation (Dornan et al. 1978). Außerdem wird mit zunehmendem Alter das Sehvermögen immer wichtiger (Pyykko et al. 1990), wobei dies nicht in allen Untersuchungen bewiesen wurde und eventuell bei sehr alten Menschen auch durch eine periphere Nervenschädigung, die sich auf die Informationen der Propriorezeptoren auswirkt, ausgelöst werden kann. Frauen scheinen mehr auf ihren Gesichtssinn angewiesen zu sein als Männer (Witkin et al. 1954). Dies kann in Verbindung mit dem engeren Gang und der kleineren Standfläche bei Frauen ein Faktor sein, der die größere Sturzhäufigkeit bei Frauen erklärt (Abb. 18). Bei alten Menschen mit Sturzneigung wurde bewiesen, daß sie mehr Fehler in der horizontalen und vertikalen Wahrnehmung machen als Menschen ohne eine Vorgeschichte von Stürzen (Tobis et al. 1981).

Funktion des Vestibularapparats

Gleichgewichtsstörungen bei akutem Versagen des Vestibularapparats zeigen die Relevanz der Vestibularfunktion für die Haltung des Gleichgewichts. Die wenigen Untersuchungen zur Funktion des Vestibularapparats ergeben, daß er nur an zweiter Stelle für die Aufrechterhaltung des Gleichgewichts zuständig ist. Der Vestibular-

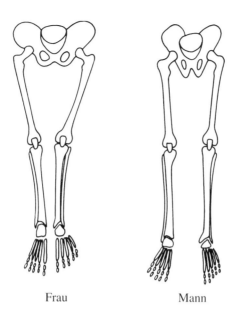

Frau　　　　　　Mann

Abb. 18: Standfläche bei Mann und Frau, verursacht durch unterschiedlichen Bau des Beckens

apparat ist zwar ein wichtiger Bestandteil der Gleichgewichtskoordination, hat aber auch noch eine zusätzliche Funktion, nämlich die Koordination der visuellen Fixierung. Damit das zu fixierende Objekt auch mit dem Teil der Retina gesehen wird, der die höchste Auflösung und beste Farbwahrnehmung (der Makula) hat, muß die Position des Auges trotz Haltungs- oder Lageänderung erhalten werden. Auch hier gibt es einen Feedback-Kreislauf. Die Information über Haltungsänderung und visuelles Feld in Relation zur Umgebung geht an die zentralen Kontrollstellen, und Korrekturen über die motorischen Bahnen sorgen für die Stabilisierung von Haltung und Blickrichtung.

Diese beiden Aspekte hängen eindeutig voneinander ab, sind aber, je nachdem, ob das primäre Ziel die Gleichgewichtshaltung oder die visuelle Fixierung ist, von unterschiedlicher Wichtigkeit. Zur Kontrolle der Körpermotorik ist der Vestibularapparat weniger wichtig als die Informationen, die durch Gesichtssinn und Propriorezeptoren aufgenommen werden. Deshalb haben Menschen mit einer bilateralen Schädigung des Vestibularapparats unter normalen Umständen keine Schwierigkeiten mit dem Gleichgewicht. Probleme treten erst dann auf, wenn komplexere Informationen verarbeitet werden müssen, z. B. das Gehen auf unebenem Grund oder wenn die visuellen Meldungen z. B. durch Dunkelheit karg sind.

Die Funktionsweise des Vestibularapparats wird bis heute nur unzureichend verstanden, zum Teil, weil seine Lage im Temporalknochen angemessene Untersuchungen am gesunden und kranken Innenohr erschwert. Modelle haben bei Studierenden der Anatomie und Pathologie Verwirrung gestiftet, und die Fähigkeit anderer Systeme, einen Vestibularschaden zu kompensieren, hat Physiologen und Pathologen gleichermaßen verwirrt. Es ist bekannt, daß die drei Bogengänge im Ohr durch die Trägheit ihrer verschiedenen soliden und flüssigen Bestandteile für Bewegung sensibel sind. Da diese drei Bogengänge im rechten Winkel zueinander liegen, sind sie für Bewegungen aus jeglicher Richtung sensibel, und durch die komplementäre Position der Kanäle im anderen Ohr können auch komplexe Beschleunigung und Verlangsamung analysiert werden. Abnormitäten der Vestibularfunktion wurden anhand eines Provokationsversuchs mit einer kippenden Ebene gemessen. Sie waren bei alten Menschen viel stärker verbreitet, doch scheint es zwischen dieser altersbedingten vestibulären Dysfunktion und einem Schwanken keinen Zusammenhang zu geben (Brocklehurst et al. 1982). Bei alten Menschen mit vestibulärer Erkrankung tritt jedoch ein Schwanken häufiger auf als bei jungen (Norre et al. 1987). Zwischen vestibulären Abnormitäten (Demonstration mit Provokationsnystagmus und kalorischem Test) und Schwindel besteht ein Zusammenhang (Drachmann/Hart 1972), doch der Zusammenhang mit Stürzen ist nicht geklärt.

Zwar scheint das Hörvermögen auf den ersten Blick nicht eines der wichtigen Elemente zum Erhalt des Gleichgewichts zu sein, doch stellte sich heraus, daß Personen, die unter einer lärmbedingten Schwerhörigkeit leiden, sehr viel mehr schwanken, als dies bei einer Kontrollgruppe der Fall ist (Juntunen et al. 1987; Era/Heikkinen 1985). Das Ausmaß des Schwankens war proportional zum Grad der Schwerhörigkeit. Damit wird die Störung der Vestibularfunktion bei Menschen mit einer lärmbedingten Gehörschädigung bewiesen. Die Vestibularfunktion wird genauer in Kapitel 6 beschrieben.

Propriorezeptoren

Oft werden die Somatorezeptoren als Element der normalen bzw. beeinträchtigten Fähigkeit zur Kontrolle der Körpermotorik unterschätzt. Wichtige Informationen über die Lage des Körpers im Raum und die dazu relative Position verschiedener Körperteile werden ständig von den Propriorezeptoren der Gelenke und Muskeln, besonders der der unteren Extremitäten und des Nackens, gemeldet.

Die Propriorezeptoren in den Gelenken der Halswirbelsäule sind besonders wichtig, aber auch die Muskelpropriorezeptoren und die Berührungsrezeptoren der Haut tragen zur Gleichgewichtsfähigkeit bei. Mechanorezeptoren der Halswirbelsäule tragen beträchtlich zur Empfindung des Stillstehens sowie von Kopf- und Halsbewegungen bei (Wyke 1979). Die Injektion eines Lokalanästhetikums in die Gelenke der Halswirbelsäule erzeugt bei gesunden Freiwilligen im Stehen und Gehen ein Gefühl der Unsicherheit (de Jong et al. 1977). Menschen mit Veränderungen der Halswirbelsäule geben oft ähnliche Symptome an.

Menschen mit einer Amputation (die einen Teil ihrer Propriorezeptoren verloren haben) schwanken mehr als andere, können aber durch ihren Gesichtssinn ausgleichen (Fernie/Holliday 1978). Ein mechanisches Vibrieren der Wadenmuskeln erzeugt durch Störung der Propriorezeptoren ebenfalls ein lagebedingtes Schwanken (Eklund/Lofstedt 1970). Und auch hier ist die Wirkung ohne visuelle Eindrücke am effektivsten. Bei sehr alten Menschen ist die Sensibilität der Propriorezeptoren in den Muskelspindeln niedriger als bei jüngeren Menschen, und der Ausfall dieser Propriorezeptoren hat bei alten Menschen schwerwiegendere Folgen als bei jungen (Pyykko et al. 1990).

Zentrale Regulierung der Haltung

Durch Untersuchungen im Rahmen der Pathologie wurde bestätigt, wie wichtig die zentralen Kontrollstellen für die Erhaltung des Gleichgewichts sind. Eine einzige Schädigung oder mehrere Schädigungen an einer Stelle können Schwierigkeiten beim Gehen und/oder bei der Gleichgewichtshaltung verursachen (z. B. Parkinsonsche Krankheit oder lokomotorische Ataxie). Viele Schädigungen, z. B. durch multiple kortikale oder subkortikale Infarkte, können eine Apraxie des Gangs hervorrufen. Durch die Flexibilität des Gehirns und seine Fähigkeit, eine Schädigung zu kompensieren, ist es schwer, die Auswirkungen einer einzelnen Schädigung vorauszusagen. Sowohl beim Gang als auch bei der Balancehaltung ist die meßbare Differenz vom Normalen die Auswirkung, die trotz Kompensation des Gehirns noch sichtbar ist, die Abnormität kann so nicht beschrieben werden. Das bedeutet, daß bei verschiedenen Menschen gleiche Untersuchungsergebnisse auf unterschiedliche Erkrankungen hinweisen können. Jede Schädigung der zentralen Steuerung von Gang und Gleichgewicht oder der Verbindungen zu und von diesen Zentren kann eine Instabilität auslösen.

Veränderungen der motorischen Koordinationsfähigkeit mit zunehmendem Alter

Wie bereits erwähnt, besteht das aufrechte Stehen aus einer kontinuierlichen Bewegung zur Korrektur des Gleichgewichts (Abb. 19).

Verschiedene Untersuchungen haben die Koordinationsfähigkeit der Körpermotorik bei Kindern studiert und festgestellt, daß sie we-

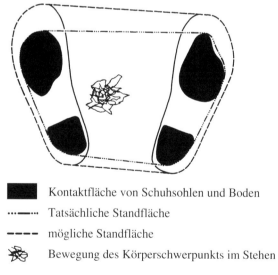

Kontaktfläche von Schuhsohlen und Boden
.... Tatsächliche Standfläche
---- mögliche Standfläche
Bewegung des Körperschwerpunkts im Stehen

Abb. 19: Bewegung des Körperschwerpunktes im Stehen und Untersuchungen des statischen Gleichgewichts

niger ausgeprägt ist als bei Erwachsenen. Mit dem Älterwerden verbessert sich bei Kindern auch die Fähigkeit, das Gleichgewicht zu halten. Der Zusammenhang zwischen Alter und Schwanken im Stehen wurde schon 1939 von Hellebrandt und Braun (1939) bei 111 Personen im Alter zwischen 3 und 86 Jahren untersucht. Sie fanden heraus, daß Junge und Alte weniger stabil waren als junge Erwachsene und Menschen im mittleren Lebensalter.

Auch Sheldon (1963) untersuchte das Schwanken im größeren Rahmen (6–97 Jahre). Er scheint als erster auf den Gedanken gekommen zu sein, daß diese Messungen Rückschlüsse auf die Sturzneigung alter Menschen geben könnten. Er untersuchte zwei verschiedene Standpositionen. Bei beiden Positionen durfte ein der Testperson angenehmer Abstand zwischen den Füßen eingenommen werden, im ersten Versuch mußte die betreffende Person die Augen geschlossen halten, im zweiten Versuch sollte sie direkt auf den Schreiber schauen, der die Bewegungen aufzeichnete, und versuchen, eine Minute lang so unbeweglich wie möglich dazustehen.

Auch diese Tests bewiesen, daß junge und "mittelalterliche" Erwachsene ihr Schwanken besser unter Kontrolle bringen konnten als Kinder und alte Menschen. Interessanterweise konnten ungefähr ein Drittel der über 60jährigen ihr Schwanken auch im zweiten Versuch mit geöffneten Augen nicht besser unter Kontrolle bringen.

Die Verbindung zwischen Alter und haltungsbedingtem Schwanken wurde auch von Hasselkus und Shambes (1975) untersucht. Sie beobachteten zwei Gruppen von weiblichen Freiwilligen, die keine ihnen bekannte neurologische und physiologische Störung hatten; das Alter der ersten Gruppe lag zwischen 21 und 30 Jahren, bei der zweiten zwischen 73 und 80 Jahren. Das Schwanken war bei der Gruppe alter Frauen sehr viel stärker als bei der ersten Gruppe. Die individuelle Abweichung war in beiden Gruppen groß, die gruppeninterne Abweichung war bei den alten Frauen sehr viel größer als bei der Gruppe junger Frauen. Untersuchungen von haltungsbedingtem Schwanken bei ausschließlich alten Menschen, wie z. B. bei einer Gruppe alter Menschen im häuslichen Bereich, fanden allerdings nicht immer einen klaren Zusammenhang zwischen zunehmendem Alter und einer verminderten Fähigkeit, die Körpermotorik zu kontrollieren (Downton et al. 1991).

Zusammengefaßt kann gesagt werden, daß alte Menschen im Ste-

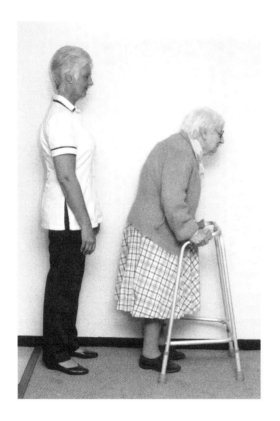

Abb. 20: Unterschiedliche Haltung bei Menschen verschiedenen Alters

hen mehr schwanken als junge und "mittelalterliche" Erwachsene. Doch wie bei vielen Faktoren, die sich mit dem Altern ändern, weiten sich auch hier die Grenzen des "Normalen". Deshalb überschneiden sich teilweise die normalen Werte für junge und alte Erwachsene.

Die Haltung alter Menschen unterscheidet sich von der Haltung jüngerer Menschen (Abb. 20).

Alte Menschen haben im Lauf ihres Lebens oft eine dorsale Kyphose entwickelt und dadurch eine vornübergebeugte Haltung bekommen. Oft wird der Kopf nach vorn gestreckt, Hüften, Knie und Knöchel sind in ihrer Bewegung eingeschränkt. Es gibt Behauptungen, daß diese Haltung wegen Gleichgewichtsstörungen eingenommen wird, doch läßt sich dies durch keine Untersuchung belegen (Cunha et al. 1987).

Veränderungen des Gangs

Der Gang alter Menschen wurde schon sehr oft untersucht. Im Vergleich zu jungen Männern gehen gesunde alte Männer langsamer, sie haben eine kürzere Schrittlänge, die Füße werden mehr nach außen gedreht, und die Stellphase dauert länger als die Schwingphase. Daraus ergibt sich, daß auch die Schrittabfolge länger dauert. Die Schrittweite ist etwas verbreitert, Hüftrotation und Kniebeugung haben in der Schwingphase abgenommen, und die Knöchelextension am Ende der Stellphase ist kleiner. Die vertikalen Kopfbewegungen sind kürzer. Nur der Rhythmus der Schrittabfolge verändert sich nicht. Das Gehen alter Männer macht den Eindruck eines vorsichtigen oder eingeschränkten Gehens, um eine maximale Stabilität und Sicherheit zu garantieren (Murray et al. 1969). Die Gehgeschwindigkeit nimmt mit zunehmendem Alter ab, auch wenn dieser Abfall sehr gering ist, nämlich weniger als 1% pro Jahr (Bendall et al. 1989).

Bei alten Frauen können ähnliche Veränderungen beobachtet werden: eine kürzere Schrittlänge, die Anzahl der Schritte nimmt zu, die Geschwindigkeit nimmt ab, und die Schwingphase ist reduziert. Eine erhöhte Muskelaktivität wird beobachtet und so ausgelegt, daß Sicherheit mehr Energie kostet, die kinetische Leistungsfähigkeit aber abnimmt (Guimaraes/Isaacs 1980). Diese altersbedingten Veränderungen treten bei selektierten Stichproben mit gesunden Menschen sehr viel seltener auf (Gabell/Nayak 1984) als bei einer Zufallsauswahl (Imms/Edholm 1981).

Der Gang hat zwei Elemente: Steuerung des Gleichgewichts und Schrittmuster. Für die Steuerung sind die Schrittbreite und die Zeit, in der beide Füße den Boden berühren, ausschlaggebend, für das Schrittmuster die Schrittlänge und die Zeit, die dazu gebraucht wird. Die Zunahme von Schrittweite und Zeit, in der beide Füße den Boden berühren (Elemente zur Kontrolle des Gleichgewichts), führt zu erhöhter Stabilität und/oder kompensiert Unsicherheit. Eine erhöhte Variabilität dieser Elemente führt zu größerer Unsicherheit. Eine Zunahme der Variabilität von Schrittlänge und -zeit (Elemente des Schrittmusters) weist auf eine schwere Gangstörung und damit auf eine Sturzneigung hin. Ein Vergleich zwischen gesunden alten und jungen Menschen zeigt nur wenig veränderte Parameter der Schrittmuster, jedoch eine größere Variabilität bei Elementen der Gleichgewichtshaltung in beiden Gruppen. Die Gruppen unterschieden sich kaum, weder in Parametern der Schrittmuster noch in der Haltung des Gleichgewichts. Dies weist entweder darauf hin, daß das Schrittmuster in allen Lebensaltern mehr oder weniger konsistent ist, oder darauf, daß Mechanismen der Gleichgewichtsregulierung mit beträchtlichen Veränderungen gut zurechtkommen, was eine extrem große Adaptionsfähigkeit des Gleichgewichtskontrollsystems bedeutet (Gabell/Nayak 1984). Da zwischen gesunden alten und jungen Menschen in dieser Hinsicht kein nennenswerter Unterschied besteht, liegt es auf der Hand, daß Störungen bei Gang und Gleichgewicht pathologisch und nicht altersbedingt sind.

Es existiert ein genereller Zusammenhang zwischen den Gangparametern, dem gewohnten Grad an Aktivitäten und der Mobilität an sich (die Fähigkeit, von einem Stuhl aufstehen zu können, Schritte zu machen etc.) (Bendall et al. 1989). Menschen, die weniger mobil und aktiv sind, haben deutlichere "altersbedingte" Veränderungen des Gangs als Menschen, die immer aktiv sind (Ring et al. 1988). Ohne eine langfristige Untersuchung sind Ursache und Auswirkung schwer voneinander zu unterscheiden, aber es ist mehr als wahrscheinlich, daß eine reduzierte Aktivität zu sekundären Veränderungen von Gang und Gleichgewichtsvermögen führt.

Ein normaler Gang hängt von normalen Funktionen und deren reibungsloser Koordination und Integration ab. Er hängt vom Zusammenspiel der Muskeln und Nerven, von heilen Knochen, vom Kreislauf und der Atmung ab. Eine Verletzung oder Erkrankung eines dieser Systeme kann bereits eine Gangveränderung hervorrufen, was die Differentialdiagnose extrem schwierig macht.

Zusammenhang zwischen Gangveränderung, Gleichgewichtsstörung und Sturz bei alten Menschen

Es gibt zwar Untersuchungen, die die Verbindung zwischen Gleichgewichtsstörungen und Stürzen bewiesen haben, doch ist aus ihnen keine Unterscheidung zwischen Ursachen und Auswirkungen ersichtlich (verursachte eine Gleichgewichtsstörung den Sturz oder umgekehrt?). Die Untersuchung der Gleichgewichtsregulierung erfolgt nach dem Sturz, deshalb kann nicht ausgeschlossen werden, daß ein Sturz Auswirkungen auf das Gleichgewichtsvermögen hat.

Positionsbedingte subjektive Gleichgewichtsstörungen sind bei alten Menschen verbreitet. Die Koordinationsfähigkeit des Gleichgewichtsvermögens, gemessen am Schwanken im Stehen, ist besonders bei alten Menschen mit pathologischen Veränderungen beeinträchtigt. Es gibt Nachweise, daß Menschen mit einer solchen Einschränkung stärker schwanken als andere. Dies wurde für den Gesichtssinn (Stevens/Tomlinson 1971), das Hörvermögen (Juntunene 1987), die Funktion des Vestibularapparats (Norre/Forrez 1986), die Propriorezeptoren der Muskelspindeln (Eklund/Lofsted 1970) und die Propriorezeptoren der Gelenke (de Jong 1977) bewiesen. Menschen mit Demenz leiden stärker an einem Schwanken (Visser 1983), was auf Schwierigkeiten bei der zentralen Verarbeitung hindeutet. Die altersbedingte Zunahme des Schwankens kann deshalb auch mit einer Anhäufung pathologischer Veränderungen zusammenhängen. Alte Menschen im Krankenhaus leiden häufig an einer Einschränkung der Koordinationsfähigkeit ihrer Körpermotorik (Ring et al. 1988).

Diese Einschränkung der Koordinationsfähigkeit scheint mit einer erhöhten Sturzneigung zusammenzuhängen. Eine Verbindung zwischen haltungsbedingtem Schwanken und einer Vorgeschichte von Stürzen innerhalb der vorausgegangenen 12 Monate wurde bei alten Menschen, die in Wohn- oder Pflegeheimen leben, gefunden; allerdings war der Unterschied zu Kontrollgruppen gering, und die Ergebnisse überschnitten sich erheblich (Fernie et al. 1982). Einige andere Untersuchungen von haltungsbedingtem Schwanken an bewußt ausgewählten Gruppen ergaben zwar statistisch bedeutende, aber nur kleine Unterschiede, die Messungen der Gleichgewichtsregulierung einer repräsentativen Gruppe alter Menschen im häuslichen Bereich zeigten jedoch keine Unterschiede zwischen Menschen mit und ohne Sturzvorgeschichte (Downton et al. 1991).

Der Zusammenhang von haltungsbedingtem Schwanken und Stürzen wurde zuerst von Sheldon im Jahr 1963 entdeckt. Seine Stichprobe bestand aus Menschen, die zu Hause lebten, sowie aus BewohnerInnen von Pflegeheimen. Er beobachtete, daß einige dieser Menschen ihr Schwanken auch nicht mit Hilfe eines visuellen Feedbacks besser kontrollieren konnten, und kommentierte, daß die meisten bereits ein oder mehrere Male gestürzt waren. Interessant ist, daß der Unterschied zwischen Stichprobe und Kontrollgruppe im Test mit geöffneten Augen (bei dem die TeilnehmerInnen durch ein visuelles Feedback versuchen, ihr Schwanken besser unter Kontrolle zu bekommen) besonders gravierend war.

Da Stürze und Gleichgewichtsstörungen bei alten Menschen verbreitet sind und das haltungsbedingte Schwanken mit zunehmendem Alter und körperlicher Einschränkung zunimmt, wird angenommen, daß sich diese beiden Faktoren gegenseitig bedingen. Diese enge Verbindung zwischen symptomatischen Gleichgewichtsstörungen und objektiven Messungen des Gleichgewichts ist jedoch nicht nachgewiesen, die Ursachen sind unbekannt. Das Beweismaterial ist begrenzt, nicht überzeugend und oft widersprüchlich. Wegen der Komplexität der Mechanismen, die das Gleichgewicht steuern, und der großen Anzahl von Faktoren, die mit Gleichgewichtsstörungen im landläufigen Sinn zusammenhängen, ist diese Unsicherheit und Ungenauigkeit nicht überraschend. Tatsächlich verursachen viele der angeblich begünstigenden Faktoren keinen Sturz, wenn nicht gleichzeitig auch die Gelegenheit dazu da ist.

Stürze kommen in jedem Lebensalter vor, relative Faktoren aber, wie Labilität und Gelegenheit, sind bei Menschen unterschiedlichen Alters und zu unterschiedlichen Zeiten verschieden. Auch bei alten Menschen ist ein guter Anteil der Stürze durch Stolpern oder Ausrutschen bedingt, wie es in jedem Alter passieren kann. Abnormitäten im Gleichgewichtskontrollsystem (die theoretisch durch Messungen des Gleichgewichtsvermögens gefunden werden können) haben lediglich Einfluß auf die Labilität, nicht aber auf die Gelegenheit zu stürzen.

Untersuchungen des Gleichgewichtsvermögens können nicht verläßlich zwischen symptomatischen und anderen Störungen differenzieren. Mit diesen Messungen können auch keine Stürze vorausgesagt werden, denn sie sind nicht präzise genug, um einen Anhaltspunkt für die Störung im System zu geben.

Es gibt nur wenig Informationen darüber, welche Rolle eine Intervention bei Menschen mit Gleichgewichtsstörungen spielt. Biofeedback gegen das Schwanken wurde bei Hemiplegikern verwendet, um die Stabilität beim Stehen wieder herzustellen (Shumway-Cook et al. 1988).

Für eine aussagekräftige Untersuchung des Gleichgewichtsvermögens wird eine ausführliche Beschreibung des physiologischen und pathologischen Zustands des/der Betroffenen benötigt, damit Zusammenhänge zwischen den Messungen und der Pathophysiologie gefunden werden können. Das statische Gleichgewicht ist sicher kein besonders nützlicher Parameter zur Untersuchung. Nützlicher ist die Untersuchung der Gleichgewichtsfähigkeit in Bewegung, durch ein Beobachten des Gangs oder durch Tests, die das statische Gleichgewicht belasten. Wenngleich diese Gebiete sehr komplex und schwierig zu quantifizieren sind, scheinen sie einen engen Bezug zu Gleichgewichtsstörungen zu haben (Wolfson et al. 1986).

In der Praxis können einfache Untersuchungen von Haltung und Gang nützliche Informationen über die Mechanismen zur Gleichgewichtsregulierung geben. Die Beobachtung der Gleichgewichtsfähigkeit im Stehen, ein Romberg-Test, die Reaktion auf einen Gleichgewichtsbelastungstest (z. B. einen leichten Stoß gegen den Oberkörper) und eine einfache Beurteilung der Mobilität (z. B. durch den "Steh-auf-und-geh"-Test) können Störungen aufzeigen und mit großer Sicherheit diejenigen abgrenzen, die ausgeprägte Gleichgewichtsprobleme haben.

5. Warum kommt es bei alten Menschen vermehrt zu Stürzen?

Es gibt wohl fast so viele Gründe für einen Sturz bei alten Menschen, wie es überhaupt Stürze gibt. Mögliche Ursachen dafür sind in fast allen Gebieten der Medizin zu finden und schließen auch physiologische Altersveränderungen, die jeweilige Umgebung (privat, öffentlich) und das Zusammenspiel zwischen internen und externen Faktoren mit ein. Viele Krankheiten, für die besonders alte Menschen anfällig sind, erhöhen das Sturzrisiko; altersabhängige Veränderungen im Körper bedeuten in Wirklichkeit oft, daß sich eine Krankheit entweder durch Stürze bemerkbar macht oder aber zu Stürzen führt.

Auswirkung altersbedingter Veränderungen auf die Sturzanfälligkeit

Alte Menschen sind in vielerlei Hinsicht anders als junge Menschen. Man kann verschiedene Charakteristika biologischer Strukturen und Abläufe beschreiben, die erwiesenermaßen anders sind als bei jüngeren Menschen, wobei diskutiert wird, ob dies "normale" Werte sind oder ob sie durch unerkannt gebliebene Krankheiten entstanden sind. Einige dieser Unterschiede wirken sich auf den Gleichgewichtssinn und die Sturzanfälligkeit aus und können bis zu einem gewissen Grad die größere Unsicherheit und Sturzanfälligkeit alter Menschen erklären. Der Alterungsprozeß der verschiedenen Organsysteme, die zur Erhaltung des Gleichgewichts beitragen (siehe Kapitel 4), könnte theoretisch eine Erklärung für die mit dem Alter zunehmende Instabilität geben.

Neurologische Veränderungen

Es ist schwierig, altersbedingte neurologische Veränderungen in Umfang und Art zu beschreiben. Strukturelle und funktionale Veränderungen, die bei alten, nicht aber bei jungen Menschen gefunden werden, können sowohl physiologischer als auch pathologischer Art sein. Allerdings gibt es bei alternden Menschen eine solche Vielfalt struktureller und funktionaler Veränderungen, daß selbst bei Ausschluß jeglicher Krankheit kaum behauptet werden kann, es gäbe zwangsläufig Altersveränderungen. Die Mehrzahl der Untersuchungen altersbedingter neurologischer Veränderungen wurden aus einem Querschnitt dieser Altersgruppe und nicht aus umfassenden Studien gewonnen, so daß sie eher einen Kohorteneffekt darstellen, nicht aber die tatsächliche, absolute Zahl. Da mit dem Alter auch neurologische Störungen zunehmen und manche davon bei fast der Hälfte aller 75jährigen vorkommen (Broe et al. 1976), ergibt sich bei Untersuchungen altersbedingter neurologischer Veränderungen eine weitere Schwierigkeit, nämlich, Testpersonen ohne eine entsprechende Störung zu finden. Auch stehen nur wenig Informationen über die wechselseitige Beziehung zwischen strukturellen und funktionalen Veränderungen zur Verfügung, obwohl sich einige Studien mit dem Zusammenhang zwischen beiden befaßten. Zum Beispiel zeigte sich bei der Autopsie von Gehirngewebe einer verstorbenen Testperson mit Demenz, daß die gefundene Menge an Plaques und Neurofibrillenknäueln mit den Messungen der kognitiven Fähigkeiten vor dem Tod zusammenhingen (Blessed et al. 1968).

Zweifelsohne gibt es bestimmte strukturelle Veränderungen im Alter, wie ein verändertes Blutbild, mehr Bindegewebe, eine Ansammlung von Lipofuszin und dergleichen mehr. Es gibt auch Hinweise auf eine reduzierte Nervenübertragungsgeschwindigkeit (Dorfman und Bosley 1979). Allerdings steht fest, daß die Reaktionszeit (abhängig von der Nervenübertragungsgeschwindigkeit) weniger vom Alter als vom Maß der Übung bestimmt wird.

Systeme, die in kontinuierlichem Gebrauch sind, wie z. B. der Sprechapparat, zeigen eine weit geringere altersbedingte Veränderung der Reaktionsgeschwindigkeit als Systeme, deren Gebrauch mit zunehmendem Alter abnimmt, wie z. B. die Muskeln des Bewegungsapparats. Dies weist darauf hin, daß die Abnahme der Reaktionsgeschwindigkeit eine Art "Atrophie durch Nichtgebrauch" darstellt (Nebes 1978).

Bestimmte abnorme neurologische Befunde (Atrophie der Handmuskeln, gebeugte Haltung, Gangstörungen, Zittern, Sensibilitätsstörungen, unwillkürliche Bewegungen der unteren Gliedmaßen und Pupillen mit Adaptionsstörungen) wurden als Alterserscheinungen und nicht als Krankheitssymptome bezeichnet (Prakash/Stern 1973).

Da diese abweichenden Befunde bei der Aufnahme in geriatrische Krankenhausabteilungen beobachtet wurden, müssen die Testpersonen eindeutig als krank bezeichnet werden. Das beschriebene altersbedingte Fehlen des Achillessehnenreflexes könnte aber eher an der Untersuchungstechnik als an einem wirklichen Fehlen des Reflexes liegen (Impallomeni et al. 1984).

Ein häufiges Untersuchungsergebnis war der Verlust der Pallästhesie der unteren Gliedmaßen. Allerdings wird die Vibrationsempfindung nicht auf einem spezifischen Weg weitertransportiert. Wahrscheinlich wird sie sowohl in den dorsalen Fasern als auch im Tractus spinothalamicus (vom Rückenmark zum Thalamus) geleitet und bilateral im Thalamus aufgenommen, wobei der Zusammenhang mit den Propriorezeptoren noch nicht geklärt ist. Die Beurteilung der Propriorezeptoren ist, speziell bei alten Menschen, nicht einfach, und veröffentlichte Ergebnisse sind widersprüchlich. Insgesamt scheint es jedoch bei den betroffenen Personen keine kontinuierliche Verbindung zwischen einer Beeinträchtigung der Propriorezeptoren und einer Pallästhesie zu geben (MacLennan et al. 1980), noch scheint ein Zusammenhang zwischen beeinträchtigten Propriorezeptoren, Lebensalter oder einer Vorgeschichte von Stürzen zu bestehen (Brocklehurst et al. 1982). Allerdings gibt es einen Zusammenhang zwischen zunehmendem Alter, fehlenden Achillessehnenreflexen und Pallästhesie, was auf eine Störung der Vibrationsempfindung durch periphere Nervendegeneration und nicht durch eine Schädigung der dorsalen Fasern hinweist (Maclennan et al. 1980).

Sorgfältig durchgeführte Untersuchungen altersbedingter neurologischer Veränderungen (soweit möglich mit Personen ohne neurologische Erkrankungen) zeigten nur wenig übereinstimmende Funktionsbeeinträchtigungen und wiesen darauf hin, daß die vorhandenen Veränderungen wohl durch Nichtgebrauchsatrophien verursacht worden waren (De Vries et al. 1985). Der Versuch, die Fallneigung alter Menschen neurologischen Altersveränderungen zuzuschreiben, ist ein bestechender Gedanke, doch weisen Untersuchungsergebnisse darauf hin, daß statt "physiologischer" Altersveränderungen eher neurologische Erkrankungen für Stürze im Alter verantwortlich sind.

Alterserscheinungen des Auges

Viele der Spezifika am Auge des alten Menschen sind physiologische Veränderungen, da sie nur im Alter beobachtet werden. Die Linse wird mit zunehmendem Lebensalter dicker und dadurch weniger elastisch. Das Nahsehen wird schwieriger (Presbyopie). Dazu kommt, daß die Linse eintrübt und weniger lichtdurchlässig wird, was eine Verminderung der einfallenden Lichtmenge zum Ergebnis hat. Die Pupille wird immer kleiner, die Fähigkeit zur Konstriktion als Reaktion auf Licht bleibt aber erhalten. Die Adaptionsfähigkeit verringert sich mit zunehmendem Alter, zum Teil durch Veränderungen von Pupille und Linse, aber auch durch Retinaveränderungen. Dies ist besonders wichtig, da die Sicht bei niedriger Lichtintensität sehr eingeschränkt ist.

Ergebnisse repräsentativer Querschnittsuntersuchungen zeigen ein Abnehmen der Sehschärfe mit dem Alter, wobei ausgedehnte Studien darauf schließen lassen, daß dies keine allgemeine Verschlechterung, sondern auf Kataraktentwicklung und andere Augenerkrankungen zurückzuführen ist (Mine 1979). Daraus folgt, daß pathologische Veränderungen häufiger die Ursache für eine altersbedingte Sehminderung sind als unmittelbar mit dem Alterungsprozeß zusammenhängende physiologische Veränderungen. Die verbreitetsten Ursachen visueller Behinderung nehmen mit steigendem Alter zu. Katarakt, Glaukom und altersbedingte Makuladegeneration führen jeweils zu schweren funktionellen Sehstörungen der Betroffenen. Zusätzlich können arterielle zerebrale Durchblutungsstörungen Sehfeldstörungen hervorrufen, Diabetes und Hypertonie ihren Tribut bei alten Menschen fordern.

Berichten alter Menschen zufolge nehmen Sehstörungen mit dem Alter zu (Gerson et al. 1989). Allerdings ist diese Selbstbeurteilung der Sehkraftveränderung innerhalb eines Zeitraums von fünf Jahren nicht unbedingt mit objektiven Messungen identisch (Milne 1979), eine Selbstbeurteilung der Sehkraft ist daher keine verläßliche Methode, um potentielle Probleme benennen zu können. Dazu wird eine Form von regelmäßiger Kontrolle benötigt.

Altersveränderungen des Vestibularapparats

Die Beurteilung der altersbedingten Veränderungen auf den Vestibularapparat ist schwierig, da Schäden oder Funktionseinschränkungen innerhalb des Systems kompensiert werden. Zwar nimmt die Fähigkeit, eine vestibulare Dysfunktion zu überdecken, mit zunehmendem Alter ab, doch wirkt dann die Sehkraft als ausgleichendes Element (Norre et al. 1987). Außerdem wird durch die Lage des Vestibularapparats innerhalb des Schläfenbeins eine anatomische Untersuchung erschwert.

Histologische Altersveränderungen wurden bei den primär afferenten Neuronen und den Haarzellen gefunden. Diese werden durch Veränderungen in konventionellen Vestibularfunktionstests bestätigt (Oosterfeld 1983). Das bedeutet jedoch nicht, daß alle Schwindelsymptome von Vestibulardysfunktionen verursacht werden. Schwindelgefühle sind eine verbreitete Beschwerde vieler alter Menschen. Die Ursachen dafür sind ungezählt. Störungen des Vestibularapparats sind jedoch nur für einen kleinen Teil dieser Beschwerden verantwortlich.

Altersbedingte Veränderungen von Gang, Haltung und Körpermotorik

Für eine detaillierte Beschreibung siehe Kapitel 4. – Zweifelsohne wird die Koordination der Körpermotorik mit zunehmendem Alter beeinträchtigt, wenn auch die Ursachen dafür eher "pathologisch" als "physiologisch" sind. Die Sturzneigung muß mit dem Nachlassen der Fähigkeit zur Koordination der Körpermotorik nicht unbedingt zunehmen, wenn durch das Schwanken der Schwerpunkt des Körpers nicht außerhalb der Standfläche gerät. Und selbst dann könnte das Gleichgewicht, mit ausreichend korrigierenden Haltungsänderungen zur Kompensation des Schwankens, gehalten werden. Die wenigsten alten Menschen stürzen aus dem Stand (mit Ausnahme aufgrund einiger klar definierter pathologischer Ursachen, wie z. B. Bewußtseinsverlust oder Orthostatischer Hypotonus). Die Relevanz der Körpermotorik in bezug auf Stürze bleibt unklar.

Mit der altersbedingten Abnahme der Koordinationsfähigkeit der Körpermotorik wird ein Versagen kompensierender Mechanismen als Teil des allgemeinen Verlusts einer funktionellen Reserve angezeigt, der für den Alterungsprozeß typisch ist. Die Fähigkeit, auf Streß zu reagieren, nimmt ab, wobei die Funktion selbst in streßfreien Situationen angemessen bleibt. Das Versagen kompensierender Mechanismen zur Erhaltung des Gleichgewichts rührt wahrscheinlich von der langsameren Erregungsleitung innerhalb des Erregungsleitungskreises her, der das Gleichgewicht steuert. Während die Nachricht von den Propriorezeptoren zur zentralen Steuerung (Kleinhirn) gelangt, geht die "aus dem Gleichgewicht bringende" Bewegung weiter und wird sehr viel ausgeprägter, als dies bei schnellerer Transmission der Fall wäre. Da auch die Nachrichtenleitung zurück zu den haltungskorrigierenden Muskeln langsamer ist, kann die zur Haltungskorrektur benötigte Bewegung weniger gut eingeschätzt werden. Dadurch wird über- oder unterkorrigiert, und ein weiterer Gleichgewichtsverlust entsteht. Die Verlangsamung der Reaktionszeiten ist jedoch eher durch die allgemein größere Inaktivität als durch eine altersbedingte Veränderung bedingt (Spirduso 1975).

Da sich der Schwerpunkt des Körpers während eines Bewegungsablaufs in einem viel größeren Maß über die Standfläche hinaus bewegt als im Stehen, ist die Wahrscheinlichkeit einer nicht ausbalancierten Bewegung und deren ungenauer Korrektur größer. Deshalb passieren Stürze sehr viel häufiger während eines Bewegungsablaufs als in Ruhestellung. Die Fähigkeit, eine schlecht ausbalancierte Bewegung zu korrigieren, ist bei alten Menschen, und speziell bei gebrechlichen alten Menschen, die zudem eine Vorgeschichte von Stürzen haben, beeinträchtigt. Im Vergleich zu jungen Testpersonen sind synergetische Muskelbewegungen zur Korrektur der Bewegung eher verzögert und unvollständig (Wolfson et al. 1986). Wird das Schwanken als Reaktion auf die Veränderung des Körperschwerpunktes gemessen, sind die Unterschiede zwischen den verschiedenen Altersgruppen sehr viel eindrücklicher (Maki et al. 1990).

Da bei älteren Testpersonen häufig Funktionsstörungen der peripheren Nerven gefunden werden, läßt dies schließen, daß die Propriorezeptoren bei vielen alten Menschen nicht mehr voll funktionsfähig sind und sie sich deshalb mehr auf ihre Sehkraft denn auf ihre Eigenreflexe (periphere Nervenbahnen) verlassen müssen, um ihr Gleichgewicht halten zu können. Die Reaktion auf einen gemeldeten visuellen Eindruck braucht allerdings wesentlich länger als ein Eigenreflex (150 ms gegenüber 100 ms), und damit wird die zur Korrektur eines Gleichgewichtsverlusts benötigte Zeit ebenfalls verlängert. Zusätzlich werden Eigenreflexe zur akuten Gegensteuerung bei einem plötzlichen Sturz benötigt. Einmal aus dem Gleichgewicht gebracht, ist die bei alten Menschen verminderte Funktionsfähigkeit der Reflexe die Ursache dafür, daß das Gleichgewicht nicht so schnell wieder hergestellt werden kann.

Gangveränderungen bei alten Menschen, wie in Kapitel 4 beschrieben, sollten eigentlich nicht zu einer höheren Sturzneigung führen, sondern die Stabilität bis zu einem gewissen Grad verbessern. Eine Einschränkung der Hüftrotation und Kniebeugung während der Schwingphase bewirkt, daß der Fuß in dieser Phase nicht hoch genug angehoben wird. Dies kann unter anderem ein Grund für eine erhöhte Stolperneigung sein. Liegen aber nicht zusätzlich pathologische Veränderungen vor, führen diese altersbedingten Einschränkungen kaum zu einem größeren Sturzrisiko, jedoch zum Teil zu beträchtlichen Problemen im Alltag, wie z. B. beim Überqueren der Straße mit zu kurz geschalteter Fußgängerampel (Nelson et al. 1991). Die Veränderung des Gangs und das daraus resultierende Stolpern bedeuten ebenfalls einen Risikofaktor für Stürze (Teno et al. 1990).

Wird der Gang alter Menschen mit einer Vorgeschichte von mehreren Stürzen analysiert und mit der Kontrollgruppe verglichen, zeigen sich bei einigen Aspekten gravierende Unterschiede (Wolfson et al. 1990). Idiopathische Veränderungen des Gangs bei alten Menschen mit stetigen Gangveränderungen, die pathologisch nicht erklärbar sind, scheinen eine klinische Realität zu sein (Hogan et al. 1987). Jedoch wird dadurch die Wahrscheinlichkeit eines Sturzes nicht größer, da der prozentuale Anteil der Stürze einer Kontrollgruppe mit einem Durchschnittsalter von 80 Jahren ebenso hoch wäre wie bei einer gleichaltrigen Gruppe von Testpersonen mit Gangveränderungen und einer Vorgeschichte von Stürzen. Viele der Testpersonen mit verändertem Gang haben versteckte pathologische Ursachen (Sudarsky/Ronthal 1983). Mögliche Ursachen einer Gangveränderung können z. B. metabolischer oder neurologischer Art oder durch Herz-Kreislauf- oder Gefäßerkrankungen bedingt sein.

Dysfunktion des Autonomen Nervensystems und Orthostatischer Hypotonus

Funktionsstörungen des Autonomen Nervensystems treten bei alten Menschen häufiger auf als bei jungen (Smit/Fasler 1983). Oft nehmen sie die Form eines Orthostatischen Hypotonus an, auch wenn nicht jeder Orthostatische Hypotonus eine Neuropathie des Autonomen Nervensystems zur Ursache hat. Obwohl nur wenig über die altersbedingten Veränderungen des Autonomen Nervensystems bekannt ist, scheint es beim gesunden Menschen mit zunehmendem Alter einen gewissen Abbau des autonomen Nervengeflechts zu geben (Collins et al. 1980).

Die Stabilität des Blutdrucks im Stehen hängt vom effektiven Funktionieren der Barorezeptoren, vom Vasomotorischen Zentrum im Stammhirn, vom Myokard und von den Blutgefäßen ab. Ist nur einer dieser Faktoren krankhaft verändert, kann es zu einem Orthostatischen Hypotonus kommen. Es ist erwiesen, daß zwischen neurologischer Erkrankung und Orthostatischem Hypotonus ein Zusammenhang besteht, besonders bei einer Neuropathie des Autonomen Nervensystems, bei Parkinsonscher Krankheit und bei dem Shy-Drager-Syndrom. Dieser Zusammenhang kann jedoch auch bei Apoplexie, diffuser Arteriosklerose und Verletzungen des Rückenmarks bestehen. Allerdings gibt es neben dem Abbau des Autonomen Nervensystems auch altersbedingte Veränderungen, die das Risiko eines Orthostatischen Hypotonus erhöhen, da Hinweise auf eine Dysfunktion des Autonomen Nervensystems fehlen. Dies kann auf einem Verlust der Dehnungsfähigkeit großer Gefäße aufgrund arteriosklerotischer Veränderungen beruhen (Robins et al. 1983).

Viele alte Menschen haben im Stehen einen bedeutenden Blutdruckabfall. Etwa 20 % der über 65jährigen haben einen orthostatischen Blutdruckabfall von 20 mmHg oder mehr (Caird et al. 1973).

Der genaue Mechanismus dieses Abfalls ist nicht bekannt und hängt wahrscheinlich von mehreren Faktoren ab. Mögliche Faktoren können die verminderte Sensibilität der Barorezeptoren (Gribbin et al. 1971), ausgedehnte Venenaussackungen (Caird et al. 1973) und die Dysfunktion des Autonomen Nervensystems sein. Dazuhin sind alte Menschen anfälliger für postprandialen Hypertonus (Lipsitz et al. 1983). Bei alten Menschen mit Barorezeptorenschwäche kann ein Versagen der zerebralen Autoregulation eintreten (Wollner et al. 1979), das die Wahrscheinlichkeit einer Symptomatik bei Blutdruckabfall erhöht.

Allerdings leiden weder alle Menschen an Schwindelgefühlen, die im Stehen einen Blutdruckabfall bekommen, noch läßt sich dies umkehren. Es ist wohl so, daß Menschen mit symptomfreiem Blutdruckabfall eine wirksamere zerebrale Autoregulation haben. Auch können Symptome einer zerebralen Minderdurchblutung bei Orthostatischem Hypotonus vom allgemeinen Gesundheitszustand, vom Flüssigkeitshaushalt und eventuell unterschwellig vorhandenen Krankheiten abhängen.

Der Zusammenhang zwischen Orthostatischem Hypotonus und einem Sturz erscheint logisch, ist jedoch schwer zu beweisen, falls nicht zum Zeitpunkt des Sturzes eine Blutdrucküberwachung erfolgte. Die Demonstration eines Blutdruckabfalls im Stehen, begleitet von Schwindelgefühlen, bei einer Person mit einer Vorgeschichte von Stürzen soll Ursache und Auswirkung aufzeigen, doch kann dies nur eine Hypothese sein, falls der Hypotonus nicht derart ausgeprägt ist, daß ein Verlust des Bewußtseins erfolgt. Auch wo Beweise für die Dysfunktion des Autonomen Nervensystems gesucht wurden (z. B. die Untersuchung der Pulsfrequenz beim Bücken), wurden keine bedeutsamen Unterschiede zwischen der gesunden Kontrollgruppe und den Betroffenen, die zusätzlich an internistischen und neurologischen Störungen litten (Kirshen et al. 1984), gefunden.

Fallbeispiel

Ein 69jähriger Mann wurde wegen wiederholter Ohnmachtsanfälle als Notfall ins Krankenhaus eingeliefert. Er hatte keinerlei Symptome und war vorher gesund gewesen. Der einzige Befund war ein ausgeprägter Orthostatischer Hypotonus. Der aufnehmende Arzt war irritiert und zog verschiedenste seltene neurologische Syndrome in Betracht, zu deren Symptomatik ein Orthostatischer Hypotonus gehört. Das Rätsel löste sich zwei Stunden später, als der Patient eine große Menge Teerstuhl absetzte.

Alterungsprozeß der Skelettmuskeln

Die Gesamtmuskelmasse nimmt mit zunehmendem Alter ab, wobei die meisten Untersuchungen repräsentative Querschnitte sind und die Auswirkungen von Ernährung und Lebensweise auf eine Kohorte von Bedeutung sein können. Die Reduzierung der Muskelmasse ist bei Männern größer als bei Frauen und hängt mit der Reduzierung der Anzahl der einzelnen Muskelfasern zusammen. Auch die Sauerstoffaufnahmekapazität verringert sich mit dem Alter, doch ist dies eher Veränderungen im Herz-Kreislauf-System zuzuschreiben (Abnahme der maximalen Pulsfrequenz, eingeschränkte Kontraktionsfähigkeit des Myokard, Versteifung größerer Gefäße) denn Veränderungen am Muskel selbst.

Die tatsächlich gefundenen Muskelveränderungen hängen zumindest zum Teil mit dem Maß an Aktivität verschiedener Altersstufen zusammen. Muskeln, die aktiv bleiben, wie z. B. das Diaphragma und die Muskeln der Stimmbänder, weisen weniger altersabhängige Veränderungen auf. Körperlich aktive alte Menschen sind beweglicher als alte Menschen, die körperlich inaktiv sind (Rickli/Busch 1986). Übung kann die Muskelkraft verbessern, selbst bei "alterslosen" Menschen (Fiatarone et al. 1990).

Obwohl Veränderungen der Muskelkraft mehr mit dem Grad der körperlichen Aktivität als mit dem Alterungsprozeß an sich zusammenhängen, haben viele alte Menschen eine Art Muskelschwäche, besonders in den unteren Gliedmaßen, die so geprägt ist, daß sie einen Effekt auf Stabilität und Gang hat. Außerdem ist eine Muskelschwäche der unteren Gliedmaßen ein großer Risikofaktor für Stürze (Whipple et al. 1987).

Osteoarthrose ist so verbreitet, daß sie als altersbedingt und beinahe physiologisch betrachtet werden kann. Der Alterungsprozeß des Knorpelgewebes führt zu einer Reduzierung der Zellzahl, einer Abnahme des Metabolismus der Knorpelzellen und einer langsamen Abnahme des Wassergehalts im Knorpelgewebe. Dies bedeutet eine Verringerung der Widerstandsfähigkeit und Elastizität des Knorpels, was mit der Zeit zu einer Fibrinolyse und dem Verschwinden des Knorpelgewebes in den Gelenkskapseln führt. Das zieht wiederum Veränderungen im Knochen nach sich, wie die Entstehung von Osteophyten, welche oftmals zu verringerter Bewegungsfähigkeit des Gelenks führen und bei Bewegung Schmerz auslösen.

Osteoarthrose der unteren Gliedmaßen und der Wirbelsäule kann sowohl Gang als auch Gleichgewicht beeinflussen. Hüftarthrose führt zu Steifheit und Einschränkung der Hüftbewegungen und einem "Entengang". Arthrose der Knie ist schmerzhaft und läßt nur eine steife Bewegung zu. Betroffene haben das Gefühl, daß ihr Kniegelenk nicht mehr stabil ist und nachgibt. Auch dies erhöht das Sturzrisiko. Gelenkschmerzen und -versteifung führen zu Muskelschwäche und damit zu noch größerer Instabilität.

Die bei alten Menschen recht verbreitete degenerative Erkrankung der Wirbelsäule verursacht an zwei Stellen Probleme: Cervicalspondylarthrose kann sich auf die Funktionsfähigkeit der Propriorezeptoren auswirken, durch cervikale Myelopathie Gangstörungen erzeugen und in seltenen Fällen die Blutzufuhr über die Vertebralarterien zum Stammhirn beeinflussen. Durch Nerven- oder Nervenwurzelkompression in der Lendenwirbelsäule können eine Bewegungseinschränkung, ein Schwächegefühl in den unteren Gliedmaßen und Schmerz entstehen. Alle diese Beeinträchtigungen führen zu erhöhter Instabilität und somit zu größerer Sturzgefahr.

Krankheiten mit Sturzsymptomatik

Jede akute Krankheit kann einen Sturz auslösen, die Wahrscheinlichkeit dafür ist je nach Krankheit unterschiedlich. Ein Sturz ist ein verbreitetes unspezifisches Symptom einer Krankheit im Alter.

Manchmal ist es hilfreich, Stürze in zwei Kategorien einzuteilen, nämlich in Stürze mit und ohne Verlust des Bewußtseins, obwohl sich die beiden Kategorien zum Teil auch überschneiden. Im allgemeinen können Krankheiten, bei denen ein Sturz mit dem Verlust des Bewußtseins zusammenhängt, auf eine kleine Gruppe eingegrenzt werden. Allerdings kann es manchmal überaus schwierig sein, bei einer älteren Person die Ursache für den Verlust des Bewußtseins zu finden. Dieses Thema wird jedoch in Kapitel 6 ausführlicher behandelt. Die Aufzählung der im folgenden Abschnitt beschriebenen Krankheiten ist keinesfalls vollständig, doch sind die häufigsten und wichtigsten Krankeiten, die Stürze verursachen können, enthalten.

Epilepsie

Epilepsie ist eine Diagnose, die zum Großteil von der Anamnese abhängig ist. Da die betreffende Person während eines Anfalls jedoch bewußtlos sein kann, ist sie nicht immer in der Lage, eine genaue Schilderung des Ablaufs zu geben. Wenn es also, wie bei alten Menschen oft der Fall, keine Zeugen gibt, bleibt die Anamnese unvollständig. Differentialdiagnostisch gibt es für Bewußtseinsverluste bei alten Menschen eine große Bandbreite. Zum Beispiel kann eine zerebrale Anoxie einen Krampfanfall auslösen. Dies bedeutet, daß die Diagnose "Epilepsie" bei alten Menschen besonders schwierig ist. Selbst wenn Synkopen von ausgebildetem Personal beobachtet wurden, bleiben ungefähr ein Drittel davon ungeklärt (Lipsitz et al. 1985).

Auch wenn Untersuchungen Krampfanfälle als Ursache für die Sturzneigung alter Menschen ausschließen wollen, ist es gut möglich, daß sich ein alter Mensch zwar an den Sturz erinnert, an einen Anfall jedoch keine Erinnerung mehr hat, oder daß Angehörige berichten, die betreffende Person auf dem Boden gefunden zu haben, und angenommen wird, es liege ein "normaler" Sturz vor. Aus diesen Gründen ist es schwierig festzustellen, welche Stürze tatsächlich durch Epilepsie verursacht wurden.

Das Ergebnis einer Untersuchung, die sich mit dem Thema "Bewußtseinsverlust" einer Population alter Menschen in einem Pflegeheim befaßte, zeigt, daß innerhalb eines Jahres 7 % der BewohnerInnen eine Synkope hatten und daß von diesen 7 % wiederum nur bei 4 %, also einem minimalen Anteil der untersuchten Gruppe, der Synkope ein epileptischer Anfall vorausging. BewohnerInnen, bei denen Epilepsie bereits diagnostiziert war, nahmen nicht an der Untersuchung teil (Lipitz et al. 1985). Da 50 % dieser Gruppe von sehr alten, gebrechlichen Menschen (Durchschnittsalter 87 Jahre) einmal im Jahr zu Fall kommt, ist die Epilepsie als Ursache nur von sehr geringer Bedeutung.

Neuere Untersuchungen über die Verbreitung von Epilepsie zeigen, daß diese bei Menschen über 60 verbreiteter ist als im Bevölkerungsdurchschnitt. 12 von 1.000 alten Menschen haben Epilepsie, verglichen mit 9 von 1.000 der gesamten Bevölkerung. Dieser Anteil steigt mit zunehmendem Alter. Auch der Anteil tatsächlicher Anfälle steigt mit zunehmendem Lebensalter und liegt für die über 60jährigen bei 76 von 100.000 und bei den über 80jährigen bei 159 von 100.000, verglichen mit 69 von 100.000 als Bevölkerungsdurchschnitt (Tallis et al. 1991). Vergleicht man diese Zahlen mit der Statistik für Stürze, wird deutlich, daß Epilepsie nur für einen geringen Anteil der Stürze verantwortlich ist.

Parkinsonsche Krankheit

Menschen, die an der Parkinsonschen Krankheit leiden, kommen mit großer Regelmäßigkeit zu Fall. Typische Gangveränderungen (vornübergebeugte Haltung, Festination, Schlurfen) dienen zum Teil als Erklärung für die Sturzneigung der Betroffenen. Allerdings kann auch eine spezifische Veränderung der Eigenreflexe und der gleichgewichtskorrigierenden Bewegungen festgestellt werden, die ein Teil der Krankheit sind. Manche Menschen entwickeln diese Symptomatik, bevor die typischen Parkinsonschen Symptome wie Steifheit, Bradykinesie und Tremor auftreten (Klawans/Topel 1974). Ein weiterer Faktor, der bei Menschen mit Parkinsonscher Krankheit zu Stürzen beiträgt, ist der Orthostatische Hypotonus, verursacht entweder durch eine Neuropathie des Autonomen Nervensystems oder durch die blutdrucksenkende Wirkung der Medikamente zur Behandlung des Parkinsonismus (am häufigsten eine Kombination der beiden).

Fallbeispiel

Eine 72jährige Frau, die seit etwa 5 Jahren an Parkinsonscher Krankheit litt, wurde wegen ihrer kontinuierlichen Sturzneigung zur Untersuchung überwiesen. Ihre Medikation war auf eine kleine Menge Levodopa in Kombination mit einem Decarboxylasehemmer eingestellt, dazu nahm sie ein Anticholinergikum und außerdem ein Thiazid zur Ausschwemmung von Knöchelödemen. Als Schlafmittel nahm sie einen Benzodiazepin-Tranquilizer (Nitrazepam). Bei der Untersuchung hatte sie eine ausgeprägte Bradykinesie, einen Rigor sowie einen Orthostatischen Blutdruckabfall vom 40 mmHg, verbunden mit Schwindelgefühlen. Das Anticholinergikum wurde langsam ausgeschlichen und abgesetzt, das Levodopakombinationspräparat langsam erhöht und das Diuretikum ebenfalls abgesetzt. Zwar hatte sie weiterhin einen milden Orthostatischen Hypotonus, doch konnte dieser, wie auch ihr Knöchelödem, mit Kompressionsstrümpfen behandelt werden. Ihre Beweglichkeit und Unabhängigkeit nahmen zu, dabei nahm die Häufigkeit ihrer Stürze drastisch ab.

Zerebrale Arteriosklerose

Viele Untersuchungen ergeben immer wieder, daß Apoplexie ein Risikofaktor für Stürze ist. Dies trifft sowohl für diejenigen mit irreparabler Hemiparese als auch für diejenigen mit reparabler neurologischer Symptomatik zu. Damit ist Sturzneigung nicht nur bei offensichtlichen neurologischen Einschränkungen gegeben. Weniger einschneidende, durch einen Apoplex verursachte neurologische Störungen beeinträchtigen die Fähigkeit, das Gleichgewicht zu halten, auf eine Art und Weise, die noch nicht voll verstanden wird. Wo eine offensichtliche Muskelschwäche oder Empfindungsstörung der betroffenen Gliedmaßen vorliegt, ist häufig der Gang in Mitleidenschaft gezogen und eine Sturzanfälligkeit wahrscheinlich. Jegliche Unaufmerksamkeit wird unweigerlich zum Stolpern oder Anstoßen führen. Ist der Parietallappen betroffen, kann es beim Planen und Ausführen komplizierter Vorgänge zu Schwierigkeiten kommen. Während dieser Aktivitäten vergrößert sich das Sturzrisiko. Eine Schädigung des Frontallappens kann zu einer Veränderung des Einschätzungsvermögens führen und damit zu risikoreichen Handlungen. Schäden am Stammhirn und Cerebellum beeinträchtigen das Gleichgewichtsvermögen. Alle diese Faktoren tragen zu einem erhöhten Sturzrisiko für Menschen mit zerebraler Arteriosklerose bei.

Periphere Neuropathien

Der Informationsfluß von den Propriorezeptoren über die peripheren Nerven ist eine wichtige Funktion zur Erhaltung der Gleichgewichtsfähigkeit. Bei Menschen mit einer peripheren sensorischen Nervendegeneration (periphere sensorische Neuropathien) hat dies einen Einfluß auf den Erregungsleitungskreis, der das Gleichgewicht steuert. Es gibt selten größere Beeinträchtigungen, wenn nicht zusätzliche sensorische Einbußen, wie z. B. eine Verminderung der Sehfähigkeit, vorhanden sind. Periphere motorische Neuropathien, die eine Schwäche der unteren Gliedmaßen verursachen, können eine Auswirkung auf die efferente Schleife des Erregungsleitungskreises haben und damit auf die Steuerung des Gleichgewichts.

Myopathien

Unabhängig von der Ursache erhöht eine Schwäche der unteren Gliedmaßen immer das Sturzrisiko. Die häufigste Form einer Muskelschwäche ist die der proximalen Myopathie. Die Muskelschwäche tritt also eher im Hüft- und Schulterbereich als in den distalen Muskeln auf. Dies verursacht Schwierigkeiten beim Aufstehen und macht oft eine watschelnde Gangart. Hier besteht vor allem bei den alltäglichen Verrichtungen ein Sturzrisiko, da die gebräuchlichsten Bewegungsabläufe verändert sind. Außerdem ist es nach einem Sturz oft schwierig, wieder auf die Beine zu kommen.

Die am meisten verbreiteten Ursachen für eine proximale Myopathie bei alten Menschen sind Osteomalazie, Polymyalgia rheumatica, Hyperkalzämie, Hypo- und Hyperthyreose, Polymyositis und Dermatomyositis. Das iatrogene Cushing-Syndrom (das sehr viel verbreiteter ist als der idiopathische Morbus Cushing oder das paraneoplastische ACTH-Syndrom) ist eine weitere erwiesene Ursache proximaler Muskelschwäche. Eine mehr allgemeine Schwäche kann die Auswirkung einer Elektrolytenverschiebung sein, wie z. B. Hyponatriämie und Hypokaliämie, die beide häufig durch eine Diuretikabehandlung ausgelöst werden.

Fallbeispiel
Eine 80jährige Frau wurde notfallmäßig ins Krankenhaus gebracht, nachdem sie die Nacht, einem Sturz folgend, auf dem Boden verbracht hatte. Sie berichtete, daß sie seit Monaten unter diffusen Schmerzen und einer Depression gelitten und beim Aufstehen vom Sitzen Schwierigkeiten gehabt hatte. Bei der Untersuchung wurden eine proximale Muskelschwäche festgestellt und Schmerzen beim Bewegen von Schultern und Hüften. Klinisch wurde eine Polymyalgia rheumatica diagnostiziert, die durch einen BSG-Wert von 98 mm nach einer Stunde bestätigt wurde. Die Behandlung mit Steroiden brachte innerhalb von 48 Stunden eine drastische Verbesserung. Während der folgenden 18 Monate stürzte die Frau nicht mehr.

Demenz

In einer Anzahl von Untersuchungen wurde gezeigt, daß das Sturzrisiko bei Menschen mit kognitiver Beeinträchtigung erhöht ist. Wenngleich dies zum Teil durch das fehlende Vermögen, die Gefahren des Umfeldes zu erkennen, und die mangelnde Bereitschaft, sich der ärztlichen Behandlung zu fügen und Empfehlungen zur verbesserten persönlichen Sicherheit zu achten, verursacht wird, deutet einiges darauf hin, daß Menschen mit Demenz, vielleicht durch eine Schädigung des zentralen Gleichgewichtsorgans, ein besonderes Problem mit der Erhaltung des Gleichgewichts haben. Alte demente Menschen, die auch verhaltensgestört sind, werden sehr wahrscheinlich mit Phenothiazinen oder anderen Sedativa und Tranquilizern behandelt, die ihre Instabilität und somit das Sturzrisiko noch erhöhen.

Spondylose im Bereich der Cervicalwirbel

Die meisten Menschen haben mit 70 oder 80 Jahren einen gewissen Grad an arthrotischen Veränderungen der Gelenke ihrer Halswirbelsäule. Allerdings hat nur ein kleiner Teil der alten Menschen Symptome, die auf diese Gelenksveränderungen zurückgeführt werden können. Es gibt vier Syndrome, die mit Spondylarthrose der Halswirbel in Verbindung gebracht werden können, drei davon beeinflussen das Sturzrisiko ausschlaggebend.

1. Ein Bandscheibenvorfall bei knochiger Überwachsung des benachbarten Wirbels kann die Halswirbelsäule komprimieren und zu einer fortschreitenden spastischen Parese führen, besonders bei Menschen mit einem angeborenen engen Wirbelkanal. Dies kann den Gang beeinträchtigen und zu einem Sturz führen.
2. Eine Nervenwurzelkompression durch laterale Protrusio der Bandscheibe oder durch Osteophyten verursacht Schmerzen oder sensorische Ausfälle in der von diesem Nerv versorgten oberen Gliedmaße, erhöht jedoch nicht das Sturzrisiko.
3. Die Gelenke der Halswirbelsäule haben viele Propriorezeptoren und können somit viele Informationen über die jeweilige Körperposition und die relative Position von Kopf und Rumpf zueinander liefern. Wo jedoch die Bewegung dieser Gelenke durch

arthrotische Veränderungen eingeschränkt ist, ist auch der Umfang der zur Verfügung stehenden Informationen von den Propriorezeptoren reduziert. Dies kann sich als Gefühl der Instabilität oder als Schwindelgefühl ausdrücken. Gibt es noch weitere sensorische Störungen, kann sich das Gleichgewichtsvermögen verringern und somit die Sturzgefahr erhöhen.
4. Die Wirbelarterien gehen durch die Querfortsatzlöcher der Halswirbel, biegen dann, nachdem sie den Atlas verlassen haben, scharf nach hinten ab und durch das große Hinterhauptsloch in den Schädel hinein. Danach fließen sie in Form der Basilararterie weiter. Äste der Vertebral- und der Basilararterien versorgen das Stammhirn. Bei manchen Menschen, die unter Cervicalspondylose leiden, komprimieren Osteophyten die Wirbelarterien und beeinträchtigen die Blutversorgung des Stammhirns, wenn extreme Bewegungen der Halswirbelsäule versucht werden. Ein Dreh- oder Lageschwindel kann entstehen, doch wird dieser fast ausnahmslos von anderen Stammhirnsymptomen wie Diplopie, Aphasie, beidseitigem Verlust des Sehvermögens, einseitiger Schwäche oder sensorischen Ausfällen begleitet. Das vage Schwindelgefühl und das Gefühl der Unsicherheit werden selten durch diese sogenannte vertebrobasiliäre Ausfallserscheinung verursacht, sondern eher durch die verminderte Informationsversorgung von den Propriorezeptoren der Halswirbelsäule.

Diabetes mellitus

Für Diabetiker gibt es unzählige potentielle Ursachen, die zu einem Sturz führen können, wie z. B. Hypoglykämie, verursacht durch zu hohe Zufuhr von Insulin oder oralen Antidiabetika, periphere oder autonome Neuropathien, Symptome, die von einer gleichzeitigen Koronarsklerose herrühren (wie Herzrhythmusstörungen oder Herzversagen), periphere venöse Erkrankungen und Schlaganfälle, visuelle Beeinträchtigung durch Retinopathia diabetica oder durch Katarakt. Das Problem bei der Beurteilung von Diabetikern ist oft nicht die Frage, was den Sturz verursacht hat, sondern welche der vielen möglichen Ursachen tatsächlich auslösend war.

Herzrhythmusstörungen

Es hat sich als schwierig erwiesen, die Rolle von Herzrhythmusstörungen bei Stürzen zu beurteilen. Fallbeispiele von alten Menschen, die schon ein- oder mehrmals gestürzt waren, zeigen, daß es Abnormitäten bei Langzeit-EKG-Untersuchungen gibt, die darauf hinweisen, daß Arrhythmien eine verbreitete Ursache von Stürzen sind (Gordon 1978). Allerdings beinhalten diese Studien nicht genügend Informationen, um einschätzen zu können, wie groß der Anteil der Stürze ist, die tatsächlich durch Arrhythmien verursacht werden.

Eine Untersuchung zeigte, daß die Anzahl von Unfällen (meist einfache Stürze) bei Personen mit intermittierenden Herzrhythmusstörungen etwa doppelt so hoch war wie in den Kontrollgruppen gleichen Alters und Geschlechts, wobei es keinen nennenswerten Anstieg bei der Anzahl der Frakturen gab (Nielsso/Abdon 1980).

In einer anderen Untersuchung stellte man anhand von Langzeit-EKGs fest, daß etwa ein Drittel der Patienten mit einer Schenkelhalsfraktur zuvor nicht diagnostizierte episodische Arrhythmien hatten (Abdon/Nielsson 1980). 16,5 % einer Gruppe alter Menschen hatten ernsthafte episodische Herzrhythmusstörungen, die häufiger bei Personen mit Symptomen, also Schwindelgefühlen bzw. Synkopen, auftraten. Diese Kontrollgruppe bestand aus Menschen gleichen Alters und Geschlechts sowie einer Gruppe von PatientInnen mit Verdacht auf Adam-Stokes-Krankheit (Abdon 1981).

Allerdings sind unsymptomatische Arrhythmien bei alten Menschen verbreitet (Rodrigues Dos Santos/Lye 1980). Es besteht bei Menschen, die unter Schwindelanfällen oder Synkopen leiden, kein unmittelbarer Zusammenhang zwischen Arrhythmien und den dabei erfahrenen Symptomen (Clarke et al. 1980). Bei einer Gruppe alter Menschen, die in einer Institution leben, ergab das Langzeit-EKG bei denjenigen, die einen oder mehrere Stürze hinter sich hatten, nicht mehr Arrhythmien wie bei BewohnerInnen, die nicht gestürzt waren (Rosado et al. 1989).

Zusammengefaßt bedeutet das, auch wenn Arrhythmien in manchen Fällen einen Sturz verursachen können, ist der Nachweis einer Arrhythmie (außer, sie wird während eines Sturzes aufgezeichnet) allein noch kein Beweis dafür, daß sie auch die Sturzursache war.

Fallbeispiel

Eine 76jährige Frau wurde wegen regelmäßig auftretender Ohnmachtsanfälle überwiesen. Diese waren während des vorausgehenden Jahres alle paar Monate einmal aufgetreten. Sie kam allein in die Sprechstunde, und ihr Bericht ergab keine offensichtlichen Anhaltspunkte für etwaige auslösende Faktoren. Obwohl sie von Zeit zu Zeit leichte Angina-pectoris-Anfälle hatte, war ihr Allgemeinzustand gut. Ein Langzeit-EKG zeigte gehäufte ventrikuläre Extrasystolen und vereinzelt Trigeminien, die ohne Symptome verliefen (sie hatte während dieser Zeit keinen Ohnmachtsanfall). Da es außer Herzrhythmusstörungen keine andere Erklärung für ihre Ohnmachtsanfälle gab, wurde ein Antiarrhythmikum angesetzt. Beim Nachfolgetermin berichtete sie, daß ihre Ohnmachtsanfälle unverändert eintraten. Ein weiteres Antiarrhythmikum wurde verordnet, jedoch ohne Erfolg. Beim vierten oder fünften Termin begleitete sie ihr Ehepartner, und als auch dieser über ihre Ohnmachtsanfälle befragt wurde, konnte er berichten, daß sie von einem stereotypen schmatzenden Geräusch eingeleitet wurden und ihnen eine über Stunden währende Müdigkeit und Verwirrung folgten. Durch die Behandlung mit einem Antiepileptikum konnten die Ohnmachtsanfälle der Frau vollständig gestoppt werden.

Karotissinussyndrom

Das Karotissinussyndrom kann aufgrund kurzfristiger zerebraler Durchblutungsstörungen Synkopen, Stürze und Schwindelanfälle auslösen. Durch Kompression des Karotissinus kommt es zu einer Überstimulierung der Barorezeptoren, was zu einer vorübergehenden Asystole und Vasodepression führt. Der Karotissinus reagiert mit zunehmendem Alter auf Druck empfindlicher. Dies kann für einen Teil der Stürze und Schwindelanfälle verantwortlich sein. 23 % aller PatientInnen, die zur Untersuchung von Stürzen, Schwindelanfällen und Synkopen überwiesen wurden, hatten ein Karotissinussyndrom und keine weitere auffindbare Ursache für ihre Symptome (Kenny/Traynor 1991).

Alte Menschen und ihr Umfeld

Das alte Menschen umgebende Umfeld ist wichtig für die Erhaltung ihrer Unabhängigkeit. Auch ist ihr Umfeld eine nicht zu vernachlässigende Ursache für Stürze, wenngleich die Differenzierung physischer und umfeldbedingter Ursachen für einen Sturz oft schwer ist. Ein Drittel bis die Hälfte aller Stürze, die mit einer Verletzung einhergingen, wurden ausschließlich oder hauptsächlich durch das unmittelbare Umfeld der Betroffenen verursacht (Morfitt 1983; Citron 1985), wobei diese Stürze nur einen geringen Teil der gesamten Anzahl ausmachten. Bei sehr alten Menschen ist der Anteil der umfeldbedingten Stürze jedoch geringer. Es überwiegen physische Sturzursachen. Umfeldbedingte Faktoren beginnen beim trivialen Stolpern über eine Unebenheit oder dem Ausrutschen auf vereistem Boden, doch führen alte Menschen auch aufregende Leben – es soll vorkommen, daß sie z. B. von Bullen gejagt werden, von Möbeln herunterstürzen und mit explodierenden Gasboilern durch die Luft fliegen ... (Clark 1968).

Das Sturzrisiko wird durch die Zusammenwirkung umfeldbedingter und physischer Faktoren weiter erhöht. Eine schlechte Beleuchtung z. B. wird bei einer Sehschwäche die Auswirkungen des schlechten Sehens verstärken (Cullinan et al. 1979). Müssen Treppen bewältigt werden, wirkt sich eine schlechte Beleuchtung durch Licht- und Schattenverhältnisse um so mehr aus (Archea 1985). Menschen mit Gehbehinderungen werden durch frei liegende Teppiche zusätzlich behindert.

Untersuchungen in Krankenhäusern, Altenwohn- und Altenpflegeheimen zeigen, wie wichtig ein großzügiger Personalschlüssel ist (Blake/Morfitt 1986). Allerdings wirkt sich eine schlechte personelle Besetzung günstig auf die Sturzstatistiken aus, da die Aktivitäten der Bewohner dadurch sehr eingeschränkt bleiben müssen (Morris/Isaacs 1980). Stürze im Krankenhaus werden manchmal mit dem dortigen Inventar in Zusammenhang gebracht, wie z. B. Nachtstühle und Bettgitter. Dies wird in Kapitel 8 eingehender beschrieben.

Auch hat sich gezeigt, daß es, zumindest bei Frauen, einen Zusammenhang zwischen der Umgebungstemperatur und dem Sturzrisiko gibt (Campbell et al. 1980), wobei dies nur bei dünnen und unterernährten Frauen beobachtet wurde (Bastow et al. 1983). Zweifelsohne erhöht eine Hypothermie das Sturzrisiko, da sie Auswirkungen auf das Bewußtsein und die Bewegungskoordination hat. Auch ein Sturz kann die Ursache einer Hypothermie sein, sollte die betroffene Person verletzt sein oder nicht mehr selbständig aufstehen können. Abgesehen von der möglichen Relation von Unterernährung, Hypothermie und Stürzen hat eine Mangelernährung keinen Einfluß auf die Häufigkeit von Stürzen. Alte Menschen, die mehrmals zu Hause gestürzt sind, zeigen im Vergleich zu einer Kontrollgruppe, die keine Stürze zu verzeichnen hat, keine Anzeichen einer schlechteren Ernährung (Downton/Andrews 1991).

Das Umfeld sowohl innerhalb als auch außerhalb des Hauses beherbergt eine Unzahl potentieller Gefahren für sturzgefährdete alte Menschen. Während eines normalen Tagesablaufs gibt es unendlich viele Möglichkeiten zum Stolpern, Rutschen, Straucheln und um das Gleichgewicht zu verlieren. Paradoxerweise setzen sich oft die alten Menschen mit der größten Durchhaltekraft dem größten Risiko aus, da sie sich bestimmte Aktivitäten weiterhin abverlangen – zumindest ist dies die Ansicht vieler professionell Pflegender und Pflegender Angehöriger. Alte Menschen gehen oft gerne Sturzrisiko ein, um ihre Unabhängigkeit und ihr Selbstwertgefühl nicht zu verlieren.

Sturzursachen und ihre Risikofaktoren sind vielfältig. Meist kann nicht eine isolierte Ursache für einen Sturz verantwortlich gemacht werden, sondern eine Kombination von Ursachen, einschließlich altersbedingter physiologischer Veränderungen und der Verbindung zwischen physiologischen und umfeldbedingten Faktoren. Daraus folgt, daß die Diagnose der Sturzursachen entsprechend kompliziert und schwierig ist. Trotzdem lohnt es sich, nach den jeweiligen Ursachen zu forschen, denn es gibt fast immer eine Möglichkeit, das Risiko für weitere Stürze zu mindern, sogar bei sehr gebrechlichen alten Menschen. Der diagnostische und therapeutische Nihilismus, der sich im Zusammenhang mit Stürzen oft breitmacht, ist unberechtigt und unverantwortlich.

6. Schwindel und Ohnmacht

Alte Menschen, die schon ein- oder mehrmals gestürzt sind, beschreiben oft, daß sie sich unmittelbar vor dem Sturz schwindelig gefühlt hätten. Mediziner schließen meist voreilig auf Drehschwindel und versuchen, mit zentraldämpfenden Substanzen wie Antihistaminika oder Neuroleptika Schwindelanfälle zu unterdrücken und damit auch weitere Stürze zu vermeiden. Dies ist jedoch eine jener Situationen, in denen sich die Terminologie von Laien und Medizinern unterscheidet.

Das Wort "Schwindel" ist nämlich ein sehr dehnbarer Begriff und hat für jeden alten Menschen eine etwas andere, individuelle Bedeutung, die sich nicht notwendigerweise mit dem deckt, was Ärzte darunter verstehen. Ähnlich wie bei dem Wort "Verdauungsproblem" hat das Wort "Schwindel" für verschiedene Menschen unterschiedliche Bedeutung. Klagt jemand über Schwindelgefühle, so kann das eine Großzahl von verschiedensten subjektiven Empfindungen sein, was sich auch in der Vielfalt der Synonyme zeigt:

wirr	Ataxie
verwirrt	Vertigo
taumelig	Dysäquilibrium
benommen/berauscht	Schwächeanfall
driftend	Gleichgewichtsstörung
dahintreibend	Betäubtheit
duselig	Verstörung
konfus/"ich war ganz daneben"	

Dies ist gewiß keine vollständige Liste, außerdem unterscheiden sich die Begriffe je nach geographischer Region. Finnische PatientInnen erklärten ihre Schwindelgefühle in einer Untersuchung folgendermaßen: ein Flimmern vor den Augen haben, taumeln, das Gleichgewicht verlieren, das Gefühl haben zu fallen, eine Schwere oder gar ein Durcheinander im Kopf spüren, Ohrensausen haben (Orma/Koskenoja 1957a). Häufig beschreiben PatientInnen, die an Schwindelanfällen leiden, mehr als nur ein Symptom.

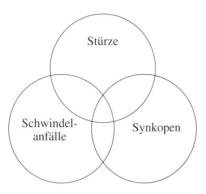

Abb. 21: Überschneidung von Stürzen, Schwindelanfällen und Synkopen

Ein Bewußtseinsverlust kann eines der Symptome bei Schwindelanfällen sein, was dem medizinischen Ausdruck "Synkope" gleichkommt. Oftmals aber sind sich die Betroffenen gar nicht sicher, ob sie das Bewußtsein vollständig oder überhaupt verloren hatten. Auch wenn wir in manchen Fällen nicht wissen, ob es sich um Synkopen handelt oder nicht, kann es bei anderen PatientInnen eine Überlappung von Schwindelanfall und einer Synkope geben (Abb. 21), und die gleichen Ursachen können entweder Schwindelgefühle oder eine Synkope hervorrufen. Aus diesem Grund möchte ich Schwindelanfälle und Synkopen in einem Kapitel besprechen, da eine Trennung der beiden Symptome oft künstlich und bewertend ist. Um eine Verwirrung der Terminologie zu vermeiden, möchte ich das Wort "Schwindelgefühle" oder einfach "Schwindel" als unspezifische Beschreibung aller Symptome benützen und zur Diskussion von verschiedenen Krankheiten oder pathophysiologischen Sachverhalten die spezifischen Synonyme (z. B. Drehschwindel, Synkope, Dysäquilibrium etc.).

SCHWINDEL

Die subjektive Natur des Symptoms "Schwindel" macht es unmöglich zu differenzieren, ob die Erfahrung, die jemand beschreibt, genau der Erfahrung entspricht, die der/die ZuhörerIn selbst erfahren hat und/oder unter dem verwendeten Begriff versteht. Im Gegensatz zu Angina pectoris, die von verschiedenen Menschen sehr ähnlich beschrieben wird, scheint ein Schwindelanfall auf sehr unterschiedliche Art und Weise erfahren zu werden, manchmal ist es sogar unmöglich, diese Erfahrung überhaupt zu beschreiben. Zum besseren Verständnis bieten wir den Betroffenen Alternativbeschreibungen an, die wohl in unser Verständnis eines möglichen Krankheitsverlaufes passen, aber paradoxerweise die Serie von Mißverständnissen zwischen den GesprächspartnerInnen noch vergrößern können.

Ein richtiger Drehschwindel (gemeint ist die Illusion oder Halluzination von Bewegung, entweder des/der Betroffenen selbst oder seiner/ihrer Umgebung) kann meist besser als andere Schwindelarten beschrieben werden. Da fast alle Menschen schon als Kind eine leichte Version eines Drehschwindels erlebten, nachdem sie z. B. aus einem Karussel ausstiegen oder nach einem längeren Drehen um die eigene Achse, ist es normalerweise möglich, das Symptom Drehschwindel zu differenzieren. Ein schwerer akuter Drehschwindel, verursacht durch eine Störung des Vestibularapparats, ist ein sehr qualvolles Symptom. Cawthorne (1945) schreibt: "Bei einer Erkrankung des Ohrlabyrinths kann ein Patient das Gefühl bekommen, daß das Ende der Welt naht, und (...) in der Akutphase den Wunsch, daß es tatsächlich eintreten möge." Die Symptome des Drehschwindels werden von Betroffenen sehr viel mehr übereinstimmend beschrieben als die anderer Schwindelarten, deren Symptome zudem sehr viel schwerer zu definieren und zu verstehen sind.

Was ist ein Schwindelanfall?

Ein Schwindelgefühl entsteht dadurch, daß die von verschiedenen Sensoren erhaltenen Informationen nicht übereinstimmen, wenn sie ins Stammhirn gelangen. Zum Beispiel kann eine Information vom Vestibularapparat ans Stammhirn beinhalten, daß ein Bewegungsablauf im Gange ist, während vom Auge und den Somatorezeptoren die Information ans Stammhirn geht, daß keine Bewegung besteht. Schwerer zu definierende Schwindelarten können ebenfalls durch eine fehlende Übereinstimmung der gesamten Informationen entstehen, wie z. B. durch mehrfache Störung verschiedener sensorischer

Informationsquellen. Schwindelanfälle können in vier verschiedene Gruppen eingeteilt werden (Drachmann/Hart 1972):

1. Bewegung von einem selbst oder der Umwelt wird halluziniert, z. B. beim Drehschwindel;
2. Schwindel, der mit einem Bewußtseinsverlust und vermutlich mit einer vorübergehenden globalen (manchmal auch fokalen) zerebralen Durchblutungsstörung einhergeht, wie z. B. eine Synkope oder ein synkopenähnliches Ereignis;
3. ein Dysäquilibrium;
4. andere, einschließlich der unspezifischen und schwer zu beschreibenden Schwindelgefühle.

In der ersten und auch zum Teil in der zweiten Gruppe besteht ein enger Zusammenhang zwischen Symptomen und Pathophysiologie. Allgemein gesprochen bleibt die Beschreibung des Symptoms "Schwindel" meist sehr vage. Schwindelgefühle können theoretisch von Erkrankungen eines jeden Systems des Körpers, von psychischen und natürlich physischen Problemen herrühren.

Wie verbreitet sind Schwindelgefühle?

Dieses Symptom ist eine häufige Klage alter Menschen, unter anderem weil es so viele verschiedene Varianten gibt. Schätzungsweise leidet etwa ein Drittel bis die Hälfte aller alten Menschen an Schwindelgefühlen, wobei nicht immer ganz klar ist, um welche Form es sich jeweils handelt. In verschiedenen Studien werden unterschiedliche Begriffe verwendet, die nicht immer sehr klar oder eindeutig sind.

Eine der frühesten Untersuchungen über den Gesundheitszustand alter Menschen im häuslichen Bereich besagt, daß 52 % der untersuchten Personen (65 +) über "Drehschwindel" klagten, wobei es unwahrscheinlich ist, daß der echte, vestibulär bedingte Drehschwindel gemeint war (Sheldon 1948). Aus einer zufällig ausgewählten Gruppe von Menschen im pensionsfähigen Alter in Sheffield um 1950 gaben 56 % an, an "Drehschwindel" zu leiden (48 % Männer und 62 % Frauen). Mit "Drehschwindel" war einerseits die Empfindung einer Drehbewegung, andererseits aber auch ein weniger gut zu spezifizierendes Symptom gemeint. Die Symptome tauchten eher von Zeit zu Zeit als häufig auf, nahmen aber mit zunehmendem Alter zu (Droller 1955).

In einer Untersuchung in Newcastle (Evans 1990) gaben 13 % der über 75jährigen Drehschwindel an, und 30 % klagten über eine andere Form von Schwindel (manche klagten auch über beide Formen). Bei einer Untersuchung von Menschen über 75 im häuslichen Bereich wurde festgestellt, daß fast die Hälfte zeitweilig oder häufiger an Gleichgewichtsstörungen oder Schwindelanfällen litt (Downton/Andrews 1990).

Bei einer repräsentativen Umfrage bei 75jährigen in Goteborg (Schweden) gaben 40 % der Frauen und 30 % der Männer unterschiedliche Arten von Gleichgewichtsstörungen an. Unsicherheit war die am häufigsten genannte Störung, die fast drei Viertel der Gleichgewichtsstörungen ausmachte. Das Gefühl, sich scheinbar selbst zu drehen, hatte ungefähr ein Viertel, und ein kleiner Prozentsatz hatte den klassischen Drehschwindel. Viele der Befragten hatten mehr als ein Symptom (Sixt/Landahl 1987).

In einer großangelegten amerikanischen Studie im häuslichen Bereich berichteten 34 % der Befragten (60 und älter) über Schwindelgefühle, bei 19 % waren diese so stark, daß sie einen Arzt aufsuchen mußten, Medikamente benötigten oder einfach, daß ihr Leben dadurch sehr beeinträchtigt wurde (Sloane et al. 1989). Eine weitere amerikanische Untersuchung hatte zum Ergebnis, daß 14 % Frauen und 11 % Männer im Alter von 65 und älter über Schwindelgefühle berichteten, die Häufigkeit des Auftretens nahm mit zunehmendem Alter zu (Hale et al. 1986).

Ein großer Prozentsatz derer, die nach einem Sturz medizinischen Rat suchten, litt an Schwindel- und Ohnmachtsanfällen (Lucht 1971). Ist das Bewußtsein getrübt oder vorübergehend ausgefallen, bedeutet dies natürlich eine größere Verletzungsgefahr (Kapoor et al. 1986a). In den USA suchen etwa 4 % der über 65jährigen wegen Schwindelanfällen ihren Hausarzt auf (Sloane 1989). Die Häufigkeit nimmt mit zunehmendem Alter zu und ist bei Frauen verbreiteter als bei Männern, besonders bei sehr betagten Frauen.

Welche Verbindung besteht zwischen Schwindelgefühlen und Stürzen?

Viele Menschen, die bereits ein- oder mehrmals gestürzt sind, geben als Ursache dafür Schwindelgefühle an. Es ist schwer, die verfügbaren Daten auszuwerten, da so unterschiedliche Symptome mit ein und demselben Begriff beschrieben werden. Zwar schrieb in Sheldons Untersuchung aus dem Jahr 1948 ein Viertel all derer, die schon einmal gestürzt waren, den Sturz einem "Drehschwindel" zu, in einer jüngeren Untersuchung im häuslichen Bereich gaben jedoch von den über 75jährigen Befragten nur 7 % Schwindel als Sturzursache an, und es zeigte sich eine nur schwache Verbindung zwischen Schwindel und Stürzen (Downton/Andrews 1990). Die Untersuchung in Newcastle ergab keinen Zusammenhang zwischen echtem Drehschwindel und Stürzen, sie zeigt jedoch auf, daß es bei allen anderen Arten von Schwindel einen solchen Zusammenhang gibt. 30 % all derer, die bereits einen Sturz hinter sich haben, berichten von Schwindelgefühlen, im Vergleich zu nur 22 % aller alten Menschen, die zwar Schwindel empfinden, jedoch noch nie gestürzt sind (Prudham/Evans 1981).

Ursachen und Symptome von Schwindelanfällen

Die meisten Untersuchungen, die sich mit den Ursachen von Schwindelanfällen bei alten Menschen beschäftigen, wurden an PatientInnen durchgeführt, die entweder zu einem/einer Spezialisten/in oder in die Hals-Nasen-Ohren-Sprechstunde überwiesen worden waren. Schwindelanfälle sind häufig ein Grund für eine Überweisung zu HNO-SpezialistInnen. Etwa ein Drittel aller Überweisungen werden aus diesem Grund gemacht (Belal/Glorig 1986). Es gibt jedoch große Unterschiede, wie oft die verschiedenen Diagnosen in den Untersuchungen auftauchen, was zum Teil natürlich die unterschiedliche Art und Weise der Diagnosestellung reflektiert, die manchmal recht subjektiv zu sein scheint. Die Häufigkeit, mit der eine "spezifische" oder "definitive" Diagnose gestellt werden kann, bewegt sich zwischen 21 % (Belal/Glorig 1986) und 84 % (Baloh et al. 1989). Die häufigste Ursache von Drehschwindel waren bei ungefähr einem Viertel bis der Hälfte der PatientInnen periphere Störungen des Vestibularapparats (Drachmann/Hart 1972; Overstall et al. 1981;

Baloh et al. 1989), doch läßt sich der Eindruck nicht vermeiden, daß die BeobachterInnen auch die Bedingungen vorfinden, nach denen sie suchen. Bei den meisten Untersuchungen blieben einige PatientInnen ohne Diagnose, zum Teil nur deshalb, weil keine Abnormitäten gefunden wurden, zum Teil, weil zu viele Abnormitäten gefunden wurden, um sie noch in eine diagnostische Kategorie einordnen zu können. Bei PatientInnen, die unter Schwindel leiden, ist es weder ungewöhnlich, daß ihre Symptome von mehr als einer Erkankung herrühren (Baloh et al. 1989), noch, daß sie unter verschiedenen Arten von Schwindelgefühlen leiden.

Es gibt die unterschiedlichsten Meinungen darüber, wie nützlich eine Anamnese zur Diagnose- und Ursachenfindung ist. Die einen sind der Ansicht, eine Diagnose könne bei den meisten PatientInnen mit Schwindelgefühlen hauptsächlich aufgrund ihrer Krankheitsgeschichte gestellt werden (Sloane/Baloh 1989), andere vertreten den Standpunkt, daß die Diagnose aufgrund einer Anamnese allein (anhand eines Standardfragebogens) sich nicht mit den Ergebnissen von speziellen Tests des Vestibularapparats deckt (Spitzer 1990).

Durch die mangelnde Standardisierung diagnostischer Kategorien und der Definition von Begriffen ist das Auswerten der Untersuchungen von Schwindelgefühlen kompliziert. Bei einer Untersuchung wurden PatientInnen mit altersbedingtem Dysäquilibrium eher subjektiv in verschiedene Gruppen eingeteilt, je nachdem, ob sie ihre Schwindelgefühle fortwährend, positionsbedingt, durch orthostatischen Hypotonus hatten oder nicht eingruppierbar waren. Verschiedene audiologische und andere Untersuchungen ergaben allerdings zwischen den Gruppen keine Unterschiede (Belal/Glorig 1986).

Die These wurde aufgestellt, daß bei den meisten alten Menschen (> 90 %) die Ursache ihrer Schwindelgefühle lage- oder bewegungsbedingt ist und nicht durch eine Störung im Vestibularapparat hervorgerufen wird (Orma/Koskenoja 1957b). Diese These wurde jedoch durch Untersuchungen an PatientInnen der Hals-Nasen-Ohren-Klinik nicht bestätigt. 19 % derjenigen, die angeblich unter einem altersbedingten Dysäquilibrium litten, hatten positionsbedingte Symptome, bei 5 % wurden ihre Symptome von einem orthostatischen Hypotonus hervorgerufen, bei 57 % waren die Symptome konstant vorhanden (Belal/Glorig 1986). Eine andere Untersuchung gab das Verhältnis zwischen episodischen und kontinuierlichen Schwindel-

Tabelle 2: Ursachen von Schwindelanfällen

I. Echter Drehschwindel
a) Störungen des peripheren Vestibularapparats
   1. Benigner lagebedingter paroxysmaler Drehschwindel
   2. Menièrsche Krankheit
   3. "Neuronitis des Vestibularapparats"
   4. Toxische Schädigung, z. B. durch Aminoglykosid-Antibiotika
   5. Chronisch eitrige Mittelohrentzündung
b) Störungen des zentralen Vestibularapparats
   1. Akustikusneurinom
   2. Ausfälle im Hirnstamm, z. B. durch Apoplexie, Vertebro-basiläre Insuffizienz (VBI), MS
c) Störungen im Zentralen Nervensystem
   1. Störung im Cerebellum
   2. Epilepsie
   3. Migräne

II. Synkopen oder synkopenähnliche Ereignisse – siehe unten S. 135

III. Dysäquilibrium
a) Somatosensorische Störungen
   1. Periphere Neuropathien
   2. Cervicalspondylose
b) Visuelle Störungen
c) Multiple sensorische Defizite/Ausfälle
d) Intoxikation, z. B. durch Alkohol, Phenytoin, Phenothiazide, Benzodiazepine
e) Psychisch, z. B. durch Hyperventilation, Angst, Depression

IV. Andere Ursachen
Schwieriger festzustellen, doch zum Großteil durch multiple sensorische Ausfälle und/oder psychisch bedingt

gefühlen mit 60:40 an. 42% litten unter Drehschwindel, 28% an Gleichgewichtsstörungen, 13% an präsynkopischer Benommenheit und 17% an anderen Symptomen (Sloane/Baloh 1989).

Bei PatientInnen, die zu HNO-SpezialistInnen überwiesen worden waren, waren die Hauptursachen für ihre Schwindelanfälle Störungen des peripheren Vestibularapparats (häufig benigner paroxysmaler positionsbedingter Drehschwindel), eine zentrale Störung des Vestibularapparats, andere Störungen des zentralen Nervensystems sowie multiple sensorische Beeinträchtigungen. Außerdem wurden bei einigen PatientInnen Schwindelgefühle durch psychische Probleme ausgelöst (Downton/Andrews 1990).

Aus den Ergebnissen der Untersuchungen an Menschen, die an Schwindelgefühlen leiden, läßt sich ersehen, daß die Resultate nicht einheitlich sind, was vielleicht gleichzeitig die Schwierigkeit demonstriert, solche vagen und subjektiven Empfindungen klassifizieren bzw. definieren zu wollen. Die Ursachen der Schwindelgefühle jedoch können in verschiedene Gruppen eingeteilt werden, die gleichzeitig zu einem gewissen Grad die häufigsten Symptome widerspiegeln (Tab. 2). Wie bereits festgestellt, kann ein/e einzelne/r PatientIn mehr als ein Symptom sowie mehrere Ursachen für ein Symptom bzw. mehrere Symptome haben.

Wenngleich im wirklichen Leben PatientInnen und ihre Symptome nicht immer säuberlich kategorisiert werden können, ist die Einteilung in die vier Hauptgruppen, wie schon beschrieben, bei näherer Betrachtung der Ursachen hilfreich. In jeder der Gruppen gibt es Symptome, die häufig auftreten und/oder gut definiert werden können, und solche, die einer bestimmten Art von Schwindel angehören.

Der Drehschwindel

Klagt ein/eine PatientIn über einen echten Drehschwindel, das Gefühl einer Drehbewegung um sich selbst bzw. der Umgebung, kann der Ursprung des Problems auf drei Stellen eingeschränkt werden: auf den peripheren Vestibularapparat (das Ohrlabyrinth und der Vestibularnerv), den zentralen Vestibularapparat (Nuclei vestibularis in der Area vestibularis im Boden der Rautengrube) und manchmal auch andere Teile des zentralen Nervensystems.

Periphere Vestibularisstörungen

1. Benigner paroxysmaler lagebedingter Drehschwindel
Dies ist ein Syndrom mit eindeutigen Symptomen, Anzeichen und Befunden bei otologischen Untersuchungen (Baloh et al. 1987). Seine Symptome sind Serien von Drehschwindel, die typischerweise durch ein Drehen im Bett, ein Sich-Bücken und Wieder-Aufrichten oder durch das Zurücklegen des Kopfes, etwa um nach etwas auf einem oberen Regal zu greifen, eingeleitet werden. Ein einzelner An-

fall dauert nie länger als eine Minute, aber eine Folge kurz hintereinander auftretender Schwindelanfälle kann ein länger andauerndes, weniger spezifisches Schwindelgefühl hinterlassen. Die Schwindelanfälle treten intermittierend auf.

Das Durchschnittsalter zu Beginn dieser Art von Schwindelanfällen liegt bei Mitte 50, wobei sie in jeder Altersstufe vorkommen können. Die Hälfte dieser Anfälle wird von einer Störung des Vestibularapparates, z. B. durch ein Trauma oder eine "Neuronitis", verursacht, der Rest ist idiopathisch bedingt. Diese Art des Drehschwindels kommt bei Frauen häufiger als bei Männern vor, besonders mit idiopathischer Ursache.

Die Diagnose kann durch einen provozierenden Test bestätigt werden (Hallpike-Test, siehe Abb. 22), der nach einem latenten Intervall von ein paar Sekunden einen Drehnystagmus (meist mit Drehschwindel) hervorruft. Dieser Nystagmus dauert weniger als eine Minute und läßt sich bei Wiederholung des Tests weniger gut provozieren (d. h., er kann weniger leicht demonstriert werden und dauert nicht so lange). Ist weder ein latentes Intervall vor Beginn des Nystagmus noch eine Ermüdungserscheinung bei wiederholtem Durchführen des Tests zu beobachten, handelt es sich nicht um einen benignen paroxysmalen lagebedingten Drehschwindel, sondern eher um eine Störung des zentralen Vestibularapparates. Man nimmt an, daß der benigne paroxysmale lagebedingte Drehschwindel durch Kalziumkarbonatkristalle innerhalb des hinteren Bogenganges (Canalis semicircularis posterior) verursacht wird. Eine Bewegung von Partikeln in der Endolymphe stimuliert die Sinneszellen, verursacht Drehschwindel und Nystagmus.

2. *Menièrsche Krankheit*

Die Symptome dieser Krankheit, die im mittleren Lebensalter beginnt, sind Tinnitus, Verlust des Hörvermögens und episodischer Drehschwindel. Im Lauf der Zeit sind die Schwindelanfälle weniger ausgeprägt, der Verlust des Hörvermögens und der Tinnitus nehmen zu. Nachdem die episodischen Schwindelanfälle nachgelassen haben, bleibt den Betroffenen ein ständiges Gefühl von Gleichgewichtsstörungen und Benommenheit. Bei alten Menschen wird die Menièrsche Krankheit wahrscheinlich zu häufig diagnostiziert.

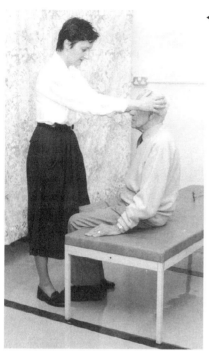

a) Der Betroffene sitzt auf dem Untersuchungstisch und hat Blickkontakt mit der Untersuchenden.

b) Der Kopf des Betroffenen wird leicht gedreht, und die Person selbst wird schnell in Rückenlage gebracht, während die Untersuchende beobachtet, ob sich ein Nystagmus entwickelt (s. Text). Der Kopf des Betroffenen sollte ungefähr im 45-Grad-Winkel zur Liegefläche nach unten hängen und 45 Grad zur Seite gedreht sein.

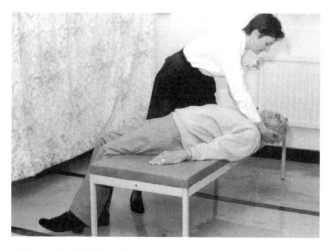

Abb. 22: Durchführung des Hallpike-Tests, um einen lagebedingten Nystagmus ausschließen zu können. Der Betroffene sollte vorgewarnt werden, daß sein Kopf im Verlauf des Tests während des Liegens über den Rand des Untersuchungstisches nach unten hängen muß.

3. "Neuronitis des Vestibularapparates"
"Neuronitis des Vestibularapparates" ist eher ein klinisches Syndrom als eine Diagnose. Charakteristisch ist ein plötzlicher Drehschwindel, der oft mit Übelkeit und Erbrechen verbunden ist. Sie dauert über Wochen, bessert sich nur langsam, bis die Symptome wieder vollständig verschwunden sind. Die Ätiologie ist nicht gesichert, in manchen Fällen kann sie durch eine Virusinfektion verursacht worden sein, bei den meisten alten Menschen ist sie jedoch gefäßbedingt. Untersuchungen zeigen keinen Hörverlust, aber eine einseitig beeinträchtigte Vestibularfunktion. Nach einer "vestibulären Neuronitis" bleibt bei alten Menschen oft eine leichte episodische (manchmal auch kontinuierliche) Benommenheit. Dieses Syndrom kann der Vorbote eines benignen paroxysmalen lagebedingten Drehschwindels sein.

4. Toxische Schädigung
Es gibt eine Reihe von Medikamenten, die eine ototoxische Nebenwirkung haben, wie z. B. Aminoglykosid-Antibiotika, Schleifendiuretika, Chloroquin und Salicylsäurederivate. Sie können Schwindel verursachen, Taubheit bzw. den teilweisen oder ganzen Verlust des Hörvermögens.

5. Chronische Mittelohrerkrankungen
Aus nicht immer erklärbaren Gründen leiden PatientInnen mit chronischen Mittelohrerkrankungen auch an episodischem Drehschwindel. Manchmal ist der Mechanismus augenscheinlich, wie z. B. bei PatientInnen mit chronisch eitriger Mittelohrentzündung, wo es einen direkten Abfluß ins innere Ohr geben kann. Doch selbst ein Zeruminalpropf im äußeren Ohr kann intermittierenden Drehschwindel verursachen.

Zentrale Vestibularisstörungen und andere Erkrankungen des zentralen Nervensystems

Veränderungen des Hirnstamms, wie sie z. B. bei einem Schlaganfall oder bei Multipler Sklerose eintreten, können die vestibulären Nuklei und ihre Verbindungen zum Hirnstamm stören und einen Drehschwindel verursachen. Die vorübergehende Beeinträchtigung der vertebro-basilären Zirkulation wurde häufig als Ursache für episodische Schwindelgefühle (die sogenannte Vertebro-basiläre Insuffizienz) gesehen. Fehlen allerdings Anzeichen weiterer Stammhirndysfunktionen, wie z. B. Diplopia, Dysarthrie, bilateraler Verlust des Sehvermögens etc., ist es unwahrscheinlich, daß diese Insuffizienz die Ursache für die Schwindelgefühle ist, besonders wenn diese nicht spezifiziert werden können.

Es gibt nur wenige Störungen des zentralen Nervensystems (neben Stammhirnstörungen), die einen echten Drehschwindel verursachen. Oft kann dieser Mechanismus nicht erklärt werden. Manchmal sind Drehschwindel ein Teil der Aura bei Epilepsie, und Störungen des Cerebellum lösen eher einen Drehschwindel aus als nur eine "Instabilität".

Fallbeispiel
Ein 78jähriger Mann wurde wegen Schwindels, Erbrechen und seines Unvermögens, stehen zu können, notfallmäßig ins Krankenhaus eingewiesen. Diese Symptome waren fünf Tage zuvor aufgetreten und seither konstant vorhanden. Bei der Untersuchung starrte er nach oben, hatte er einen beidseitigen Nystagmus, eine Dysarthrie und bilaterale Ataxie der Extremitäten. Drei Tage später entwickelte er eine rechtsseitige Hemiplegie. Ein Computertomogramm (CT) zeigte einen Infarkt im linken Nucleus caudatis.

Synkopen und synkopenähnliche Ereignisse werden im zweiten Teil dieses Kapitels besprochen.

Dysäquilibrium

Die Hauptursachen für ein Dysäquilibrium bei alten Menschen können in drei Gruppen eingeteilt werden: sensorische Störungen, Medikamentenintoxikation, psychische Probleme.

1. Sensorische Störungen
Wird der sensorische Informationsfluß, der zur Aufrechterhaltung des Gleichgewichts benötigt wird, unterbrochen bzw. gestört, kann dies eine Gleichgewichtsstörung erzeugen, wobei einzelne Verluste asymptomatisch bleiben, wenn das Gleichgewichtsorgan nicht un-

ter einer außerordentlichen Belastung steht. Bei alten Menschen gibt es häufig mehrere parallel verlaufende Verluste der aufgenommenen Informationen, die dann zu dem häufig beklagten Dysäquilibrium in dieser Altersgruppe führen. Sowohl periphere Neuropathien, somatosensorische Beeinträchtigung (z. B. durch Arthrose der Wirbelsäule oder anderer Gelenke) als auch Sehstörungen können allein oder in Kombination Gleichgewichtsstörungen auslösen. Alte Menschen mit multiplen sensorischen Beeinträchtigungen werden ganz sicher unter Schwindelgefühlen leiden.

2. *Medikamentenintoxikation*

Viele Medikamente können Gleichgewichtsstörungen verursachen. Die offensichtlichsten sind die zentral wirksamen, wie z. B. Benzodiazepine, Antidepressiva und Phenothiazine. Beachtenswert scheint mir, daß Prochlorperazin, das in Großbritannien häufig wegen Schwindelgefühlen verschrieben wird, ebenfalls ein Phenothiazin ist und Gleichgewichtsstörungen erzeugen kann (Anmerkung der Übersetzerin: Prochlorperazin ist in Deutschland nicht im Handel, wird aber in Großbritannien häufig als Antiemetikum und gegen Schwindel verordnet). Manche andere Medikamentengruppen, die oft für alte Menschen verschrieben werden, können Gleichgewichtsstörungen und Schwindelgefühle als Nebenwirkungen verursachen, so z. B. Diuretika und nichtsteroidale Antirheumatika (Goodwin/Regan 1982; Hale et al. 1984).

3. *Psychische Probleme*

Beschwerden über Gleichgewichtsstörungen (und Schwindel allgemein) sind bei alten Menschen häufig ein Symptom für ihre Angst. Manche zeigen dieses Symptom durch Hyperventilation. Es ist bekannt, daß sich eine Depression durch somatische Symptome zeigen kann. Diese können eindeutig beschrieben und lokalisiert werden, wie z. B. als Schmerzen an unterschiedlichsten Stellen, oder auch nur als vage und diffus. Kontinuierlichen, schwer zu beschreibenden Gleichgewichtsstörungen oder Schwindelgefühlen liegt häufig eine Depression zugrunde.

Unspezifische Schwindelgefühle

Oftmals ist es nicht leicht, die Ursache von schwer beschreibbaren Schwindelgefühlen zu diagnostizieren. In vielen Fällen ist die Ursache eine Kombination von Störungen, die isoliert eher als geringfügig zu betrachten wären und die besonders das sensorische System bzw. das kardiovaskuläre System betreffen. Häufig ist die Ursache eine psychische Erkrankung. Die Behandlung mit stimulierenden Medikamenten kann ein Gefühl der Bewußtseinsspaltung auslösen, das auch als eine Art Benommenheit oder Schwindelgefühl beschrieben werden kann. Benzodiazepine z. B. haben diese Nebenwirkung. Auch Entzugserscheinungen von Benzodiazepinen können ähnliche Symptome hervorrufen.

Fallbeispiel

Eine 70jährige Frau wurde zur Abklärung ihrer Schwindelgefühle in die geriatrische Sprechstunde überwiesen. Nach ihrer Ankunft berichtete sie dem Chefarzt, ihre Symptome seien nun verschwunden. Nachdem die Nebenwirkungen des Medikaments Triazolam durch die Presse publik gemacht worden waren, hatte sie ihr Triazolam, das sie jahrelang als Schlafmittel genommen hatte, sofort abgesetzt, und innerhalb von ein oder zwei Tagen waren ihre Schwindelgefühle (die sie auf weiteres Befragen als ein Gefühl der Instabilität und der Distanz beschrieb) verschwunden.

Diagnosestellung bei PatientInnen mit Schwindelgefühlen

Anamnese

Dies ist der erste und wichtigste Schritt bei der Diagnosestellung eines/r Patienten/in mit Schwindelgefühlen. Die Schwierigkeiten, die beim Vermitteln und Verstehen des Ausdrucks "Schwindel" auftreten können, habe ich schon erwähnt, doch ist es ausschlaggebend, verstehen zu können, welche Art des Gefühls beschrieben wird. Das Ideal wäre eine Beschreibung, unbeeinflußt von Fragen (die die Beschreibung des/der Betroffenen lenken und mitformen), doch kann man normalerweise nicht umhin, Fragen zu stellen.

Es ist wichtig klarzustellen, um welche *Art* von Schwindelgefühl es sich handelt. Dreht sich der/die Betreffende um sich selbst oder die Umgebung um ihn/sie (was auf einen Drehschwindel hindeuten würde)? Handelt es sich um ein Gefühl von Benommenheit oder um das Gefühl, sofort in Ohnmacht fallen zu müssen? Ist es eine Art von Gleichgewichtsstörung, die oft mit einem Gefühl des Gezogen- oder Geschobenwerdens nach vorwärts oder rückwärts verbunden ist? Ist es ein schwer oder weniger gut beschreibbares Gefühl als die obigen?

Der nächste wichtige Aspekt ist, die *Dauer* der Symptome und individuellen Anfälle zu erfragen, besonders wenn es sich um Drehschwindel handelt. Ein Drehschwindel, der Sekunden dauert, ist wahrscheinlich physiologisch, ein benigner paroxysmaler lagebedingter Drehschwindel dauert einige Minuten. Die Menièrsche Krankheit verursacht Episoden von Drehschwindel, die über Stunden dauern, ein Anfall, der sich über Tage und Wochen hinzieht (und normalerweise langsam abnimmt), deutet auf eine akute Dysfunktion des Labyrinths hin, wie z. B. "Neuronitis des Vestibularapparats".

Die Auswirkungen von Position und Haltung auf die Symptome sollten erfragt werden, besonders, ob bestimmte Bewegungen oder

Tabelle 3: Zur Beurteilung von Schwindelgefühlen

Anamnese

Art – Drehung/Gleichgewichtsstörung/Benommenheit/andere
Dauer – Sekunden/Minuten/Stunden/Tage/kontinuierlich
Lagebedingte Symptome?
Haltungsbedingte Symptome?
Gleichzeitig auftretende Symptome – otologische/neurologische
Allgemeiner Gesundheitszustand
Medizinische Anamnese
Medikamentöse Anamnese
Soziale Anamnese
Psychische Symptome

Untersuchung

Kranialnerven
Cerebellumfunktion
Bewegungsmöglichkeiten von Hals und Nacken
Lagebedingte Untersuchungen (benigner paroxysmaler lagebedingter
  Drehschwindel)
Ohren
RR liegend und stehend

Positionen einen Schwindelanfall auslösen, wie z. B. das Aufstehen vom Sitzen oder Liegen, eine Kopfdrehung, sich bücken, hinaufsehen, sich im Bett drehen etc. Das Auftreten anderer Symptome, die auf eine Ohrerkrankung hindeuten, ist wichtig, besonders wenn es sich um Drehschwindel handelt. Die wichtigsten Symptome einer Ohrerkrankung sind der Verlust des Hörens, das Auftreten von Tinnitus, Schmerzen und Ausfluß aus dem Ohr. Ihr Vorhandensein in Kombination mit Drehschwindel deutet auf eine periphere Vestibularisstörung hin. Auch auf andere neurologische Ausfallserscheinungen sollte untersucht werden. Sind solche vorhanden, könnte eine Erkrankung im zentralen Nervensystem die Schwindelgefühle verursachen.

Eine medizinische Anamnese sollte durchgeführt und der allgemeine Gesundheitszustand überprüft werden, ebenso Medikamente, die regelmäßig oder von Zeit zu Zeit genommen werden. Wenn möglich, sollten auch die psychische Gesundheit sowie die Auswirkungen, die die jeweiligen Symptome auf den Alltag des/der Betroffenen haben, untersucht werden.

Untersuchungen

In wenigen schwierigen Fällen könnten otologische Tests erforderlich werden, doch können viele der PatientInnen auf der Basis einer vollständigen Anamnese und einer sorgfältigen ärztlichen Untersuchung beurteilt werden. Alte Menschen, die an Schwindelanfällen leiden, sollten eine vollständige medizinische Untersuchung bekommen, und bestimmte Aspekte sollten besonders beachtet werden. Eine neurologische Untersuchung ist wichtig, besonders die der Stammhirnfunktion, eine Überprüfung cerebellarer Symptome und der Ausschluß peripherer Neuropathien.

Nystagmus ist ein wichtiges physisches Zeichen, das nicht übersehen werden darf. Das Auftreten eines horizontalen Pendelnystagmus deutet auf eine periphere Vestibularisstörung oder eine Störung des Cerebellums hin, alle anderen Arten von Nystagmus deuten auf eine Veränderung im zentralen Nervensystem hin. Es gibt ein paar einfache Tests, die die Integrität von Hirnstamm und Cerebellum bei der Steuerung der jeweils paarweisen Augenbewegungen beweisen. Beim Pendeltest läßt man ein Pendel vor den Augen des/der Patienten/in hin und her schwingen und beobachtet die Augenbewegungen des/der Patienten/in. Dem Pendel sollte mit beiden Augen gut gefolgt werden können. Ein optokinetischer Nystagmus kann durch ein Maßband provoziert werden, das vor den Augen des/der Patienten/in aufgerollt wird. Der provozierte Nystagmus sollte nach beiden Richtungen gleich sein. Die Cerebellumfunktion kann durch den Finger-Nasen-Test mit schnellen, abwechselnden Bewegungen getestet werden sowie durch Beobachten des Gangs auf eine Ataxie des Rumpfes hin.

Deutet die Anamnese auf einen benignen paroxysmalen lagebedingten Drehschwindel hin, kann der Hallpike-Test (Abb. 22) die Diagnose festigen. Die charakteristischen Zeichen sind eine Latenzzeit vor dem Einsetzen des Nystagmus und des Drehschwindels sowie ein Abnehmen dieser Zeichen bei Wiederholung des Tests.

Die Bewegungen von Hals und Nacken sollten daraufhin geprüft werden, ob sie symptomauslösend sein können. Auch eine Untersuchung der Ohren ist angebracht. Der Blutdruck muß liegend oder sitzend und stehend gemessen werden. Fällt der Blutdruck im Stehen, ist es wichtig zu erfragen, ob und welche Symptome auftreten.

Oft ist eine einfache Untersuchung von Haltung und Gang nützlich. Wertvolle Information über die Integrität der sensorischen Informationssammlung und Weiterleitung kann durch die Beobachtung des/der Betroffenen im Stehen, einmal mit den Füßen bequem auseinander, einmal mit den Füßen zusammengestellt, mit offenen und geschlossenen Augen (natürlich mit einer Person in der Nähe, sollte der/die Betroffene stürzen), gewonnen werden. Auch das Beobachten, wie der/die Betreffende durch den Raum geht und sich dreht, ist oftmals sehr lehrreich. Selten ist es notwendig, kompliziertere Gang- und Gleichgewichtstests zu machen.

Die Untersuchung von Schwindelanfällen hat zwei Elemente: einfache Untersuchungen, die von niedergelassenen Ärzten, Unfallambulanzen und nichtspezialisierten Krankenhausabteilungen ausgeführt werden können, und komplexere, spezialisierte otologische (manchmal auch neurologische) Untersuchungen. Ohne eine detaillierte Anamnese und klinische Untersuchung ist es schwierig, wenn nicht unmöglich, weitere Untersuchungen anzusetzen und damit noch offene Fragen über mögliche Ursachen zu beantworten. Die Meinungen über die Wichtigkeit von Untersuchungen zur Diagnosestellung bei Schwindelanfällen gehen auseinander. OtologInnen finden dies sehr wichtig. Die NichtspezialistInnen finden, daß Untersuchungen selektiv sein sollten und die Diagnose häufig auf der Basis einer sorgfältigen Anamnese gestellt werden kann.

Besonders wenn das Schwindelgefühl nur unklar und vage beschrieben werden kann, ist durch einfache Untersuchungen wie großes Blutbild, Chemie, Schilddrüsenfunktionstest und Röntgenaufnahme des Thorax nach offensichtlichen medizinischen Ursachen der Schwindelanfälle zu suchen. Sowohl eine Anämie, eine chronische Niereninsuffizienz als auch ein Neoplasma der Lunge könnten Schwindelgefühle und Instabilität erklären. Ein CT des Gehirns wäre z. B. angebracht, wenn die Anamnese und klinische Untersuchung auf eine progressive neurologische Krankheit hinweisen.

Handelt es sich um einen echten Drehschwindel, kann es ratsam sein, für weitere Untersuchungen zu einem/r Otologen/in zu überweisen. (Sollten sich die LeserInnen für detaillierte Beschreibungen der möglichen weiteren Untersuchungen interessieren, seien sie an dieser Stelle auf Fachbücher der Hals-Nasen-Ohren-Heilkunde verwiesen.) Eine audiologische Untersuchung kann den Verlust des Hörvermögens anzeigen, und das Muster dieses Verlusts kann eine klinische Diagnose stärken (oder schwächen). Das typische Muster der Taubheit bei der Menièrschen Krankheit z. B. unterscheidet sich vom Muster einer altersbedingten Taubheit (Presbyakusis). Es gibt eine Anzahl Muster von Abnormitäten bei kalorischen Tests (Spülen des externen Hörkanals mit Wasser unterschiedlicher Temperatur und Beobachtung des daraus resultierenden Nystagmus). Auch die Elektronystagmographie (die elektronische Messung spontaner Bewegungen des Auges auf unterschiedliche Stimulantien – wird normalerweise im Dunkeln ausgeführt, um den suppressiven Effekt der visuellen Fixierung aufzuheben) kann eine klinische Diagnose bestätigen oder widerlegen. Da einige dieser Tests potentiell unangenehm sind und/oder einen hohen Grad an Kooperation verlangen, ist es nicht immer angebracht, sie bei alten Menschen anzuwenden, besonders wenn ein/e Patient/in sehr gebrechlich ist, doch muß in jedem einzelnen Fall neu entschieden werden, ob der Nutzen aus einer klaren Diagnose (die eine entsprechende Behandlung und Prognose ermöglichen würde) die Unannehmlichkeiten der verschiedenen Untersuchungen aufwiegen würde.

Die Behandlung

Die Diagnose sollte einer Behandlung vorausgehen. Dies gilt sowohl für Schwindelanfälle als auch für alle anderen Beschwerden. Oftmals erscheint jedoch der Versuch einer Diagnosestellung den Arzt zu lähmen. Es herrscht z. T. die Meinung, daß alle Schwindelanfälle gleicher Natur seien und für die Behandlung eines von vielen Medikamenten nötig sei, von denen angenommen wird, daß sie Schwindelgefühle beseitigen (z. B. Drehschwindel). Da "Schwindel" bei alten Menschen eine verbreitete Beschwerde ist, bedeutet dies, daß eine beträchtliche Anzahl alter Menschen solche Medikamente einnehmen, oftmals in unangemessener Weise. In vielen Fällen wäre eine Bestätigung dieser Menschen ohne Medikamente effektiver und würde dazuhin die potentiell schädigenden Nebenwirkungen vermeiden.

Werden Schwindelanfälle in die vier oben genannten Gruppen eingeteilt, können die Möglichkeiten einer Behandlung besser betrachtet werden. Die Behandlung mit Medikamenten kann sehr effektiv sein, wenn es sich um einen echten Drehschwindel handelt. Synkopen und synkopenähnliche Ereignisse benötigen eine spezifische medikamentöse und/oder andere Behandlung, wie weiter unten beschrieben wird. Die beiden verbleibenden Gruppen von Schwindel, Gleichgewichtsstörungen und "andere", profitieren durch schwindelunterdrückende Medikamente selten, der Zustand kann sich sogar verschlimmern bzw. kann sogar durch sie ausgelöst werden. Sind diese Symptome eine Manifestation einer inneren Erkrankung (z. B. Anämie, Hypothyreose, Gehirntumor etc.), sind eine akkurate Diagnose und Behandlung eindeutig angemessener als eine "Vestibularsuppression".

Der eindeutige Zusammenhang zwischen unspezifischem Schwindel und psychischer Erkrankung bedeutet, daß eine Behandlung mit Antidepressiva angemessener wäre, und der Versuch einer Antidepressivatherapie sollte in Erwägung gezogen werden. Dies sollte mit einem angemessenen Medikament, der angemessenen Dosierung und Dauer geschehen, bis die erhoffte Wirkung auch eintreten kann. Am Ende dieses Versuchs muß es eine zweite Beurteilung und anschließende Absetzung bzw. Ausschleichung des Medikaments geben, falls es keine Besserung brachte.

Vielleicht ist es hilfreich, die Medikamente, die am häufigsten gegen "Schwindel" verordnet werden, und ihre Rolle bei der Behandlung dieses Problems zu betrachten.

Betahistin (Aequamen®, Melopat®, Ribrain®, Vasomotal®) ist ein Histaminderivat mit dilatierender Wirkung auf die Gefäße des Ohrlabyrinths. Seine Wirkung kann auch Einfluß auf die vertebrobasiläre Durchblutung haben. Betahistin hilft bei der Menièrschen Krankheit und wäre theoretisch auch bei anderen peripheren Vestibularisstörungen wirkungsvoll.

Cinnarizin (Stutgeron®, Cinnarizin®) ist ein Antivertiginosum und Vasodilatator, der auf die glatte Muskulatur der Gefäße einwirkt. Es ist dem Antihistaminikum Cyclizin ähnlich. (Anmerkung der Übersetzerin: Cyclizin wird in Großbritannien sehr häufig als zentral wirkendes Antiemetikum und Antivertiginosum verordnet, ist in Deutschland aber nur als Migräne-Kranit® im Handel, in Österreich als Echnatol® und Fortravel®. Häufig wird in Deutschland das weniger wirksame und sedierendere Vomex A® verschrieben.) Cinnarizin hat sedative und antiemetische Anteile. Es verhindert die von anderen Stimuli verursachte Vasokonstriktion, wirkt aber nicht direkt vasodilatierend. Ist der Schwindel durch eine Gefäßinsuffizienz bedingt, erscheint dieses Medikament das nützlichste zu sein.

Prochlorperazin ist ein Phenothiazin (Neuroleptikum), das sowohl sedierende als auch antiemetische Wirkung hat. (Anmerkung der Übersetzerin: Prochlorperazin ist in Deutschland nicht im Handel; ähnlich wirksam und wenig sedierend sind Trifluoperazin und Perphenanzin; die sedierende Wirkung von Chlorpromazin ist bei gleicher antiemetischer Wirksamkeit etwa doppelt so groß.) Bei langfristiger Anwendung können diese Phenothiazine zu einem Parkinsonsyndrom führen, manchmal sogar die Parkinsonsche Krankheit auslösen (wahrscheinlich bei PatientInnen, die durch Reduktion ihres dopaminergischen Systems gefährdet sind, idiopathischen Parkinsonismus zu bekommen). Sie können einen orthostatischen Hypotonus verursachen. Ihre sedierende Wirkung wird als eine Art Gleichgewichtsstörung erfahren. Durch eine verminderte Wachheit erhöht sich das Sturzrisiko. Prochlorperazin ist in der Behandlung von

Schwindelanfällen kaum geeignet, höchstens im akuten Stadium einer "Vestibulären Neuronitis". Ansonsten stiftet es mehr Schaden als Nutzen. Allerdings ist interessant, daß es bei manchen alten Menschen doch zu helfen scheint. Hier kann natürlich spekuliert werden, daß ihrer Schwindelsymptomatik eine Angsthaltung zugrunde liegt. Es gibt jedoch sehr viel komplikationslosere Methoden, als Angst mit Phenothiazinen zu behandeln.

Behandlung von Schwindel ohne Medikation

Bei Menschen, die unter Drehschwindel (oder einer weniger gut spezifizierbaren Art von Schwindel) leiden, verschlimmert oft eine Bewegung des Kopfes, des Nackens oder des ganzen Körpers die Symptome. Deshalb versuchen sie, ihre Bewegungen auf ein Minimum zu beschränken, damit die Symptome möglichst gering bleiben. Die Betroffenen halten sich oft steif, die Augen geradeaus gerichtet und drehen den ganzen Körper, um seitwärts sehen zu können. Dies macht müde und bewirkt vor allem Verspannungen im Nacken- und Schulterbereich. Die Schwindelgefühle sind auf unebenem Gelände oder im Dunkeln meist verstärkt. Um dies zu vermeiden, reduzieren die Betroffenen ihre Aktivitäten. Ein Teufelskreis entwickelt sich: Wegen der ursprünglichen Schwindelgefühle reduzieren sie ihre Aktivitäten, die verbleibenden werden als wesentlich ermüdender erlebt, das Selbstvertrauen nimmt ab, all dies verschlimmert die Symptome. Es klingt paradox, doch wenn diese Menschen dazu ermutigt werden können, genau die Bewegungen auszuführen, die die Schwindelgefühle hervorrufen, gibt es meist eine Kompensation, und die Schwindelgefühle lassen nach. Dies ist die Grundlage, auf der Cooksey (1945) und Cawthorne (1945) eine Reihe von Übungen entwickelten. Diese Übungen sind gedacht für Menschen, die an der Menièrschen Krankheit leiden und bei denen nach einer Operation ein akutes Versagen des Vestibularapparates auftritt, sowie für diejenigen, die nach einer Commotio an Schwindel leiden. Die Übungen beginnen mit der bloßen Bewegung der Augen, darauf folgen Bewegungen des Kopfes mit offenen und geschlossenen Augen und zuletzt Ganzkörperbewegungen.

Das Training zur Wiedererlangung des Gleichgewichts (siehe Kapitel 7) arbeitet nach einem ähnlichen Prinzip und ist oft auch für

Menschen empfehlenswert, die nicht unter vestibulär verursachten Schwindelgefühlen leiden. Auch für PatientInnen mit Cervicalspondylose sind diese Übungen nützlich. Solche PatientInnen werden manchmal mit Halskrausen behandelt, im Glauben, ihre Symptome würden durch eine "Vertebro-basiläre Insuffizienz", also durch Osteophyten verursacht, die die Vertebralarterien beschädigen, was mit einer Reduzierung der Hals- und Nackenbewegungen vermieden werden könne. Halskrausen schränken aber die Informationsaufnahme der Propriorezeptoren durch die cervikalen Mechanorezeptoren weiter ein, die Schwindelgefühle nehmen zu. Die Übungen nach Cooksey und Cawthorne und ein Gleichgewichtstraining hingegen können die Informationsaufnahme der Propriorezeptoren steigern und damit auch das Selbstvertrauen wieder stärken.

Psychische Aspekte der Schwindelgefühle

Somatische und psychische Symptome hängen oft sehr eng miteinander zusammen. Bei jeder Krankheit beeinflußt die psychische Reaktion auf die Krankheit und ihre Symptome die Art und Weise, wie eine Krankheit auftritt, andauert und auf Behandlung anspricht. Drehschwindel, Synkopen und Gleichgewichtsstörungen wirken sich oft emotional belastend aus, auch aus dem Grund, weil sie das Gefühl vermitteln, die Kontrolle über sich verloren zu haben. Da Unsicherheit und Schwanken landläufig häufig im Zusammenhang mit zu hohem Alkoholkonsum gesehen (und erlebt) werden, befürchten Betroffene, die sich nur unsicher bewegen können, daß sie für betrunken gehalten werden, was wiederum, vor allem für alte Menschen mit einem gemäßigten Lebensstil, besonders belastend ist.

Diese Symptome geben ein gutes Beispiel für die enge Wechselbeziehung zwischen Soma und Psyche. Die Wahrscheinlichkeit, daß sie psychische Reaktionen (somatopsychisch) hervorrufen, ist groß, sie könnten aber auch eine rein psychische Störung mit physischen Symptomen sein (psychosomatisch). Meistens bewegt sich eine Erkrankung auf der Skala zwischen den beiden Polen "rein somatisch" und "rein psychisch".

Der Zusammenhang zwischen "Schwindel" und psychischen Symptomen ist nur wenig untersucht worden. Es wurde gezeigt, daß Menschen, die an Schwindelgefühlen leiden, körperlich mehr eingeschränkt sind (Sixt/Landahl 1987; Sloane et al. 1989; Downton/ Andrews 1990). Zusätzlich ergab sich eine enge Verbindung zwischen Angstzuständen und Depressionen. In einer Analyse zeigten sich diese beiden Faktoren als die besten "Anzeiger" von Schwindelgefühlen (Downton/Andrews 1990). Durch Schwindelgefühle entsteht die Angst zu stürzen, wobei ein tatsächlicher Sturz bei den Betroffenen innerhalb der vorausgehenden zwölf Monate nur selten erfolgt war. Sloane et al. (1989) teilen Patienten, die an Schwindelanfällen leiden, in zwei Kategorien ein: Die einen haben Angstzustände, oftmals eine Depression, und somatisieren ein psychisches Problem; die zweite Gruppe leidet an einer neurosensorischen oder kardio-vaskulären Störung. Um den Einfluß zu studieren, den Schwindel auf die Betroffenen hat, wurde ein Fragebogen mit Fragen zu physischen, funktionellen und emotionalen Aspekten von Schwindel- und Benommenheitsgefühlen entwickelt (Jacobson/ Newman 1990). Bei der Frage nach funktionellen und emotionalen Aspekten nahmen die Punkte mit der Häufigkeit der Schwindelanfälle zu.

Eine Untersuchung von psychisch kranken alten Menschen ergab, daß ein großer Prozentsatz von ihnen unter Schwindelgefühlen leidet (wobei diese Zahl nur unwesentlich höher war als die der "gesunden" Bevölkerung gleichen Alters). Wenngleich physische Erkrankungen und die jeweilige Medikation die Hauptursachen für Schwindelgefühle sind (oft durch einen orthostatischen Hypotonus angezeigt), ist dies keine befriedigende Erklärung für das gehäufte Auftreten von Schwindel in dieser Gruppe, was wiederum die Behauptung unterstützt, daß psychische Erkrankung und Schwindelgefühle zusammenhängen (Davie et al. 1981). Schwindel kann auch ein Symptom einer Agoraphobie sein (Orma/Koskenoja 1957a).

Aus diesen Untersuchungen läßt sich weder entnehmen, ob Schwindelgefühle durch eine psychische Belastung verursacht werden, noch, ob sie eine psychische Belastung erzeugen, doch ist es wahrscheinlich, daß beides geschieht. Was sich allerdings sehr deutlich aus den Untersuchungen ergibt, ist die Tatsache, daß Psyche und Physis hier sehr eng zusammenspielen. Deswegen sollten alle, die Schwindelanfälle behandeln wollen, auch die psychische Verfassung der Betroffenen berücksichtigen, sowohl bei der Diagnosestellung als auch bei der Behandlung.

Fallbeispiel

Eine 80jährige Frau wurde nach einem Sturz, bei dem sie sich eine Weichteilverletzung am Bein zugezogen hatte, stationär aufgenommen. Sie bekam schmerzstillende Medikamente und wurde langsam mobilisiert. Zuvor war sie fit und bei guter Gesundheit gewesen, war aber in den Monaten zuvor einige Male gestürzt, was sie einem normalen Stolpern zuschrieb. Sie war nun aber durch ihre Stürze ängstlich geworden und hatte einen guten Teil ihres Selbstvertrauens eingebüßt. Sie klagte über ein andauerndes Gefühl der Benommenheit, war jedoch nicht in der Lage, auf Befragen dieses Gefühl mehr zu spezifizieren. Das Stationspersonal vermutete bei ihr eine Depression. Auf einer Skala zur Beurteilung von Depression im geriatrischen Bereich "erzielte" sie eine hohe Punktzahl. Eine Behandlung mit einem trizyklischen Antidepressivum wurde angesetzt, und innerhalb eines Monats nahm ihre Angst ab, und die Schwindel waren vollständig verschwunden.

SYNKOPEN

Eine Synkope wird definiert als plötzlicher, kurzer Bewußtseinsverlust aufgrund einer vorübergehenden Störung der Gehirndurchblutung. Sie ist normalerweise unabhängig von einer organischen Gehirnerkrankung oder zerebrovaskulären Störungen, und eine spontane Erholung erfolgt direkt im Anschluß (Ormerod 1984). Es gibt eine ganze Anzahl von Synonymen, sowohl beim medizinisch-pflegerischen Personal als auch bei Laien, wie z. B. Ohnmacht, Bewußtseinsverlust, Anfall, Kollaps, Blackout, Schlaganfall, keine Reaktion mehr zeigen, besinnungslos sein usw. Wie auch bei dem Wort "Schwindel" mit seinen vielen Synonymen können diese Ausdrücke für unterschiedliche Menschen unterschiedliches bedeuten. Das typische klinische Bild einer Synkope ist das plötzliche Eintreten bzw. eine sekundenschnelle Entwicklung: Die Sicht verschwimmt, es wird schwarz vor Augen, die Extremitäten werden kalt und feucht, Übelkeit tritt auf. Wie weiter oben schon erwähnt, werden dem Begriff manchmal zusätzliche Symptome zugeordnet, und die Begriffe "Synkope", "synkopenähnlicher Vorfall" und "Schwindel" können sich gegenseitig überschneiden.

Wie oft kommt es zu einer Synkope?

Es gibt keine Untersuchungen, die sich mit der Häufigkeit der Synkopen bei alten Menschen befassen, doch lassen Untersuchungen an jungen Menschen darauf schließen, daß es sich um ein sehr häufiges Symptom handelt. In allen Altersgruppen kommen 1–3 % der Besucher einer Unfallambulanz wegen einer Synkope, 3–6 % aller stationären Aufnahmen erfolgen aus diesem Grund (Anonym 1991).

Eine nordamerikanische Untersuchung befaßt sich mit unterschiedlichen Symptomen, die bei über 65jährigen auftreten, und es wurde herausgefunden, daß etwa 6 % aller Männer und Frauen schon einen oder mehrere Blackouts erlebt haben, 8,3 % der Frauen und 6,5 % der Männer waren schon ein- oder mehrmals in Ohnmacht gefallen (Hale et al. 1986). Die Häufigkeit dieser Symptome nimmt mit zunehmendem Alter zu. In einer Untersuchung in Newcastle berichten 26 % der über 65jährigen, sie hätten schon einmal einen Ohnmachtsanfall oder einen kurzen Bewußtseinsverlust erlebt (Evans 1990). Bei einer Gruppe alter Menschen im Wohn- und Pflegeheim hatten 6 % einmal pro Jahr eine Synkope, 23 % erlebten dieses Symptom seit zehn Jahren. Über zwei Jahre betrachtet, wiederholen sich die Synkopen bei 30 % der BewohnerInnen (Lipsitz et al. 1985).

Nach einer Synkope gehen anscheinend viele Menschen in die Unfallambulanz, doch gibt es keine Zahlen dafür, wie oft dies tatsächlich geschieht. In einer Untersuchung bei über 65jährigen, die wegen eines Sturzes in die Unfallambulanz gekommen waren, klagten 12 % über einen vorausgehenden Bewußtseinsverlust, bei 58 % war allerdings unbekannt oder gar nicht vermerkt worden, ob eine Bewußtlosigkeit eingetreten war (Paramsothy/Downton 1992). In einer Untersuchung, die alle Altersgruppen umfaßte, die in die Unfallambulanz kamen, zeigte sich, daß 3 % der PatientInnen wegen Beschwerden kamen, die eventuell mit einem Verlust des Bewußtseins zusammenhängen (Day et al. 1982). Werden PatientInnen mit Anfallsleiden und Schädeltrauma ausgeschlossen, hatte weniger als 1 % eine Synkope.

Untersuchungen bei alten Menschen, die nach einer Synkope einen Internisten aufsuchten, zeigen, daß bei 60–70 % dieser PatientInnen eine Ursache gefunden wurde (Lipsitz et al. 1985; Kapoor et al. 1986a). Die Sterblichkeitsrate nach einer Synkope scheint bei alten Menschen nicht höher zu liegen als bei der Durchschnittsbevölkerung (Lipsitz et al. 1985), wobei eine Ursache kardiovaskulärer Art zu einer erhöhten Sterblichkeit führen könnte (Kapoor et al. 1986a; Day et al. 1982). Ein durch eine Synkope ausgelöster Sturz führt häufiger zu Verletzungen (auch zu schweren wie Frakturen) als Stürze, die ohne Bewußtseinsverlust einhergehen (Kapoor et al. 1986a).

Epidemiologische Untersuchungen von Stürzen und Frakturen geben Informationen über die Häufigkeit, mit der sie durch Synkopen und Schwindel verursacht werden, wobei es wegen Unterschieden in der Terminologie nicht möglich ist, die Studien direkt zu vergleichen. Ein Ergebnis der neuseeländischen Studie (Campbell et al. 1981) war, daß 6 % der Stürze durch einen "Anfall oder durch eine synkopenartige vertebro-basiläre Insuffizienz" verursacht worden waren und 3 % durch einen orthostatischen Hypotonus. Die Untersuchung in Newcastle (Prudham/Evans 1981) ergab, daß 6 % aller Stürze durch einen Schwindelanfall oder Drehschwindel verursacht werden und 4 % durch einen Bewußtseinsverlust. Ein weiteres Ergebnis dieser Studie ist, daß 33 % der Untersuchten, die bereits einen Sturz hinter sich hatten, auch schon einmal in Ohnmacht gefallen waren bzw. ein Blackout gehabt hatten, im Gegensatz zu 24 % bei alten Menschen, die noch nie gestürzt waren. Die Untersuchung in Nottingham (Blake et al. 1988) hatte zum Ergebnis, daß 8 % aller Stürze bei einem Schwindelanfall passierten, 6 % durch eine Ohnmacht.

Eine Untersuchung von Menschen über 70 in Neuseeland (Campbell et al. 1989) ergab, daß von 268 Stürzen 24 mit einem Verlust des Bewußtseins einhergingen, bei vier Personen wurde eine Einzelursache gefunden (Epilepsie in zwei Fällen, Aortenstenose und Adam-Stokes-Krankheit in je einem Fall). Bei den restlichen 20 Personen waren Kombinationen von verschiedenen Ursachen für den Sturz verantwortlich.

Ursachen von Synkopen

Eine Synkope ist meist einfacher zu beurteilen und zu charakterisieren, als dies bei "Schwindel" möglich ist, da es sich bei einer Synkope um eine sehr viel klarere und objektivere Größe handelt. War ein Zeuge anwesend, ist es normalerweise eindeutig, ob ein Verlust des Bewußtseins eingetreten war oder nicht. Ohne Zeugen ist es, besonders für einen alten Menschen, manchmal schwer zu wissen, ob er das Bewußtsein tatsächlich verloren hatte.

Wegen der zusätzlichen Auswirkung altersbedingter physiologischer Veränderungen und Erkrankungen auf die Sauerstoffversorgung des Gehirns sind viele alte Menschen nahe der unteren Grenze der Sauerstoffversorgung, die die Funktion des zentralen Nervensystems gewährleistet (Lipsitz 1983). Häufig auftretende Krankheiten wie Herzinsuffizienz, Anämie, cerebro-vaskuläre Erkrankungen und chronische Erkrankungen der Atemwege können den Sauerstoffgehalt und/oder die zerebrale Durchblutung vermindern. Berücksichtigt man alle diese Aspekte, ist es nicht mehr verwunderlich, warum sogar schon ein trivialer Streß bei alten Menschen zu einem kurzfristigen Verlust des Bewußtseins führen kann und warum ein alter Mensch eher einmal in Ohnmacht fällt als ein junger, wenn er akut krank ist. Es gibt nur eine begrenzte Anzahl von Mechanismen, die einen Bewußtseinsverlust hervorrufen:

1. Durchblutungsstörung des Gehirns;
2. eingeschränkter zerebraler Metabolismus;
3. Veränderung der elektrischen Aktivitäten im Gehirn.

Dies sind die "letzten gemeinsamen Pfade", die zu einer Synkope führen, doch für den praktischen Umgang ist es vielleicht besser, sich die Probleme vorzustellen, die am häufigsten zu einer Synkope führen können (Tab. 4). Es gibt eine deutliche Überschneidung (Abb. 23),

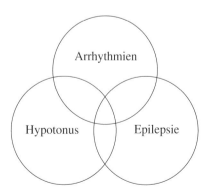

Abb. 23: Überschneidung von Faktoren, die Bewußtlosigkeit auslösen können

Tabelle 4: Ursachen für Synkopen

Kardio-vaskulär	Arrhythmien	– Bradyarrhythmien – Tachyarrhythmien – Sick-Sinus-Syndrom
	transiente Dysfunktion des Myokards	– Ischämie – Aortenklappenstenose – HOKM
Hypotonus	vasovagal	
	spezielle Arten	– Hustensynkope – Miktionssynkope – Defäkationssynkope – Schlucksynkope
	orthostatischer Hypotonus	– Neuropathie des autonomen Nervensystems – medikamentös bedingt – Volumenverringerung
Hypoglykämie	durch Medikamente	– orale Antidiabetika – Insulin
	spontan	– reaktiv – Insulinom – Leberschädigung – Addison-Krankheit – maligne Erkrankungen
Epilepsie		
Andere	– Hypokalzämie – Hyperventilation	

besonders bei kardio-vaskulären Ursachen/funktionellen Kreislaufstörungen und Hypotonus, da diese über einen Hypotonus zur Synkope führen können. Erkrankungen in einer Gruppe können zu Problemen in einer anderen Gruppe führen. Zum Beispiel: Einer Arrhythmie/Herzrhythmusstörung oder einem orthostatischen Hypotonus kann ein anoxischer Anfall folgen. Die Einteilung ist nicht vollständig, doch deckt sie die häufigsten Ursachen ab. Einige davon werden in Kapitel 5 detaillierter besprochen.

"Spezifische" Arten von Synkopen (wie Husten-, Miktions-Defäkations-, Schlucksynkope) sind wohl Syndrome mit multipler Ätiologie (Kapoor et al. 1985; 1986b) und keiner klar umrissenen Pathophysiologie. Die Mechanismen sind hier der Valsalva-Mechanismus beim Pressen, die Nervus-Vagus-Stimulation durch eine volle Blase, Vasodilatation durch Reflex bei der Blasenentleerung sowie ein reflexbedingtes Absinken des Blutdrucks und der Herzschlagfolge durch Husten (Lipsitz 1983). Oft ist es möglich, die Symptome dieser Syndrome durch eine simple Intervention einzugrenzen (z. B. ein Rat für alte Männer mit Miktionsstörungen, sich beim Wasserlassen zu setzen). Deshalb kann eine klinische Diagnose hilfreich sein.

Untersuchungen von Synkopen bei Erwachsenen aller Altersstufen deuten darauf hin, daß ihre verbreitetste Ursache vagovasal bedingt ist. 40 % der Erwachsenen, die nach einem vorübergehenden Verlust des Bewußtseins die Unfallchirurgie aufsuchen, haben eine vagovasale Attacke hinter sich (zu dieser Gruppe gehört auch ein orthostatischer Kollaps), 29 % hatten einen Anfall, bei einem kleinen Teil waren die Ursachen anderer zentralnervöser Art, Herz-Kreislauf-bedingt, medikamentöser und metabolischer Art. 13 % hatten keine klare Diagnose (Day et al. 1982). Eine Vergleichsstudie zwischen alten und jungen Menschen (mit BesucherInnen der Unfallambulanz, stationären und ambulanten PatientInnen) zeigte, daß eine kardiovaskuläre Synkope bei alten Menschen sehr viel häufiger vorkommt als zum Beispiel ein vagovasaler Kollaps (Kapoor et al. 1986a).

Beurteilung von Synkopen

Die Diagnosestellung ist bei Synkopen durch die vielen verschiedenen Störungen, die einen Bewußtseinsverlust verursachen können, und dadurch, daß ein Blackout bei alten Menschen nur selten beobachtet werden kann, sehr erschwert. Untersuchungen haben jedoch gezeigt, daß die Ursache einer solchen Attacke von einer gut erstellten Anamnese und klinischen Untersuchungen bei vielen Menschen, die an Synkopen leiden, herausgefunden werden kann. Allerdings ist der Anteil der ermittelten Ursachen bei alten Menschen geringer (ungefähr 40 %) als bei Erwachsenen allgemein (etwa 85 %) (Day et al. 1982; Kapoor et al. 1986a). Die Anamnese ist deshalb der Eckstein einer Diagnosestellung.

Anamnese

Wenn möglich, sollte eine Anamnese nicht nur vom/von der Patienten/in, sondern auch mit einem/r Zeugen/in gemacht werden, da ein/e Betroffene/r nicht beschreiben kann, was während der Zeit seiner/ihrer Bewußtseinssperre ablief. Wichtige Faktoren bei der Diagnosestellung sind die Dauer der Attacke, offensichtlich auslösende Aktivitäten oder Vorkommnisse sowie die Geschwindigkeit, mit der sie einsetzte, und die Dauer der Erholungsphase.

Präsynkopale Aktivitäten geben oft wichtige Hinweise: Z. B. Miktion (besonders nachts bei Männern mit vergrößerter Prostata), Stuhlentleerung oder ein Hustenanfall sind klare diagnostische Wegweiser. Der Gebrauch eines oder beider Arme unmittelbar vor der Attacke kann auf eine Stenose der Aorta subclavia (Subclavian-Steal-Syndrom) hinweisen; ein Wechsel der Körperposition auf einen orthostatischen Hypotonus; eine Bewegung des Nackens kann eine vertebro-basiläre Insuffizienz bedeuten (was allerdings etwas überdiagnostiziert ist); Anstrengung weist auf eine herzbedingte Ursache hin, wie z. B. Schmerzen im Brustkorb oder Herzrasen unmittelbar vor dem Blackout.

Auch eine Beschreibung des/der Patienten/in während und nach der Attacke kann sehr nützlich sein. Das leichenblasse Gesicht während der Bewußtseinssperre oder ein hochrotes Gesicht direkt danach sind charakteristisch für die Adam-Stokes-Krankheit, zuckende Extremitäten und Harninkontinenz während der Attacke beweisen noch keine Epilepsie, da andere Arten von Synkopen auch einen anoxischen Anfall auslösen können. Betroffene, die einen epileptischen Anfall hatten, brauchen meist eine lange Erholungsphase, haben oft Kopfschmerzen nach dem Anfall und fühlen sich verwirrt. Eine solche post-iktale Verwirrung kann sich oft über Tage hinziehen, selbst wenn die mentale Funktion zwischen den Anfällen normal ist. Betroffene mit chronischer Verwirrung brauchen noch sehr viel länger, um zu ihrem Normalzustand zurückzukommen.

Eine allgemeine ausführliche Anamnese muß erstellt werden, um eine parallel verlaufende neurologische Störung, Herz- oder Atemwegserkrankung ausschließen zu können. Auch eine Aufstellung der bisher genommenen Medikamente darf nicht vergessen werden, inklusive der rezeptfreien Mittel.

Untersuchungen

Die klinischen Untersuchungen sollte nach Zeichen eventueller neurologischer Abnormitäten oder kardio-vaskulärer Erkrankungen forschen, wie z. B. Gefäßgeräusche, untastbare Pulse und Herzgeräusche. Der Blutdruck muß liegend bzw. sitzend und stehend gemessen werden, um einen orthostatischen Hypotonus und Schwindelgefühle abklären zu können. Ein Orthostatischer Hypotonus mit fehlender Symptomatik ist weniger hilfreich zur weiteren Diagnosestellung als positionsbedingte Schwindelgefühle, mit oder ohne Blutdruckabfall. Ein symptomfreier Orthostatischer Hypotonus ist bei alten Menschen häufig anzutreffen (Caird et al. 1973), da wahrscheinlich ihre zerebrale Autoregulation trotz des Blutdruckabfalls in der Lage ist, den zerebralen Blutkreislauf aufrechtzuerhalten.

Es gibt inzwischen Nachweise dafür, daß eine Überempfindlichkeit des Karotissinus eine nicht zu vernachlässigende Ursache für Synkopen bei alten Menschen ist (Kenny/Traynor 1991). Ein Standardtest dieser Überempfindlichkeit sollte Teil jeder Abklärung "unerklärbarer" Synkopen sein. Bei diesem Test wird der Karotissinus auf beiden Seiten sechs Sekunden lang massiert (mit einem Intervall von mindestens einer Minute zwischen den beiden Seiten). Der Test ist positiv, falls diese Stimulation eine Asystole mit der Dauer von drei oder mehr Sekunden hervorruft oder einen Abfall des systolischen Drucks von mehr als 50 mmHg auslöst. Es ist empfehlenswert, während eines solchen Tests auf eine Reanimation vorbereitet zu sein.

Sind die Synkopen akut, besteht die Gefahr eines Herzinfarktes, einer Lungenembolie, einer Aortenruptur, einer gastrointestinalen Blutung oder anderer Desaster im Bauchraum. Eine allgemeine Untersuchung muß in jedem Fall durchgeführt werden.

Bis zu einem gewissen Grad sollten die weiteren Untersuchungen von der Anamnese und der o. g. klinischen Untersuchung abhängen. Falls es keine klaren Hinweise gibt, ist es auf jeden Fall notwendig, ein großes Blutbild, Blutzucker, Chemie (inklusive Harnsäure, Kreatinin und Elektrolyte), eine Thorax-Röntgenaufnahme und ein EKG zu machen. Auch ein Langzeit-EKG zur Differentialdiagnose kann nicht schaden, wenngleich das häufige Vorkommen von Herzrhythmusstörungen und die minimale Wechselbeziehung zwischen diesen Symptomen und tatsächlichen Rhythmusstörungen bei alten Menschen die Interpretation schwermachen. Wenn diese Symptome dazuhin nur intermittierend sind, ist die Wahrscheinlichkeit, zufällig eine Arrhythmie "einzufangen", gering. Ein EEG ist weniger angebracht, da ein normales EEG Epilepsie nicht ausschließt, ein abnormes allerdings auch keine Epilepsie beweisen kann.

In ganz speziellen Situationen können komplexere Tests eine Hilfe sein, wie z. B. Gehirn-CT, Echokardiogramm, elektrophysiologische Tests, ein Glukosetoleranztest etc., doch in der Mehrzahl der Fälle kann diese Art von invasiven (und oft teuren) Tests nichts zur Diagnose beitragen (Kapoor et al. 1982). Ist es nicht möglich, eine definitive Diagnose zu erstellen, kann ein therapeutischer Versuch, in Form einer Behandlung mit Antikonvulsiva oder Antiarrhythmika gerechtfertigt sein, wobei es bei PatientInnen mit langen Pausen zwischen den Attacken trotz allem schwer bleibt, diese medikamentösen Versuche zu interpretieren. Nichts zu tun, zu beobachten und die PatientInnen in regelmäßigen Abständen neu zu beurteilen ist oft die nützlichste Vorgehensweise. Dadurch kann zumindest vermieden werden, daß eine iatrogene Krankheit zu der bestehenden Erkrankung hinzukommt.

Behandlung/praktischer Umgang

Theoretisch gibt es hierzu keine Probleme, doch führen die diagnostischen Schwierigkeiten auch zu Schwierigkeiten in der Praxis. Wo es eine klare Diagnose gibt, löst die Behandlung der zugrundeliegenden Ursache meist das Problem. Daß sich eine medikamentöse Behandlung auch toxisch auswirken kann, darf nicht vergessen werden. Besonders Antiarrhythmika bergen potentielle Probleme, sie können z. B. auch proarrhythmisch wirken (Velbit 1982).

Ist ein Orthostatischer Hypotonus das zugrundliegende Problem und konnten andere Ursachen wie unangemessene Medikation oder Flüssigkeitsmangel ausgeschlossen werden, kann eine Reihe von Techniken angewendet werden. Oft wären bereits Kompressionsstrümpfe eine ausreichende Behandlung, doch besteht bei gebrechlichen alten Menschen die Schwierigkeit, daß sie diese nicht ohne Hilfe an- und ausziehen können. Am Bett kann das Hochstellen des

Kopfendes hilfreich sein, damit die betreffende Person nie ganz flach liegen muß. Auch Übungen mit Armen und Beinen vor dem Aufstehen helfen. Manchmal ist die Behandlung mit einem Mineralocorticoid notwendig, auch wenn fast immer Nebenwirkungen auftreten.

Da Synkopen bei alten Menschen beinahe immer mehrere Ursachen haben, muß dem allgemeinen Gesundheitszustand viel Aufmerksamkeit geschenkt werden. Einfache Dinge, wie z. B. das Vermeiden unnötiger Medikation, ausreichende Flüssigkeitszufuhr und Vorsicht beim Aufstehen von Bett oder Stuhl, sind oft angebrachter als spezifische Interventionen.

Fallbeispiel

Bei einem 84jährigen Mann wurde ein Hausbesuch gewünscht. Er hatte eine Herzinsuffizienz, weswegen er ein Schleifendiuretikum nahm, wobei sein Hausarzt das Gefühl hatte, daß er das Medikament nicht regelmäßig einnahm. Er war während der vorausgehenden fünf Jahre einige Male gestürzt, durch einen Sturz handelte er sich eine leichte Kopfverletzung ein. Normalerweise ging es ihm recht gut, er war aktiv und kümmerte sich um seine behinderte Frau und seine ebenfalls behinderte Tochter. Bei der klinischen Untersuchung war eine Herzinsuffizienz nicht nachweisbar, aber sein Blutdruck war niedrig. Im Sitzen betrug sein Blutdruck 110/70 mmHg, im Stehen war er nicht meßbar. Beim Aufstehen kollabierte er. Seine Blutchemie war normal, abgesehen von einem leicht erhöhten Harnstoff. Das Diuretikum wurde abgesetzt, innerhalb der nächsten Tage verschwand sein Orthostatischer Hypotonus, und sein Harnstoffwert war wieder normal.

7. Umgang und Behandlung nach einem Sturz

Es gibt nur wenig Informationen und systematische Behandlungs- und Pflegevorschläge für alte Menschen im stationären oder ambulanten Bereich, die bereits ein- oder mehrmals gestürzt sind. Nicht alle Stürze werden dem Arzt mitgeteilt, und von denjenigen, die zu ihrem Arzt gehen, benötigen bzw. erfahren viele oft keine weitere Behandlung. Es bleibt jedoch unklar, wie hoch diese Zahlen sind und ob diese Menschen eine angemessene Behandlung und Betreuung bekommen haben. In vorausgegangenen Untersuchungen wurde bereits vorgeschlagen, daß eine interdisziplinäre Beurteilung (einschließlich einer Beurteilung des sozialen Umfelds) und Behandlung für sturzgefährdete alte Menschen angemessen sei (Burley 1983; Wolf-Klein et al. 1988), doch darüber konnte noch keine Untersuchung durchgeführt werden, und somit verfügen wir augenblicklich noch nicht über Beweise. Es erscheint mir jedoch einleuchtend, daß eine einheitliche, hinterfragte und koordinierte Annäherung an die Behandlung und den Umgang mit sturzgefährdeten alten Menschen klinische als auch ökonomische Vorteile hat.

Zwei Elemente im Umgang mit sturzgefährdeten Menschen sind zu unterstreichen: als erstes die auf den Sturz folgende Beurteilung und Behandlung bzw. Betreuung/Pflege der Betroffenen, zweitens eine generelle Einschätzung/Beurteilung des alten Menschen innerhalb seines Umfeldes, um nach (veränderbaren) Faktoren zu forschen, die das Sturzrisiko erhöhen. Eine Untersuchung möglichst direkt nach dem Sturz ist zum einen natürlich wichtig, um etwaige Verletzungen feststellen zu können, zum anderen aber auch eine gute Gelegenheit, um potentiell therapierbare Ursachen oder begünstigende Faktoren zu finden.

Nicht bei allen alten Menschen sind die Probleme kompliziert. Manche erleiden einen ganz einfachen Sturz, so wie jeder Mensch eines jeden Alters stürzen könnte. Deshalb schlage ich das System der "Triage" vor, um diejenigen, die mit einer Ermutigung und Bestätigung entlassen werden können, von denen zu unterscheiden, die weitere medizinische Aufmerksamkeit benötigen, sei es zur Behandlung der beim Sturz zugezogenen Verletzungen oder weil der Sturz ein Anzeiger für eine behandlungsbedürftige Störung ist.

Die wichtigste Frage ist: Warum stürzte dieser Mensch zu gerade dieser Zeit an gerade diesem Ort? Dies besagt schon, daß dadurch konstante interne, externe (umfeldbedingte) und situationsabhängige Faktoren zum Vorschein kommen. Auch wenn allen Stürzen ein umfeldbedingtes Element zugrunde liegt, bedeutet dies nicht, daß die betreffende Person nach Beseitigen dieser Sturzursachen nicht mehr stürzen wird. Es heißt vielmehr, daß ein Mensch mit einer gewissen internen Sturzneigung eher jetzt als eine Stunde früher oder später durch bestimmte externe und situationsbedingte Faktoren stürzen wird. Damit ein Sturz tatsächlich passieren kann, braucht es sowohl die richtige "Gelegenheit" als auch die innere "Neigung" zu stürzen. "Neigung" und "Gelegenheit" sind altersabhängig und bestimmen die Häufigkeit, mit der eine Person in einem bestimmten Lebensalter stürzt (Abb. 24).

Diese Häufigkeit ist auch, allerdings weniger gut vorhersehbar, vom Zeitpunkt abhängig: Bei einem Menschen mit einer bestimmten Sturzneigung kann die Wahrscheinlichkeit zu stürzen morgen größer oder kleiner sein als heute, abhängig von der jeweiligen Tagesverfassung, der Medikamenteneinnahme, dem geistigen Zustand und der Umgebung. Bei alten Menschen erhöht fast jede Erkrankung

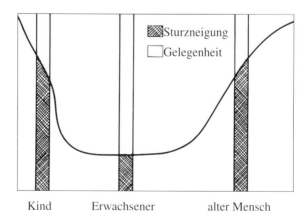

Abb. 24: Anteil von Sturzneigung und -gelegenheit in bezug auf das Lebensalter

automatisch das Sturzrisiko, wogegen nicht alle Menschen mit einer bestimmten Erkrankung auch zu Stürzen neigen, noch verursacht eine entsprechende Krankheit andauernd Stürze. Ein Teil der Stürze, die sogenannten Ausrutscher und Stolperer, werden (in jedem Lebensalter) durch externe Ursachen ausgelöst. Altersbedingte Veränderungen, z. B. der Gangart, erhöhen die Chance zu stolpern oder auszurutschen. Auch die Sturzgefahr vergrößert sich, da Ausrutscher oder Stolperer durch verlangsamte Reaktionen und korrigierende Reflexe nicht mehr so gut abgefangen werden können.

Da Stürze relativ oft vorkommen, werden Professionelle in pflegenden und heilenden Berufen häufig mit dieser Problematik konfrontiert. Die PatientInnen treffen auf MitarbeiterInnen in helfenden Berufen, die sich entweder mit dieser Problematik auseinandergesetzt haben oder sich wenig dafür interessieren. Alte Menschen suchen auf verschiedene Art und Weise Hilfe. Entweder gehen sie direkt nach dem Sturz ("Ich bin heute gestürzt") zu ihrem Hausarzt oder auch in die Unfallambulanz oder sehr viel später, meistens, wenn sie zum wiederholten Mal gefallen sind ("Ich bin schon oft hingefallen"; "Ich falle immerzu"). Manchmal suchen Pflegende Angehörige nach einer Sturzserie um Rat, oder die Sturzneigung eines alten Menschen stellt sich bei einer Untersuchung wegen anderweitiger Erkrankung oder einer sozialen Problematik heraus.

Jede dieser Situationen braucht unterschiedliche Annäherung, doch haben sie viele gemeinsamen Aspekte. Die Vorgehensweise der Diagnosestellung bleibt weitgehend die gleiche. Einzelne Schwerpunkte unterscheiden sich je nach Situation. Deshalb ist es wichtig, die jeweilige Problematik innerhalb der spezifischen Situation zu betrachten.

Allgemeine Prinzipien im Umgang mit gestürzten Menschen

Erste Priorität ist in jedem Fall, eventuelle Verletzungen abzuklären und sie gegebenenfalls zu versorgen. Ist der Zustand des/der Patienten/in stabil, kann die Frage nach der Sturzursache gestellt werden.

Es gibt immer einen Grund für einen Sturz. Normalerweise ist es möglich, wenigstens einige der Faktoren zu benennen, die zu dem Sturz geführt haben. Oft ist es auch möglich, einige oder sogar alle diese Faktoren zu behandeln, um das Risiko weiterer Stürze zu mindern (Rubenstein 1988). Um dies jedoch tun zu können, muß der alte Mensch zuerst über das Geschehen befragt werden, und zwar auf eine Art und Weise, die es diesem Menschen möglich macht, alles zu erzählen, an das er sich erinnert. Ohne ein sorgfältiges Befragen fällt es dem/der Betroffenen vielleicht schwer, seine/ihre Erinnerungen an das Erlebnis so auszudrücken, daß sie für die Diagnosefindung auch nützlich sind. An dieser Stelle entstehen leicht Mißverständnisse und falsche Annahmen über den Vorfall.

Anamnese

Welche Fragen müssen gestellt werden? Allgemeine Fragen, wie z. B.: "Warum sind Sie gestürzt?" oder "Was hat Ihren Sturz verursacht?", bringen nicht immer hilfreiche Antworten, wenngleich diejenigen, die "nur" gestolpert oder gerutscht sind, die Umstände ihres Sturzes auf eine solche Frage hin oftmals beantworten können. An dieser Stelle möchte ich warnen, denn oft spielt die Ratio hier hinein nach dem Muster: "Ich bin gefallen. Menschen fallen, weil sie stolpern. Das heißt, ich muß gestolpert sein." Sagt ein Patient: "Ich muß gestolpert sein", so ist es eher wahrscheinlich, daß dem nicht so war. Kann die betroffene Person jedoch eindeutig beschreiben, wie es zu ihrem Sturz kam (z. B. das Stolpern über eine Unebenheit oder das Ausrutschen auf einer glatten Stelle), dann handelte es sich mit großer Wahrscheinlichkeit um einen Stolperer oder Ausrutscher. Natürlich ist hier wichtig zu bedenken, daß der schlechte Gesundheitszustand eines Menschen auch die Sturzgefahr erhöht. Die Diagnose einer latent vorhandenen Krankheit kann durch einen eindeutig durch Ausrutschen verursachten Sturz deshalb leicht verhindert werden.

War der Sturz kein Stolperer/Ausrutscher und auch sonst nicht einzuordnen, muß die Frage gestellt werden, ob er ein Symptom einer akuten Krankheit sein könnte. Nachdem dies ausgeschlossen ist, kann die große Anzahl potentieller Ursachen oder begünstigender Faktoren in Betracht gezogen werden. Hilfreiche Fragen sind z. B.:

– Was haben Sie zum Zeitpunkt Ihres Sturzes getan (z. B. gehen, stehen, vom Stuhl aufstehen, sich bücken, den Kopf drehen)?
– Was taten Sie unmittelbar vor dem Sturz?

- Fühlten Sie sich unmittelbar vor dem Sturz wohl?
- Haben Sie vor oder nach dem Sturz Symptome wie z. B. Schwindel, Herzklopfen, Herzschmerzen, Sehstörungen bemerkt?
- Sind Sie in Ohnmacht gefallen oder haben Sie das Bewußtsein verloren?
- Hatten Sie das Gefühl, gleich in Ohnmacht fallen zu müssen, als Sie stürzten?
- Wie fühlten Sie sich nach dem Sturz?
- Wie lange dauerte es, bis Sie sich wieder erholt hatten?

Symptome wie "Schwindel" und "Herzklopfen" müssen sorgfältig definiert werden, da sie eine ganze Reihe von unterschiedlichen Empfindungen bedeuten können (siehe Kapitel 6). Auch ein Bewußtseinsverlust muß genau hinterfragt werden, da nicht alle Menschen "Ohnmacht" und "Verlust des Bewußtseins" als Synonyme betrachten. Nach Möglichkeit sollte ein Gleichgewicht zwischen der Beschreibung des/der Betroffenen in seinen/ihren eigenen Worten und dem überlegten Gebrauch von direkten Fragen bestehen, um Erfahrungen aufzuhellen, die für die betroffene Person vielleicht sogar geheimnisvoll, rätselhaft und beängstigend waren.

Wird über eine ganze Sturzserie berichtet: "Ich falle nur immerzu", können noch ein paar weitere Fragen zur Klärung der Situation beitragen: Waren die einzelnen Sturzvorgänge ähnlich, und/oder passierten die Stürze in vergleichbaren Situationen? Eine Bestätigung dieser Fragen weist auf eine Ursache bzw. eine begrenzte Anzahl von Mechanismen hin, und eine Beschreibung eines typischen Sturzes sollte erfragt werden. Gibt es keinerlei Muster in einer Sturzserie, besteht die Wahrscheinlichkeit, daß sie von einer Reihe von Faktoren verursacht werden.

Die Beschreibung von Betroffenen kann oft vage sein, oder man bekommt überhaupt keine Beschreibung. Ohne Zeugen ist es schwer zu entscheiden, wie verläßlich das Berichtete ist, besonders wenn eine kognitive Einschränkung besteht. Gibt es Zeugen, ist es hilfreich, diese so früh wie möglich nach dem Sturz zu befragen, um möglichst viele Informationen über die Umstände des Sturzes zu erhalten, z. B. über das Aussehen des/der Betroffenen, ob ein Bewußtseinsverlust eingetreten war, wie sich der/die Betroffene nach dem Sturz verhielt und ob es in der Vergangenheit schon ähnliche Stürze gegeben hatte. Auch Informationen über das Verhalten vor und nach dem Sturz sind von Bedeutung.

Eine Antwort auf die Frage nach der bisherigen Mobilität des/der Betroffenen ist hilfreich. Bei pflegebedürftigen und sehr eingeschränkt beweglichen Menschen unterscheiden sich die möglichen Sturzursachen von denen eines gesunden, unabhängigen Menschen. Bei gebrechlichen alten Menschen gibt es oft eine Reihe von Faktoren, die das Sturzrisiko erhöhen, was die Suche nach der Hauptursache erschwert. Bei mobilen und gesunden alten Menschen gilt es meist, eine einzige Ursache zu finden. Fragen nach der Mobilität der Betroffenen sind nützlich und sollten auch die Frage nach Gehhilfen beinhalten.

Aufgrund der zahlreich möglichen Ursachen und der Tatsache, daß bestimmte Faktoren das Sturzrisiko erhöhen können, ist eine medizinische Anamnese normalerweise notwendig. Daß Medikamente einen Sturz verursachen bzw. das Sturzrisiko erhöhen können, macht es unumgänglich, sowohl die vom Arzt verordneten als auch die nicht verschreibungspflichtigen Medikamente zu überprüfen. Auch der Alkoholkonsum sollte ermittelt werden. Manchmal ist es notwendig, Angehörige über dieses Thema zu befragen, da Menschen mit einem Alkoholproblem die tatsächliche Menge nicht zugeben wollen.

Fragen über die Wohnung sind wichtig, um eventuell umfeldbedingte Ursachen abklären zu können, und manchmal ist es angebracht, einen Hausbesuch anzubieten.

Untersuchungen

Meist ist eine vollständige ärztliche Untersuchung angemessen, besonders, wenn die Möglichkeit besteht, daß der Sturz durch eine akute Krankheit verursacht wurde. Dies ist auch bei Menschen notwendig, die mit Regelmäßigkeit zu Fall kommen. Durch die Anamnese wird deutlich, welche weiteren Untersuchungen angesetzt werden müssen (siehe Kapitel 6).

Die folgenden Untersuchungen zur Diagnosefindung der Sturzursachen sind wichtig: eine kardio-vaskuläre Untersuchung mit Pulsfrequenz und -rhythmus sowie Blutdruckmessungen im liegenden und stehenden Zustand. Um einen Orthostatischen Hypotonus ausschließen zu können, muß der/die Patient/in nach lage- und haltungsbedingtem Schwindel gefragt werden, Symptome, die auch bei konstantem Blutdruck auftreten können. Besteht durch die Anamnese der starke Verdacht auf Orthostatischen Hypotonus als Sturzursache, ohne jedoch einen Blutdruckabfall festgestellt zu haben, ist es gut, mit den Messungen noch fortzufahren, da es auch zu einem verzögerten Abfall kommen kann. Eine Massage des Karotissinus (nur bei Bereitschaft zur Reanimation ausführen) kann eine Hypersensibilität des Karotissinus aufzeigen, was von besonderer Bedeutung ist, falls die Stürze mit Synkopen oder synkopenähnlichen Erfahrungen einhergehen. Die kognitive Funktion sollte anhand eines aus zehn bis zwölf Punkten bestehenden Fragebogens (Abb. 25 a und b, S. 148) untersucht werden. Es hat sich als nützlich erwiesen, einen solchen Test durchzuführen, denn oft kann eine gute "soziale Maske" eine beträchtliche kognitive Einschränkung kaschieren. Eine solchermaßen erkannte Beeinträchtigung bedeutet, daß die erhaltenen Informationen von einer weiteren Person bestätigt werden müssen.

Eine neurologische Untersuchung ist manchmal hilfreich, wenngleich dadurch Probleme der funktionalen Mobilität nicht festgestellt werden können (Tinetti/Ginter 1988). Auch der Sehschärfe, dem Gesichtsfeld, der proximalen Muskelkraft und den Reflexen sollte Aufmerksamkeit geschenkt werden, um zerebrovaskuläre Insuffizienz und zervikale Myelopathie ausschließen zu können. Parkinsonsche Krankheit muß in Betracht gezogen werden, wobei dies nicht immer eindeutig zu beurteilen sein wird, da ein Verlust der haltungsbewahrenden Reflexe das erste Zeichen der Krankheit sein kann. Kommt eine periphere Neuropathie in Betracht, ist eine Untersuchung der Oberflächensensibilität sinnvoll, auch wenn sie, besonders bei gebrechlichen alten Menschen, nicht einfach ist. Kopfbewegungen sollten auf ihre Schwindel oder vaskuläre Insuffizienz des Hirnstamms auslösende Wirkung betrachtet werden. Betroffene, die wegen zervikaler Spondylose nur eingeschränkte Kopfbewegungen machen können, werden über ein schwankendes Gefühl klagen, das durch den verminderten somatosensorischen Informationsfluß über die Mechanorezeptoren der Halswirbelsäule entsteht. Diese Gefühle werden durch Kopfbewegungen verstärkt. Klagt der/die Betroffene über Drehschwindel, kann die Untersuchung des Vestibularapparats weiterhelfen (siehe Kapitel 6).

Relevante orthopädische Probleme sind meist in den unteren Ex-

```
Name: ................
Alter: ............. Geburtstag: ............. Ort: ............
Adresse: ........................... Stadt: ............
Bundeskanzler: ............. Bundespräsident: ............
Farben der Nationalflagge: .............
Tag: ............. Monat: ............. Jahr: ............
```

Abb. 25 a: Fragebogen zur Information und Orientierung (aus: Pattie/Gilleard 1975)

```
Alter: .................
Zeit (zur nächsten Stunde): .................
Adresse zur Erinnerung am Ende des Tests – dies soll zur Bestätigung von
der betreffenden Person wiederholt werden:
.................
Jahr: .................
Name der Einrichtung/des Orts: .................
Erkennen von zwei Personen (Arzt, Krankenschwester etc.):
.................
Geburtsdatum (Tag und Monat genügen): .................
Dauer des 1. Weltkrieges (von ............. bis ............. )
Name des gegenwärtigen Bundespräsidenten/-kanzlers:
.................
Von 20 – 1 rückwärts zählen.
```

Abb. 25 b: Verkürzter Fragebogen (aus: Qureshi/Hodkinson 1974)

tremitäten zu finden. Beachtenswert sind deformierte Füße, denn schon ein so angeblich triviales Problem wie ein Hallux valgus kann das Gehen beträchtlich erschweren. Veränderungen der Kniegelenke, wie z. B. eine Hyperextension oder ein steifes Knie, können die Sicherheit gefährden. Füße müssen auf zu lange Zehennägel, Hühneraugen und Hornhautbildungen untersucht werden, da solche "Kleinigkeiten" das Gehen sehr behindern und beträchtliche Schmerzen verursachen können. Last but not least sollten Gangart und Mobilität durch einfache Tests, z. B. mit dem Aufstehen-und-Losgehen-Test, überprüft werden (die betreffende Person soll vom Stuhl aufstehen, quer durch den Raum gehen, zurück zum Stuhl kommen und sich wieder hinsetzen) (Tinetti 1986).

Die Untersuchungen hängen sehr von den jeweiligen Umständen und den Faktoren ab, die vermutlich zu dem Sturz geführt bzw. beigetragen haben. Angemessene Untersuchungen bei sturzgefährdeten alten Menschen wurden bereits in Kapitel 6 erwähnt. Eine Reihe von Gründen sprechen bei den meisten für eine Routineuntersuchung. Einer der Gründe ist die Tendenz alter Menschen, bei einer Erkrankung keine lehrbuchgemäßen Symptome und Anzeichen zu zeigen, ein anderer die bekannten diagnostischen Schwierigkeiten in der Geriatrie. Eine Routineuntersuchung sollte ein großes Blutbild, Chemie (mit Elektrolyten, Kalzium, Kreatinin und Harnstoff) und eine Schilddrüsenfunktion umfassen. Direkt nach einem Sturz sind eine Röntgenaufnahme des Thorax und eine EKG-Untersuchung angebracht.

Weisen Symptome auf mögliche Herzrhythmusstörungen hin, ist auch ein Langzeit-EKG ratsam, dessen Auswertung allerdings erschwert ist durch das verbreitete Auftreten von asymptomatischen Arrhythmien bei alten Menschen und die Tendenz von Symptomen zu verschwinden, während ein Gerät angeschlossen ist! Besteht ein starker Verdacht auf Rhythmusstörungen, muß ein Langzeit-EKG manchmal auch mehrmals wiederholt werden oder ein "Cardiomemo" (das EKG kann von der betreffenden Person eingeschaltet werden, sobald die vermeintlichen Arrhythmien bzw. Symptome auftreten) eingesetzt werden. Das Auftreten von Symptomen ohne das gleichzeitige Aufzeichnen von Arrhythmien schließt Herzrhythmusstörungen als Ursache aus.

Schon die Beobachtung von Betroffenen innerhalb einer Risikosituation kann zum Erkennen eines Mobilitätsproblems nützlich sein; eine komplexe Untersuchung der Haltungskoordinationsfähigkeit in einem Speziallabor für die Untersuchung von Gangarten ist für den praktischen Umgang mit Betroffenen meist nicht von großer Hilfe, wenngleich Durchführende dadurch einige der Faktoren bestimmen konnten, die alte Menschen besonders anfällig für Stürze machen.

Fallbeispiel

Ein 87jähriger Mann wurde zur Rehabilitation nach einer Schenkelhalsfraktur auf eine geriatrische Station verlegt. Bei der Untersuchung fühlte er sich wohl, doch wurde festgestellt, daß er einen langsamen Puls sowie einen Orthostatischen Hypotonus hatte. Das EKG zeigte einen Atrioventrikulären Block zweiten Grades. Eine Überprüfung früherer Krankenakten zeigte, daß er bereits wegen seiner Sturzneigung, manchmal verbunden mit Bewußtseinsverlust, bekannt war und daß auf früheren EKGs AV-Blöcke ersten und zweiten Grades zu sehen waren. Ein Langzeit-EKG zeigte gleich mehrmals einen totalen Block. Er bekam einen Herzschrittmacher und erholte sich gut, sowohl von seiner Fraktur als auch von dieser Operation. Innerhalb des darauffolgenden Jahres kam es zu keinen weiteren Stürzen mehr.

Behandlung

Nachdem die Verletzungen eines Sturzes versorgt und behandelt sind, ist die weitere Behandlung von der Beurteilung der Sturzursache abhängig. Können medizinische Faktoren als wahrscheinliche Ursache bestimmt werden, führt dies zu jenen Faktoren, die durch eine angemessene Intervention (z. B. das Absetzen oder Austauschen eines bestimmten Medikamentes) so weit wie möglich verbessert werden können. Ist das persönliche Umfeld der Hauptrisikofaktor, muß die Wohnung auf potentielle Risikofaktoren überprüft werden, wobei alte Menschen ihre Umgebung oft nur ungern verändern (lassen). Es ist unmöglich, alle Risikofaktoren aus dem Weg zu räumen, und Versuche, genau das zu tun, können die Autonomie eines alten Menschen zu sehr einschränken.

Bei gebrechlichen alten Menschen mit multiplen Erkrankungen und funktionalen Problemen entsteht oft das Gefühl, versagt zu haben, da es viele Probleme gibt, gegen die nichts getan werden kann. Oft können schon kleine Veränderungen an der Medikation, etwas mehr körperliche Bewegung und Anregung der geistigen Beweglichkeit den Ausschlag geben bei der Entscheidung zwischen Pflegeheim und selbständigem Wohnen. Deshalb ist es wichtig, therapierbare "Kleinigkeiten" innerhalb eines großen, unlösbaren Ganzen zu behandeln. Das optimale Funktionieren der sensorischen Fähigkeiten kann die funktionalen Möglichkeiten und den Lebensmut enorm steigern. Das beginnt bei so einfachen Dingen wie einer neuen Brille oder dem Entfernen eines Ohrpfropfs.

Die Beurteilung des Gangs sowie Gehübungen durch und mit KrankengymnastInnen können hilfreich sein. Die einzige Studie über Krankengymnastik für sturzgefährdete Menschen konnte allerdings keinen eindeutigen Gewinn für die TeilnehmerInnen verbuchen (Obonyo et al. 1983), doch bestand der Vergleich in dieser Studie zwischen einer Kurz- und einer Langzeitbehandlung, der Nutzen von Krankengymnastik im Vergleich zu keiner krankengymnastischen Behandlung wurde nicht untersucht. Mit einer Verbesserung der allgemeinen Fitneß und der Mobilität könnten zukünftige Stürze weiter reduziert werden, da Menschen mit Muskelschwäche einem größeren Sturzrisiko ausgesetzt sind. Auch die Verletzungsgefahr ist größer, sollte es zu einem Sturz kommen, wenngleich dies bisher nur durch wenige Untersuchungen belegt wird.

Der Umfang des nötigen Gang- und Gleichgewichtstrainings hängt vom Grad der Instabilität und deren Ursache ab, die Art der Übungen davon, wie sehr das Selbstvertrauen durch den Sturz erschüttert wurde. Manchen scheinen ihre Gleichgewichtsprobleme nichts auszumachen, sie scheinen sogar ein gesteigertes Selbstvertrauen zu haben, was zusammen mit dem fehlenden Verständnis für ihre Grenzen gefährlich werden kann. Teilweise liegen eine Hirnleistungsstörung oder eine Schädigung der Wahrnehmungsfähigkeit durch Apoplexie vor, und alle Hilfe gestaltet sich schwierig ("Daheim habe ich keine Probleme, da ist alles gut"), wobei Durchhaltevermögen und kontinuierliche Übung mit der Zeit zu kleinen Erfolgen führen können.

Das Gleichgewichtstraining beginnt mit der Konzentration auf das Gleichgewicht im Sitzen (statisch, dann dynamisch), dann im Stehen (ebenfalls erst statisch, dann dynamisch). Bei jedem Schritt wird die Schwierigkeit der Übung langsam gesteigert, parallel zum wachsenden Selbstvertrauen des/der Betroffenen. Manche alte Menschen bekommen nach einer Krankheitszeit Probleme mit dem aufrechten Stehen, besonders wenn sie einige Zeit bettlägerig waren. Sie entwickeln einen ausgesprochenen Hang nach hinten, als ob sie vergessen hätten, was oben und unten ist. Das Stehen muß wieder neu erlernt werden, entweder mit einer "Gehhilfe" (ohne Räder) oder

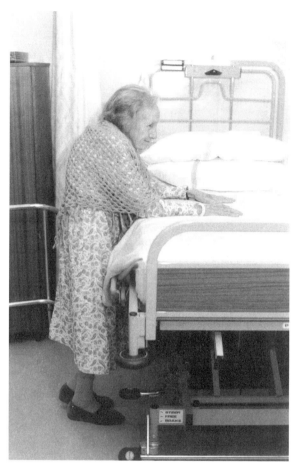

Abb. 26: Durch das Lehnen auf ein hochgestelltes Krankenhausbett kann die nach hinten orientierte Haltung wieder korrigiert werden.

durch das Lehnen auf ein mit Kissen aufgepolstertes, auf maximale Höhe gestelltes Krankenhausbett (Abb. 26). Auch eine Gehhilfe mit Rädern kann wieder zu einer normalen Steh- und Gehposition verhelfen.

Nachdem sich die Fähigkeit zur Haltung des Gleichgewichts und damit auch der Gang verbessert haben, kann es hilfreich sein, mit den Betroffenen einzuüben, wie sie nach einem Sturz ohne Hilfe wieder aufstehen können. Eine zukünftige Sturzfreiheit kann natürlich nicht garantiert werden, doch wenn sich sturzgefährdete Menschen selbst zu helfen wissen, verringert sich die Gefahr, nach einem Sturz lange liegen zu müssen (Wild et al. 1981). Das Wissen, selbständig aufstehen zu können, gibt auch psychischen Auftrieb, da es ein Stück mehr Kontrolle über das eigene Leben bedeutet. Aus diesen Ideen wurde eine Informationsmappe für alte Menschen, Pflegende Angehörige und Professionelle in pflegenden Berufen entwickelt (Walsall Health Authority 1991).

Techniken, mit denen ein alter Mensch selbständig vom Boden hochkommt, sind verhältnismäßig einfach und können von sturzgefährdeten Menschen leicht erlernt werden (Abb. 27 a–f). Am wichtigsten ist es, die Ruhe zu bewahren, keine Panik aufkommen zu lassen, um möglichst entspannt das Aufstehen vom Boden zu beginnen.

Die wichtigste Bewegung, die erlernt werden muß, ist das Drehen aus der Rückenlage, um auf Knien und Händen in den Vierfüßerstand zu kommen. Dann müßte der/die Betreffende kriechenderweise in der Lage sein, eine erhöhte Fläche, z. B. einen Stuhl oder das Bett, zu erreichen, um sich daran hochzuziehen, zuerst noch auf einem Knie, um dann in eine stehende Position zu kommen. Ist es nicht möglich, sich aus der Rückenlage zu drehen, wäre eine weitere Möglichkeit, sich auf dem Gesäß bis zum nächsten Stuhl/Bett zu bewegen, um sich daran heraufzuziehen bzw. heraufzuschieben.

Es ist empfehlenswert, diese Techniken auch den Pflegenden Angehörigen beizubringen, denn viele sind selbst schon älter und würden bei dem Versuch, den/die Betroffene/n selbst vom Boden aufzuheben, eine Verletzung riskieren. Wenn PatientInnen auf der Rehabilitationsstation stürzen, ist es vernünftig, sie in derselben Art und Weise aufstehen zu lassen (nach einem kurzen Check auf Verletzungen und Hilfe vom Personal, falls nötig), um zu üben und um das Gefühl, auf sich selbst angewiesen zu sein, schon auf der Station zu stärken, anstatt vom Personal "aufgehoben" zu werden.

Leider sind die Empfehlungen für Krankengymnastik bis jetzt zwar wohlgemeint, jedoch nicht wissenschaftlich als gewinnbringend nachgewiesen. Dies ist eindeutig ein Gebiet, das von wissenschaftlichen Untersuchungen profitieren könnte.

Hat die sturzbedingte Angst einen lähmenden Charakter, sollte die Intervention eines/einer klinischen Psychologen/in in Betracht gezogen werden. Die psychische Auswirkung eines Sturzes darf nicht

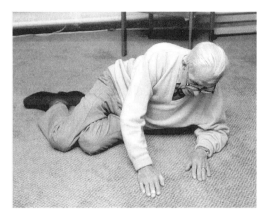

a) aus der Rückenlage umdrehen

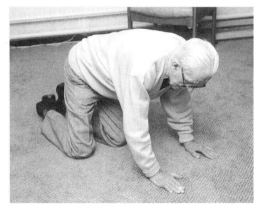

b) auf Händen und Knien stehen

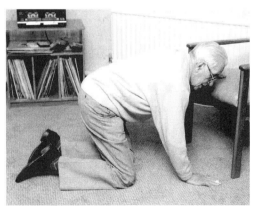

c) zu einem Stuhl kriechen

Abb. 27 a) – c)

d) sich am Stuhl abstützen und ein Bein aufstellen

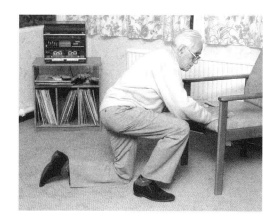

e) mit Hilfe des Stuhls aufstehen

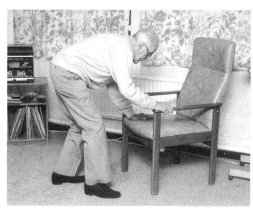

f) sich setzen und ausruhen

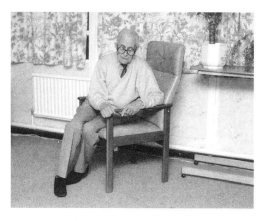

Abb. 27 d) – f)

unterschätzt werden, aber ein Verhaltenstraining und/oder die Auseinandersetzung mit der Angst können helfen, die Neigung zu Stürzen als einen Teil seiner selbst zu akzeptieren, ohne seine Aktivitäten bis zu einem nicht zu akzeptierenden Grad einschränken zu müssen. Die Fähigkeit, ohne Hilfe wieder vom Boden aufstehen zu können, kann den Lebensmut heben und das Gefühl der Hilflosigkeit mindern, das häufiges Stürzen mit sich bringen kann.

Umgebung und Stürze

Die Pflegebedürftigkeit im fortgeschrittenen Alter hängt nur zum Teil von Erkrankungen und physischem Abbau ab. Auch das psychische, soziale und physische Umfeld spielt eine Rolle. Da Altern oft automatisch mit zunehmender Gebrechlichkeit, Pflegebedürftigkeit und sozialer Inkompetenz verbunden wird, werden aufkommende Probleme (die eventuell therapierbar oder reversibel wären) als unabdingbar und nicht zu ändern akzeptiert und wird mit eingeschränkter Aktivität und Verkleinerung der sozialen Horizonte reagiert. Inaktivität aber führt zu Atrophie, und ein Verfall wird irreversibel.

Die Art und Weise, wie die Gesellschaft mit solchen Problemen umgeht, hängt davon ab, wie hoch sie den Wert der Leidenden ansetzt, also von der Hierarchie ihrer Wertschätzung. Die Abhängigkeit von Kindern wird zum Großteil erwartet, akzeptiert und getragen, da das Sorgen für Kinder als eine Investition für die Zukunft gesehen wird. Die Abhängigkeit alter Menschen hat jedoch keinen positiven Aspekt, sondern wird als ein Zeichen des unabwendbaren Verfalls gesehen, der der Gesellschaft nichts als Kosten verursacht, zusammen mit der Angst, daß sich die Gesellschaft die "Versorgung" dieser abhängigen Alten bald nicht mehr leisten kann.

Nimmt die Kompetenz eines Individuums ab, werden manche Umfeldfaktoren zunehmend wichtiger für seine Unabhängigkeit. Hat jemand ein schlechtes Sehvermögen, wird die Fortbewegung sehr viel mehr von klaren visuellen Anhaltspunkten abhängen als bei einem Menschen mit normalem Sehvermögen. Da die Abhängigkeit eines alten Menschen zumindest zum Teil auch umfeldbedingt ist, wird es notwendig, diese zusätzlichen Behinderungen zu benennen und, wo möglich, zu reduzieren, um eine maximale Unabhängigkeit erreichen zu können.

Diese Prinzipien gelten im Zusammenhang mit Stürzen und in allen anderen Gesundheitsbelangen alter Menschen. Da ein Sturz mit der Mobilität eines Menschen zu tun hat, sind umfeldbedingte Aspekte besonders wichtig, auch wenn sie in vielen Fällen nur einer (und oft der am wenigsten wichtige) von vielen Faktoren sind, die einen Sturz begünstigen können. Die Rolle des Umfelds in kausalem Zusammenhang mit Stürzen ist bereits in Kapitel 5 diskutiert worden. Das Zusammenspiel zwischen externen und internen Faktoren (z. B. altersbedingte Veränderungen der Gangart, die schneller über eine Unebenheit stolpern lassen, da die Füße nicht hoch genug angehoben wurden) ist oft gewichtiger als ein isolierter externer Faktor. Es ist deshalb wichtig, die Rolle des Umfelds im Umgang mit sturzgefährdeten Menschen zu berücksichtigen. Die Beurteilung der häuslichen Umgebung, in der der/die Betroffene lebt und die meiste Zeit verbringt, kann wichtige Informationen zur Diagnose liefern und auch Gelegenheit bieten, Änderungsvorschläge zu machen, damit Faktoren des Umfeldes nicht noch zusätzlich zu den medizinischen und funktionalen hinzukommen.

Der alte Mensch muß jedoch zu jeder Zeit die Entscheidung über Veränderungen seines Wohn- und Lebensbereichs treffen können, denn das Wissen, letztendlich selbst entscheiden zu können, trägt wesentlich zur psychischen Gesundheit bei. Es muß auch freigestellt sein, Risiken einzugehen. Ein total risikoloses Umfeld gibt es nicht; wir alle gehen jeden Tag unseres Lebens Risiken ein, und diese Wahl zu haben ist ein großer Teil unserer Entscheidungsfreiheit über unser eigenes Leben. Alte Menschen vor Schaden bewahren zu wollen, darf nicht den Verlust ihrer Autonomie bedeuten.

Es gibt eine Anzahl von Aspekten im Wohnbereich eines alten, sturzgefährdeten Menschen, denen wir unsere Aufmerksamkeit schenken sollten. Eine Checkliste könnte nützlich sein, um Risikofaktoren und Chancen zur Verbesserung herauszuheben (Wynne-Harley 1991).

Böden und deren *Beläge* sind offensichtliche Gefahrenquellen für Stolperer oder Ausrutscher. Der Idealboden für einen alten Menschen mit eingeschränkter Mobilität wäre rutschfrei, unpoliert und glatt. Teppiche, besonders die mit Unterlage, können das Verletzungsrisiko bei einem Sturz mindern, aber das Gehen auf solchen Böden kann manchmal schwer sein, besonders bei dicken Teppichen oder wenn eine Gehhilfe benützt wird. Eine Untersuchung über unterschiedliche Bodenbeläge zeigte, daß PatientInnen einer geriatrischen Station schneller auf einem mit Teppich belegten Boden als auf einem Boden mit Vinylbelag gingen (Willmott 1986). *Farben* und *Muster* eines Bodenbelages können, besonders auf Treppen, auch Auswirkungen auf Mobilität und Sicherheit haben (Archea 1985). *Möbel,* die von alten Menschen meist als Sicherheit zum Abstützen benützt werden, müssen stabil und standfest sein, und offensichtliche Risikofaktoren, z. B. kleine Teppiche oder ein vollgestellter Boden, sollten, wenn möglich, beseitigt werden.

Der Bewegungsablauf, der benötigt wird, um sich zu bücken, erfordert eine gewisse Flexibilität und kann den Körper aus dem Gleichgewicht bringen. Schon dieser Bewegungsablauf allein ist ein Risikofaktor. Deshalb ist das Erreichen niedrig angebrachter *Steckdosen* und *Schalter* potentiell risikoreich. In Hüfthöhe angebracht, sind sie sehr viel einfacher und sicherer zu erreichen. Ein *"verlängerter Arm"* ermöglicht es, etwas vom Boden aufzuheben, ohne sich bücken zu müssen (Abb. 28).

Eine Minderung des Sehvermögens ist bei alten Menschen verbreitet, deshalb kann eine bessere *Beleuchtung* ausschlaggebend sein (Cullinan et al. 1979). Grelles Licht wird generell nicht gut vertragen, die Beleuchtung sollte aber alle potentiell gefährlichen (und oft trotzdem schlecht beleuchteten) Stellen wie Treppen und Gänge gut einsehbar machen, ohne grell zu sein. Lichtschalter müssen leicht zugänglich und gut sichtbar beim Eingang eines Raumes angebracht sein. Wenn jemand nachts regelmäßig zur Toilette muß, wäre es überlegenswert, ob ein kontinuierliches Nachtlicht von Nutzen ist.

Auch *Badezimmer* sind voller Gefahren. Der Boden kann rutschig sein, besonders wenn Wasser verspritzt wurde. Auf dem Boden können nun lose Matten liegen, und die *Toilette* ist womöglich so tief angebracht, daß ein Mensch mit Muskelschwäche nicht ohne Hilfe aufstehen kann. Eine WC-Sitz-Erhöhung, Stützgriffe an den Wänden und eine Sitz- und Aufstehhilfe können die WC-Benützung erleichtern (Abb. 29, S. 160). Oft sind Toiletten eng, und das Bewegen, besonders auch das Sitzen und Aufstehen mit einer Gehhilfe, ist manchmal kompliziert. Häufig hilft es schon, die Tür so zu versetzen, daß sie nach außen aufgeht. (Anmerkung der Übersetzerin: Die Deutsche Architektenkammer empfiehlt, alle Toilettentüren so anzubrin-

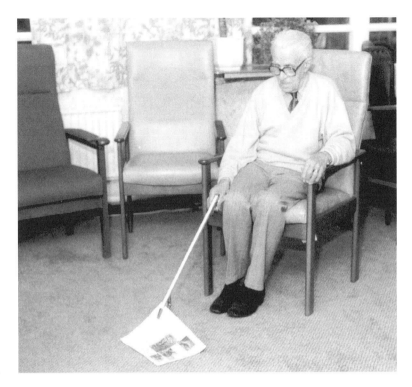

Abb. 28: Ein "verlängerter Arm" ermöglicht es, Dinge vom Boden aufzuheben, ohne sich zu bücken.

gen, daß sie nach außen aufgehen, da sonst im Falle eines Sturzes das Öffnen erschwert und somit die Hilfe verzögert werden könnte.)

Die meisten alten Menschen finden es schwierig, in die bzw. aus der *Badewanne* zu steigen, und gönnen sich, aus Angst zu stürzen, kein Bad mehr. Halte- und Stützgriffe um die Badewanne, eine rutschfeste Matte in der Wanne und ein Badesitz oder Badelifter können ein Bad wieder ermöglichen.

Bett und *Stühle* sollten hoch genug sein, um ein sicheres Überwechseln zu gewährleisten. Die ideale Betthöhe wäre so, daß ein alter Mensch leicht vom Sitzen zum Stehen kommen und auch die Beine ohne große Schwierigkeiten hineinheben kann. Viele Sessel sind niedrig und weich, und es macht selbst einem fitten, jüngeren Menschen Mühe, daraus aufzustehen. Sessel mit selbst bedienbarer Sitz-

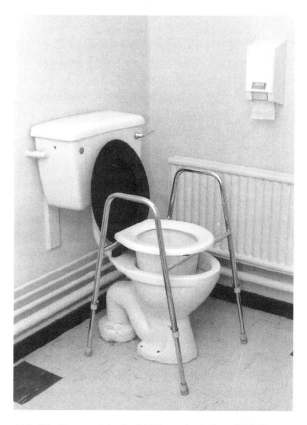

Abb. 29: Sitz- und Aufstehhilfe und erhöhter WC-Sitz

neigeverstellung sind besonders für Menschen mit Hüft- oder Kniearthrose von Nutzen. Allerdings darf die betreffende Person keine Gleichgewichtsstörungen haben, denn sonst kann sie nach vorne katapultiert werden. Stühle mit Armlehnen bieten mehr Sicherheit beim Hinsetzen und Aufstehen, bei Stühlen ohne Armlehnen können Probleme entstehen.

Auch die *Küche* ist voll potentieller Gefahren. Flüssigkeiten können verschüttet werden und den Boden glatt machen, manchen Küchenschränken ist schwer beizukommen, und beim Kochen sind oft Bewegungen mit schweren und/oder heißen Utensilien nötig, was wiederum die Konzentration vom Gehen ablenkt. Manche Küchen sind schlecht geschnitten, selbst in zweckgebauten Wohnungen für alte Menschen. Einfache Dinge (z. B. Utensilien, die häufiger im Gebrauch sind, in gut zu erreichenden Schränken aufzubewahren oder eine Art Servierwagen, auf dem Sachen transportiert werden können) erhöhen die Chance, sich gefahrloser bewegen zu können. Mit einem Küchenhocker oder einer Gehhilfe mit Sitz- und Ablegemöglichkeit muß man bei Küchenarbeiten weniger stehen.

Treppen sind natürlich potentiell gefährlich. Treppen auf- und abzugehen erfordert sehr viel mehr Energie als das Gehen auf der Ebene. Ein Sturz birgt immer das Risiko, sich eine schwere Verletzung zuzuziehen. Idealerweise sollte rechts und links ein Geländer sein, in einer entsprechend angenehmen Form zum Festhalten. Für Menschen mit Sehbehinderung kann ein Knauf am jeweiligen Ende des Geländers darauf aufmerksam machen, daß sie sich auf der letzten Stufe befinden. Zwei Gehhilfen, eine für oben und eine für unten, machen es überflüssig, Stock oder Gehwagen hinauf- bzw. hinuntertragen zu müssen.

Lebt der sturzgefährdete Mensch alleine, ist es sinnvoll, die Frage nach einem *Notrufsystem* zu erörtern, damit im Falle eines Sturzes Hilfe geholt werden kann. Betreute Wohnanlagen haben einen Notrufpunkt in jeder Wohneinheit, der meist über das Telefonsystem funktioniert, manche in jedem Zimmer, zusätzlich gibt es einen drahtlosen Notrufsender, der immer am Körper getragen werden kann. Theoretisch ist dieser Alarmknopf am effektivsten, aber auch hier scheinen alte Menschen Schwierigkeiten zu haben, den Knopf im Notfall tatsächlich zu betätigen. Der Vorteil eines solchen Notrufsenders ist, daß die Pflegenden Angehörigen beruhigt sein können und das Selbstvertrauen des/der Trägers/in gestärkt wird.

Auch *Schuhe* und *Kleidung* sollten geprüft werden. Schlecht passende oder abgetragene Schuhe und Hausschuhe lassen eher stolpern, ein angemessenes Schuhwerk kann die Sicherheit und dadurch auch den Bewegungsradius vergrößern. Ähnlich kann herabhängende oder zu große Kleidung ein Stolpern verursachen (Stall/Katz 1987). Bei verschieden langen Beinen, z. B. durch Arthrose im Knie oder in der Hüfte, kann ein Schuh erhöht werden. Andererseits ist zu bedenken, daß nach Gewöhnung an unterschiedliche Beinlängen eine Korrektur durch Schuherhöhung diesen Menschen leicht aus dem Gleichgewicht bringen könnte.

Außerhalb des eigenen Wohnbereichs ist es schwieriger, potentielle Gefahrenherde auszuräumen. Besonders öffentliche Anlagen scheinen geradezu dafür entworfen worden zu sein, die Bewegungsmöglichkeiten alter Menschen einzuschränken. Unebene Gehwege sind überall zu finden, und Ampeln an den Fußgängerüberwegen lassen oft nicht genügend Zeit, sie in langsamem Tempo zu überqueren. Dazuhin gibt es bewegliche Gefahren in Form von Rad- und RollschuhfahrerInnen, die ebenfalls die Gehwege benützen. Verbesserungen sind nur über Gesetzesänderungen möglich, würden aber die Lebensqualität behinderter Menschen aller Lebensalter erheblich steigern.

Langfristige Betreuung und Begleitung sturzgefährdeter Menschen bedeutet vor allem die Sekundärprävention zukünftiger Stürze. Dies wird in Kapitel 9 näher betrachtet.

Unfallambulanz

In der Unfallambulanz ist die Beurteilung eines alten Menschen nach einem Sturz extrem wichtig, da sowohl Menschen mit schweren inneren Erkrankungen und/oder schweren Verletzungen als auch Menschen wegen eines trivialen Stolperers in die Ambulanz kommen. Der Grad der Verletzung ist nicht unbedingt ein Indikator für die Schwere des vorliegenden medizinischen Problems. Einfache Protokolle könnten den Umgang mit vielen Problemen entscheidend verbessern, so auch die Behandlung eines alten Menschen, der soeben einen Sturz erlitten hat.

Wenn der Zustand des/der Betreffenden stabil ist, muß der diensthabende Arzt beurteilen, ob die Verletzung oder Erkrankung so schwer ist, daß eine stationäre Aufnahme notwendig wird, was die Frage aufwirft, welcher Fachbereich für die jeweilige Problematik der geeignetste ist. Braucht der/die Patient/in nicht stationär aufgenommen zu werden, entscheidet der Diensthabende, welche Behandlung angemessen ist und ob eine langfristige Behandlung notwendig sein wird. Es ist wichtig, daß sich der Arzt darüber im klaren ist, daß die Neigung zu Stürzen ein unspezifisches Symptom einer ernsthaften Erkrankung sein kann und daß gerade ein alter Mensch nicht unbegrenzt lange mit Streß durch Verletzungen und Krankheit umgehen kann. Die PatientInnen lassen sich in verschiedene Gruppen einteilen:

- PatientInnen, die sich eine schwere Verletzung zugezogen haben (ob mit oder ohne akute Krankheit);
- PatientInnen, die sich kaum verletzt haben, aber an einer akuten Krankheit leiden;
- PatientInnen mit gutem Gesundheitszustand, die unabhängig sind, nur eine leichte Verletzung haben und nicht krank sind;
- PatientInnen, die weder eine Verletzung noch eine akute Erkrankung haben, aber gebrechlich und/oder chronisch krank sind.

PatientInnen mit schwerer Verletzung müssen in die chirurgische Abteilung überwiesen werden. PatientInnen mit akuter Erkrankung benötigen eine Überweisung in die geriatrische Fachabteilung oder an einen niedergelassenen Arzt. Diejenigen mit einem guten Gesundheitszustand können entlassen werden (eine Überweisung zu weiteren Untersuchungen ist angemessen, wenn der/die Patient/in in der Vergangenheit schon mehrmals gestürzt war oder die Sturzursache nicht eindeutig ist). Bei den verbleibenden, oftmals sehr betagten und gebrechlichen alten Menschen ist die richtige Entscheidung oft schwer zu finden. Nach einem Mobilitätstest und dem Überprüfen ihres sozialen Netzes ist es meist angebracht, diese Menschen wieder zu entlassen (auch hier mit einem Kontrolltermin). In manchen Fällen ist jedoch eine stationäre Aufnahme unumgänglich, um weiter untersuchen und beobachten zu können, am besten auf einer geriatrischen Station. Bei "kleineren" Frakturen (z. B. einer Colles-Fraktur oder einer Humerusfraktur) erfolgt normalerweise keine stationäre Aufnahme, passiert eine solche Fraktur einem sehr gebrechlichen alten Menschen, der sich schon ohne Verletzung nur noch mühsam selbst versorgen konnte, ist normalerweise eine kurzfristige stationäre Aufnahme angebracht. Ob die Aufnahme auf eine orthopädische oder eine geriatrische Station erfolgen soll, erzeugt oft Konflikte zwischen den Fachbereichen und sollte idealerweise im vorausgehenden Gespräch zwischen den beiden Abteilungen geklärt werden.

In jeder dieser Situationen ist es vor allem wichtig, sich über die Sturzursache klarzuwerden, was oft entscheidend für eine Entlassung bzw. Aufnahme sein wird. Ein Flußdiagramm (Abb. 30) ist manchmal zur Beurteilung und Entscheidungsfindung hilfreich.

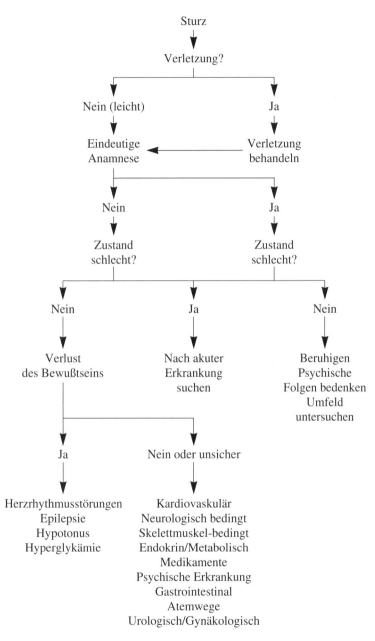

Abb. 30: Flußdiagramm zur Erleichterung der Beurteilung und Behandlung von Stürzen

Betreuung sturzgefährdeter Menschen durch ihren Hausarzt

Niedergelassene Ärzte werden meist als erste Instanz von alten Menschen aufgesucht, nachdem sie gestürzt sind. Das bedeutet, daß auch sie Situation und Zustand der PatientInnen einschätzen müssen. Deswegen werden Hausärzte oft auch von den beunruhigten Pflegenden Angehörigen aufgesucht. Die allgemeinen Prinzipien der Beurteilung und Behandlung bleiben relevant, für Hausärzte gibt es aber noch zusätzliche Aspekte, die von Interesse sind und Einfluß auf die Situation haben.

Die Verantwortung, einen Menschen zu speziellen Untersuchungen ins Krankenhaus einzuweisen, liegt beim Hausarzt. Ein wichtiger Aspekt seiner Arbeit ist die Beratung alter Menschen und ihrer Angehörigen, z. B. die Entscheidung, ob ein Symptom mit dem Alterungsprozeß zusammenhängt und deshalb nicht behandelt werden kann oder ob eine Erkrankung mit entsprechender Behandlung gelindert werden kann. Ein Hausarzt, der die Probleme alter Menschen, z. B. die hohe Sturzgefährdung, nicht anerkennt ("Das ist halt Ihr Alter"), kann dadurch die Lebensqualität und Unabhängigkeit alter Menschen negativ beeinflussen. Eine realistische Beurteilung der begünstigenden Faktoren und der Frage, ob die Untersuchung dieser Faktoren durch den Hausarzt selbst oder durch Überweisung an einen Facharzt das Sturzrisiko beeinflussen kann, ist das wichtigste Element der Behandlung sturzgefährdeter Menschen.

Bei der Unterstützung gebrechlicher alter Menschen im häuslichen Bereich und der Erhaltung ihrer Unabhängigkeit sind Hausärzte ein wichtiges Glied in der Kette essentieller Unterstützung und Hilfe. Manchmal braucht es ein Stück Uneigennützigkeit von seiten der Hausärzte, da solche PatientInnen oft zeitaufwendiger sind als gesündere Menschen ihres Alters. Regelmäßige Untersuchungen und Beurteilung der Risikofaktoren sind wichtig zum Erhalt der Unabhängigkeit und Lebensqualität.

Fällt die Entscheidung an, ob es noch vernünftig ist, zu Hause zu wohnen, oder ob es besser wäre, in ein Pflegeheim zu ziehen, verlassen sich alte Menschen oft auf den Rat ihres Hausarztes. Der Rat, Haus oder Wohnung aufzugeben – und damit auch einen beträchtlichen Teil der Eigenständigkeit –, birgt eine große Verantwortung und sollte nicht leichtfertig gegeben werden. Wo eine solche Entscheidung jedoch angemessen ist, ist eine Beratung durch den Hausarzt am sinnvollsten, denn dieser hat oft den größten Einblick in die medizinischen, sozialen und psychischen Hintergründe eines/einer Patienten/in. Es ist allerdings so, daß die Mehrzahl der Anfragen nach einer dringenden Unterbringung in einem Pflegeheim aus einem medizinischen Problem erwächst. Kann eine entsprechende Behandlung dieses medizinischen Problems arrangiert werden, ist eine Aufnahme ins Pflegeheim oft nicht notwendig. Dies trifft besonders zu, wenn es sich bei diesem Problem um einen bzw. mehrere Stürze handelt, da "medizinische" Faktoren wichtige Ursachen sind.

Die meisten Medikamente werden im häuslichen Bereich durch niedergelassene Ärzte verschrieben. Das bedeutet, daß Hausärzte eine große Verantwortung für ein vernünftiges Verschreiben von Medikamenten tragen. Wie bereits in Kapitel 5 diskutiert, sind Medikamente für einen beträchtlichen Teil der Stürze mitverantwortlich. Ein Vermeiden derjenigen Medikamente, die das Sturzrisiko begünstigen, würde sehr zur Minderung der Sturzstatistik beitragen. Außerdem kann die Sturzgefahr durch Medikamente erhöht werden, die speziell zur Dämpfung von Symptomen, die bei einer Sturzneigung auftreten, verordnet wurden. Eine gezielte und wohlbedachte Untersuchung und Beurteilung von Symptomen kann dazu beitragen, solche Schwierigkeiten zu vermeiden.

8. Pflegerische Aspekte

Alte Menschen, die entweder stationär im Krankenhaus sind oder in einem Pflegeheim leben, sind wesentlich mehr sturzgefährdet als im häuslichen Bereich. AltenpflegerInnen, Krankenschwestern und -pfleger spielen in der Pflege und Behandlung dieser Gruppe mit höchstem Risiko eine entscheidende Rolle bei der Feststellung der Sturzgefährdung und der Reduzierung des Sturzrisikos. Dies zeigt sich anhand der umfangreichen Literatur zum Thema, besonders zu den beiden letztgenannten Bereichen. Auch der Zusammenhang zwischen Personalschlüssel, Art der Ausbildung und Häufigkeit von Stürzen wurde untersucht. Es entstehen viele Fragen zur Verantwortlichkeit der Pflegepersonen gegenüber den alten Menschen, die sie pflegen. Deutlich wird, daß das Pflegepersonal oft eine andere Ansicht hat als die ärztlichen KollegInnen. Ist ein/e PatientIn gestürzt, glauben viele Krankenschwestern und -pfleger, dies spiegle die Qualität ihrer Pflege wider. Eine solche Haltung läßt Schuldgefühle bei den Pflegepersonen entstehen, wobei diese nur bedingt aus deren Angst, sie könnten wegen fahrlässigen Handelns belangt werden, erwachsen. Häufiger sind sie ein Ausdruck dafür, wie sehr sich Alten- und KrankenpflegerInnen persönlich und emotional auf einen Menschen einlassen, bedingt durch die oft intimen Körperkontakte.

Zusammenhang zwischen personeller Besetzung und Häufigkeit von Stürzen

Untersuchungen, die sich mit der Zahl der MitarbeiterInnen und der Anzahl von Stürzen befassen, widersprechen sich zum Teil. Einige zeigen eine negative Wechselbeziehung zwischen Sturzhäufigkeit und der Anzahl der MitarbeiterInnen auf: Je knapper das Personal, desto mehr Stürze treten auf (Fine 1959). Andere argumentieren, daß die personelle Besetzung das entscheidende Element sei (Morse et al. 1987) und daß die Kompetenz der Pflegepersonen und nicht ihre absolute Anzahl ausschlaggebend sei (Lynn 1980). In einigen Untersuchungen wurde auch festgestellt, daß Stürze dann am häufigsten passieren, wenn die meisten MitarbeiterInnen Dienst haben (Seheste/Severin-Nielsen 1977). Dies kann zum Teil mit einem vermehrten Engagement erklärt werden, welches wiederum zu "risikoreicheren" Aktivitäten der BewohnerInnen/PatientInnen führt. Diese Aussage wird belegt durch eine interessante Untersuchung über die entscheidenden Faktoren in der Meinungsbildung von Angestellten einer Institution in bezug auf Stürze von BewohnerInnen eines Altenpflegeheims. Es stellte sich heraus, daß um so mehr Stürze passierten, je engagierter die Pflegepersonen waren. Die Interpretation war folgende: Engagierte Pflegepersonen legen Wert auf die Aktivierung ihrer PatientInnen, was wiederum mehr Gelegenheit zu Stürzen bietet. Außerdem wächst mit einer positiveren Haltung des Pflegepersonals gegenüber alten Menschen auch die Anzahl der Stürze. PflegerInnen mit einer positiven Einstellung ermöglichen HeimbewohnerInnen eine größtmögliche Unabhängigkeit und erhöhen damit indirekt auch die Sturzgefahr (Harris 1989).

Die Rolle des Pflegepersonals bei der Versorgung sturzgefährdeter Menschen

Einzelne Einrichtungen haben ihre individuellen Regelungen zum Umgang mit Stürzen. Ist ein/e PatientIn oder BewohnerIn gestürzt, muß zur Dokumentation der Umstände, die zum Sturz führten, und der Art der Verletzung meist ein Formular ausgefüllt werden. Zwar sind diese Dokumente für die Behandlung und Pflege eines Menschen kaum von Bedeutung, doch wird zumindest die Häufigkeit, mit der Stürze in Institutionen wie Krankenhäusern und Altenpflegeheimen vorkommen, dokumentiert. Diese Dokumentation könnte als ein Kriterium zur Messung der Pflegequalität von Nutzen sein. Eine etwas sinnvollere Informationssammlung wäre für die Bestimmung der Sturzursachen und für die Entscheidung, ob ärztliche Hilfe benötigt wird, hilfreich und würde für viele Betroffene eine Risikominderung im Blick auf weitere Stürze bedeuten.

Verschiedene Aspekte dieses Unfallformulars müssen geprüft werden: Die Dokumentation der Sturzhäufigkeit mag zum einen ein Teil der Qualitätsmessung und Sicherung in der Pflege von HeimbewohnerInnen und PatientInnen der geriatrischen Abteilungen sein (O'Brien et al. 1987), andererseits müssen diese Informationen aus

Gründen der Haftbarkeit aufgezeichnet werden, und vor allem ist die Untersuchung der betroffenen Person wichtig, um eine Verletzung feststellen bzw. ausschließen zu können und zu entscheiden, ob eine ärztliche Intervention nötig ist. Bei den meisten Unfallformularen überwiegt der zweite Grund für die Dokumentation. Es wird kaum nach der Sturzursache gefragt, noch sind Informationen über die Notwendigkeit einer auf den Sturz folgenden ärztlichen Untersuchung oder Behandlung, wegen Verletzung oder der Ursache selbst, vorhanden. In Krankenhäusern gilt meist die Regel, daß ein Mitglied des Ärzteteams informiert werden muß. In englischen Krankenhäusern wird ein beträchtlicher Anteil von Zeit und Mühe der AssistentInnen auf geriatrischen Stationen mit dem Untersuchen von PatientInnen nach einem Sturz verwendet (aus Gründen der Haftbarkeit). Sehr selten wird während dieses Verfahrens nach dem Grund des Sturzes geforscht, noch wird versucht, das zukünftige Sturzrisiko zu mindern.

Da ein Sturz bei so vielen BewohnerInnen von Altenwohn- und -pflegeheimen und PatientInnen geriatrischer Stationen vorkommt, aber nur relativ wenige eine Verletzung davontragen, wäre es sinnvoll, ein Unfallformular (oder vielleicht passender: ein Ereignisformular) zu gebrauchen, durch das PatientInnen ermittelt werden können, die von weiterer Beobachtung und eventuell Untersuchungen (durch Pflegepersonen und/oder medizinisches Personal) profitieren könnten. Aus diesen Formularen kann später die Sturzursache entnommen werden, auch ob eine Intervention nötig war, um eine weitere Sturzgefahr (innere und umfeldbedingte Ursachen) zu verringern, und ob der Sturz eine Verletzung nach sich zog, die einer Behandlung bedurfte. Natürlich ist es wichtig, daß das Ausfüllen dieses Formulars wenig zeitintensiv ist, um den bereits unter Zeitdruck stehenden Pflegepersonen nicht noch unnötige Extrarbeit aufzubürden. Ein von Barbieri (1983) entwickeltes Formular ist sehr umfangreich und unübersichtlich, und das Ausfüllen braucht so lange, daß es sicher nur für Forschungszwecke und nicht für den alltäglichen Gebrauch benutzt wird. Das in Abb. 31 (S. 170) vorgestellte Formular erscheint im Vergleich mit anderen zur Zeit gebräuchlichen am effektivsten.

Ereignisformular

A. Allgemeines
Zeit und Datum des Vorfalls: ....
Name (evtl. Alter, Geschlecht etc.): ....

B. Details über das Ereignis
Art des Ereignisses (Sturz, anderer Unfall): ....
....
Zeugen? ....
Namen der ZeugInnen: ....
Beschreibung des Vorfalls (durch PatientIn und/oder ZeugInnen):
....
....
Weitere Informationen: ....
Was machte er/sie zur Zeit des Vorfalls? ....
....
Gehörte diese Tätigkeit zu den normalen Aktivitäten seines/ihres täglichen Lebens (d. h., passierte der Vorfall, während die betroffene Person etwas machte, das sie normalerweise ohne Probleme machen kann?*): ....
Symptome unmittelbar vor dem Ereignis (z. B. Herzschmerzen, Schwindel, Herzklopfen)?* ....
Offensichtlich umfeldbedingte Faktoren (z. B. nasser Boden, loser Teppich, fehlerhaftes Material)? ....

C. Der/diePatientIn
Augenscheinliche Verletzungen?* ....
Abweichungen vom normalen Zustand (Kontinenz, Abhängigkeit, Mobilität)?*
....
Allgemeinzustand?* ....

D. Vorgehen? ....

* Eine medizinische Untersuchung ist angebracht.

Abb. 31

Ermittlung sturzgefährdeter alter Menschen

Eine ganze Anzahl von Studien wurde zur Ermittlung sturzgefährdeter PatientInnnen bzw. der Identifizierung bestimmter Faktoren, wie z. B. Personalschlüssel oder Tageszeit im Zusammenhang mit einem hohen Sturzrisiko, gemacht. Es gibt eine Reihe gemeinsamer Aussagen: PatientInnen geriatrischer Stationen sind anfänglich besonders sturzgefährdet, wahrscheinlich durch die ungewohnte Umgebung. Viele Stürze passieren zu Zeiten größter Aktivität. Es gibt, wie oben schon erwähnt, einen Zusammenhang zwischen Personalschlüssel und Anzahl der Stürze, wobei die Sturzrate bei sehr niedrigem Personalschlüssel auch gering ist, wahrscheinlich weil PatientInnen/BewohnerInnen aus Zeitmangel nicht aktiviert werden können (Morris/Isaacs 1980). Viele krankheitsbedingte Faktoren sind Indikatoren für ein erhöhtes Sturzrisiko bei alten Menschen im Krankenhaus (und auch bei jüngeren); die verbreitetsten sind neurologischer und kardiovaskulärer Art, Hirnleistungsstörungen, Störungen im Bewegungsablauf und multiple Diagnosen. Die meisten Untersuchungen sind retrospektiv, und die untersuchten Populationen sind unterschiedlicher Natur und oft nicht eindeutig beschrieben. Eine Verallgemeinerung der Ergebnisse ist deshalb nicht immer möglich. Auf der Basis guter epidemiologischer Information über Faktoren, die die Sturzgefahr erhöhen, ist es möglich, für alte Menschen in unterschiedlichen Institutionen (z. B. Krankenhaus, Altenpflegeheim) eine Bewertung des Sturzrisikos nach Punkten zu entwickeln. Allerdings gibt es gegenwärtig nur wenige Untersuchungen, die zeigen, daß eine solche Skala bei der Prävention von Stürzen nützlich ist. Ich möchte noch einmal betonen, daß ausführliche und komplizierte Formulare, die von verschiedenen Forschern empfohlen wurden (Fife et al. 1984), mit großer Wahrscheinlichkeit nur für Forschungszwecke, nicht aber im Pflegealltag benutzt werden.

Eine einfache Skala zur Ermittlung des Sturzrisikos (Abb. 32, S. 172) bei pflegebedürftigen alten Menschen zeigt eine Verbindung mit dem Auftreten von Stürzen im vorausgehenden Jahr (Abb. 33, S. 173). Die Nützlichkeit dieser Skala als Instrument zur Feststellung des Sturzrisikos wird zur Zeit getestet (Downton i. Vorb.).

Skala zur Ermittlung des Sturzrisikos

Sind sie früher schon gestürzt?	☐	Ja*
	☐	Nein
Medikamente?	☐	Keine
	☐	Neuroleptika/Sedativa*
	☐	Diuretika*
	☐	Antihypertonika (außer Diuretika)*
	☐	Antiparkinsonmittel*
	☐	Antidepressiva*
	☐	andere Medikamente
Sensorische Ausfälle?	☐	Keine
	☐	Sehstörung/Sehschwäche*
	☐	Beeinträchtigtes Hörvermögen*
	☐	Extremitäten* (Amputation, Schlaganfall, Neuropathie etc.)
Mentaler Zustand?	☐	Orientiert
	☐	Verwirrt (Punktzahl < 7/10 bei Test zur kognitiven Funktion, S. 148)*
Gang?	☐	Normal
	☐	Sicher mit Gehhilfe
	☐	Unsicher mit/ohne Hilfe*
	☐	Kann nicht gehen

Pro bejahter Sternchen-Antwort einen Punkt anrechnen. Drei oder mehr Punkte bedeuten ein hohes Sturzrisiko.

Abb. 32

Zusammenhang zwischen Krankenhausaufenthalt und Sturzrisiko

Wenn man bedenkt, daß die meisten alten Menschen im Krankenhaus physisch und/oder psychisch labil sind, wobei eigentlich das Krankenhaus ein sicheres Umfeld bieten und sie gegen Schaden beschützen sollte, scheinen manche der Gegenstände, mit denen sie im Laufe ihres Aufenthalts in Berührung kommen, wenig altersgerecht

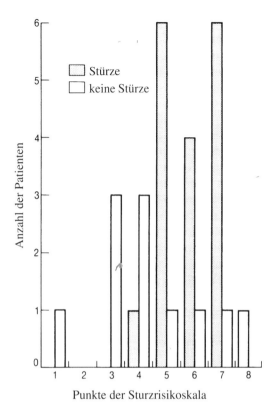

Abb. 33: Vergleich zwischen der Sturzrisikoskala und den tatsächlich erlittenen Stürzen im Jahr davor, untersucht bei einer Gruppe von 28 PatientInnen einer Pflegestation

entwickelt, ja sogar fast wie dazu geschaffen, das Risiko eines Sturzes oder einer Verletzung noch zu vergrößern. Es gibt Betten, Stühle und Nachttische, die sich bewegen, wenn sie zum Abstützen verwendet werden; Rollstühle, die davonrutschen, wenn man die Fußstütze benutzt, und die mit zahlreichen hervorstehenden Teilen zum Dagegenstoßen und Darüberstolpern einladen, sowohl im hochgestellten wie auch im ausgeklappten Zustand; verschiedene Gefahren, die durch liegengelassene Gegenstände (sowohl gewollt als auch ungewollt) zusätzlich entstehen, z. B. Urinflaschen, Putzeimer und Warnschilder wegen nasser Fußböden. Zurückkippbare Liegesessel, die heute zum Glück nicht mehr im Krankenhaus, aber noch immer in Altenheimen zu finden sind, können schnell zu Gleichgewichtsproblemen und der Tendenz, nach hinten zu lehnen, führen und damit das Sturzrisiko erhöhen. Darüber hinaus können sie zu einer Desorientierung und einem Mangel an Reizen durch das ständige Starren an die kahle Decke führen.

Verschiedene Aktivitäten und Ausrüstungen im Zusammenhang mit Ausscheidungen scheinen besonders riskant. Schleifende Katheterbeutel werden, besonders in vollem Zustand, das normale Gehen äußerst effektiv unterbinden. Urininkontinenz, insbesondere auf einem glänzenden, glatten Krankenhausboden, kann eine außerordentlich rutschige Fläche herstellen. Der plötzliche Miktionszwang, unter dem viele alte Menschen leiden, verhilft in der Regel nicht zu einem vorsichtigen Gang zur Toilette. Harnträufeln und Miktionszwang sind eine potentiell letale Kombination für jeden alten Menschen, der über einen nassen und glitschigen Gang gehen muß!

Eine Untersuchung über Stürze und Unfälle im Krankenhaus hatte zum Ergebnis, daß ungefähr ein Viertel aller Stürze im Zusammenhang mit dem Gang zur Toilette passieren. "Die große Anzahl von Unfällen im Zusammenhang mit Ausscheidungen zeigt einerseits den Zeitumfang, der zu solchen Aktivitäten gebraucht wird, streicht aber auch die Gefahren des Überwechselns (für die meisten Menschen eine weniger vertraute Bewegung) zum Nachtstuhl (für die meisten ein weniger vertrautes Mobiliar) heraus. Alternative wäre ein langer Gang durch eine nicht vertraute Umgebung zu einer nicht vertrauten Toilette und zurück, zusätzlich zum eigentlichen 'Akt'" (Watkins/Robson 1981).

Unangemessenes Schuhwerk und weite, schleppende Kleidung sind weitere potentielle Sturzursachen. Sind der Gleichgewichtssinn oder das Gehvermögen noch nicht wieder ganz hergestellt, wird das langsame Abgleiten der Hosen beim Zurücklegen einer Wegstrecke mit großer Wahrscheinlichkeit in einem Stolperer oder Sturz enden.

Einschränkung des (weiteren) Sturzrisikos

Da es eine Tatsache ist, daß alte Menschen in einer Institution, sei es Krankenhaus oder Pflegeheim, einem größeren Sturzrisiko unterliegen, ist eines der Ziele dieser Institutionen, dieses Risiko so gering wie möglich zu halten. Besonders das Pflegepersonal hat dafür

Verantwortung. Allerdings ist diese Verantwortung in sich widersprüchlich, denn manchmal gehen auch die Interessen von Betroffenen und ihren Familien und/oder Pflegenden Angehörigen auseinander: Die Familie erwartet, daß das zukünftige Sturzrisiko gänzlich beseitigt wird.

Aus medizinisch-pflegerischen Interessen möchte man die möglichen schädlichen Einwirkungen auf ein Minimum reduzieren: Man wird schnell aktiv, greift mit Maßnahmen wie z. B. Fixierungen ein. Dem gegenüber steht das juristische Interesse, das besagt, daß jede Notwendigkeit freiheitseinschränkender Maßnahmen begründet sein muß.

Das medizinische Modell beruht zwar auf der Grundlage des Mitgefühls und dem Wunsch zu helfen, ist jedoch patriarchal, potentiell kontrollierend und erniedrigend. Wird ein Mensch als nicht mehr entscheidungsfähig erlebt, bedeutet das oft, daß er nicht mehr als volle Person betrachtet wird.

Sowohl in der Akut- als auch in der Langzeitpflege existiert das Paradox, daß MitarbeiterInnen eine die Unabhängigkeit fördernde Funktion haben, gleichzeitig aber von ihnen erwartet wird, daß sie PatientInnen vor den unterschiedlichsten Gefahren schützen. Besonders extrem wird dies auf Rehabilitationsstationen erlebt, wo MitarbeiterInnen PatientInnen ermutigen, ihre Aktivitäten zu steigern und diese mit wachsender Selbständigkeit auszuführen. Zwar sind diese PatientInnen anfangs zum Teil sehr unsicher und deshalb einer hohen Sturzgefahr ausgesetzt, doch würde der Versuch, einen Sturz unter allen Umständen verhindern zu wollen, die Rehabilitation unterminieren und verhindern. Die Balance zwischen Risikominderung und Erhaltung der Unabhängigkeit ist von ausschlaggebender Wichtigkeit und wird in verschiedenen Ländern unterschiedlich gehandhabt.

In den Vereinigten Staaten und Kanada war das Fixieren von PatientInnen (allen Alters) zur Eindämmung der Verletzungsgefahr durch Stürze und Unfälle schon immer sehr viel mehr verbreitet. 7–10 % aller KrankenhauspatientInnen in den USA und Kanada waren bereits schon einmal fixiert (Frengley/Mion 1986), in Großbritannien wird das Fixieren von PatientInnen zwar manchmal angewendet, ist aber nicht so üblich. (Anmerkung der Übersetzerin: Seit dem Inkrafttreten des neuen Betreuungsrechts in Deutschland

1992 gilt es als Freiheitsentziehung, wenn PatientInnen/Bewohner-Innen gegen ihren Willen regelmäßig fixiert oder Bettgitter angebracht werden, Artikel 104 GG.)

Ein Zeichen der unterschiedlichen Handhabung in den USA und Großbritannien ist, daß Dinge, die in den USA geläufig sind, wie z. B. Zwangsjacken, in Großbritannien gar nicht bekannt sind. Allerdings gibt es Hinweise, daß die physische und pharmakologische Restriktion von BewohnerInnen privater Altenwohn- und -pflegeheime in Großbritannien zunimmt. Im Hinblick darauf, daß die Tendenz der Langzeitpflege alter Menschen in Großbritannien weg vom Krankenhaus in Richtung privater Wohn- und Pflegeheime geht, ist diese Information beunruhigend.

Das derzeitige Wissen über die Ursachen von Stürzen bei alten Menschen beinhaltet, daß interne Faktoren wichtige (vielleicht die wichtigsten) Ursachen für Stürze sind. Möchte man versuchen, die Anzahl der Stürze auf ein Minimum zu reduzieren, und konnten interne auslösende Faktoren nicht bestimmt werden, folgt daraus, daß Sturzverhütung eine Vermeidung derjenigen Aktivitäten bedeutet, während derer ein Sturz passieren kann. Kann die Sturzneigung nicht verringert werden, muß die Gelegenheit dazu reduziert werden. Dieser Weg wurde besonders von Krankenhäusern und Institutionen der Langzeitpflege für alte Menschen eingeschlagen.

Stürze passieren normalerweise während einer Bewegung, und bestimmte Bewegungen werden als besonders risikoreich eingestuft. Bewegungen zur Positionsänderung, wie das Aufstehen aus dem Bett oder vom Stuhl, werden als potentiell gefährlich eingestuft. Manche Menschen vertreten die Meinung, wenn alte Menschen dazu gebracht werden könnten, tagsüber im Stuhl zu sitzen, nachts im Bett zu bleiben und ohne Begleitung nicht umherzugehen, dann könnten die meisten Stürze vermieden werden. Es gibt Ergebnisse, die diese Sicht bestätigen. Bei einem Sturzverhütungsprogramm wurde jedesmal, wenn ein/e PatientIn aus dem Bett oder Stuhl aufstand, bei der betreffenden Pflegeperson durch eine Vorrichtung Alarm gegeben. Die Stürze nahmen während der Dauer von zwei Jahren um 60 % ab (Morton 1989).

Der Nachteil dieser Methode ist, daß das Überwachen von Aktivitäten in einem solchen Ausmaß die Selbständigkeit der Betroffenen extrem stark eingrenzt und zu einer relativen Immobilität führt, die wiederum ihre Komplikationen mit sich bringt und bekannterweise auch das Sturzrisiko erhöht (Miller 1975). Vielleicht fühlen sich Krankenschwestern und -pfleger aus einer rechtlichen Verantwortung heraus dazu gezwungen, sich auf eine übertriebene Überwachung und Einschränkung der Bewegungsfreiheit alter Menschen mit großer Sturzneigung zu verlassen. Morton (1989) schreibt: "Wissen die Schwestern, daß ein Patient sehr sturzgefährdet ist, schauen sie jedesmal in sein Zimmer, wenn sie daran vorbeigehen. Sie polstern wenn nötig die Bettgitter und halten alle Gitter oben (…) Ist der Patient nicht im Bett, bleibt er immer im Blickfeld der Schwestern."

Der Gebrauch von Restriktionen zur Verhütung von Stürzen

Jedes Jahr werden in den USA Tausende, vielleicht sogar Zehntausende von alten Menschen gegen ihren Willen in ihrer Freiheit eingeschränkt. Diese Restriktionen sind physischer (z. B. verschlossene Zimmer, Zwangsjacken, Handfesseln) oder pharmakologischer (z. B. Psychopharmaka) Art (Schafer 1985). Die Verhütung von Stürzen wird als einer der Hauptgründe bei bis zu 90 % der Fälle angegeben (Strumpf/Evans 1988). Es besteht ein großer Unterschied in der Häufigkeit der Anwendung physischer Restriktionen zwischen den Vereinigten Staaten und Europa, bedingt durch die unterschiedliche Gesetzgebung (Cushing 1989). Es gibt kaum Informationen, wie häufig pharmakologische Restriktion auf der jeweiligen Seite des Atlantiks benützt wird.

Die Diskussion um den Gebrauch von Restriktionen zur Reduktion des Sturzrisikos wirft verschiedene Fragen auf: Welche Beweise gibt es für die Behauptung, daß Restriktionen einen Sturz verhindern bzw. das Sturzrisiko mindern können? Welche Auswirkungen haben diese Restriktionen auf den allgemeinen Gesundheitszustand der PatientInnen? Wie beeinflußt der Gebrauch von Restriktionen die Einstellung der Pflegepersonen (und anderen MitarbeiterInnen) allgemein und im besonderen gegenüber ihren PatientInnen? Die Begründung für den Gebrauch restriktiver Maßnahmen schließt das Verringern des Verletzungsrisikos, die Kontrolle verwirrter PatientInnen, die Aufrechterhaltung von Behandlungsplänen bei verwirrten und unruhigen PatientInnen, die Sicherheit der PatientInnen und die Einschränkung von Bewegungen ein. Restriktionen können jedoch viele Probleme auslösen oder verschlimmern, einschließlich der Stürze, derentwegen sie angewandt werden. Restriktive Maßnahmen beseitigen selten das Verletzungsrisiko, und PatientInnen können sich oft sehr geschickt aus den Restriktionen befreien. Restriktionen können ihrerseits eine Gefahr für PatientInnen darstellen und endeten auch schon in tödlichen Verletzungen (Dube/Mitchell 1986).

Häufig werden Bettgitter bei alten Menschen verwendet, die als sturzgefährdet gelten. In den Vereinigten Staaten scheinen sie bei PatientInnen über 65 oder 70 routinemäßig benutzt zu werden. Wird in einem Verfahren festgestellt, daß keine Bettgitter angebracht waren, können amerikanische Richter dies bereits als Fahrlässigkeit verurteilen. Es gibt jedoch keine Belege dafür, daß Bettgitter zur Sturzverhütung beitragen, aber genügend dafür, daß sie genau das nicht tun (Lynn 1980; Rubenstein et al. 1983). Werden Bettgitter bei verwirrten PatientInnen benützt, vermindern sie zwar die Sturzgefahr nicht, verstärken aber noch die Verwirrung und Verängstigung und sorgen – sollte der/die PatientIn fallen – ganz sicher dafür, daß es aus größerer Höhe sein wird (Anonym 1984).

Eine Studie über Unfälle in einer geriatrischen Abteilung ergab, daß bei 10 % dieser Unfälle Bettgitter angebracht waren. Tinker (1979) berichtet: "Ein Patient kletterte über die Gitter, andere krochen ans Fußende des Bettes und fielen kopfüber auf den Boden. Bei einer Patientin ohne Bettgitter wurde kein Unfall dokumentiert, als sie versuchte, alleine aufzustehen." Interessant ist, daß in Großbritannien, wo Bettgitter seltener verwendet werden als in den USA, die Rate der Knochenbrüche nach einem Sturz im Krankenhaus sehr viel niedriger ist (Rubenstein et al. 1983).

Obwohl (oder vielleicht gerade weil) Restriktionen häufig bei PatientInnen mit kognitiver Beeinträchtigung (akut oder chronisch) angewandt werden, kann die Reaktion auf eine solche Restriktion oft sehr stark sein. Da diese PatientInnen den Grund für die Restriktion kaum oder gar nicht verstehen können, kann sich ihre Verängstigung weiter steigern. Restriktionen können unkontrolliertes Handeln verstärken, führen zu weiterer Einschränkung von Sinnesreizen und damit auch der Wahrnehmungsfähigkeit, zu einem Verlust des Selbstwertgefühls und der Selbstachtung und zu noch größerer Abhängigkeit. Die bestehende Verwirrung kann durch eingeschränkte Kommunikation noch verstärkt werden, die Desorientiertheit zunehmen, regressives Verhalten und Rückzug ausgelöst werden. Häufig werden fixierte PatientInnnen als gestört, gefährlich oder geistig unzulänglich betrachtet.

Eine Untersuchung von PatientInnen, die eine Restriktion selbst erfahren hatten, ergab eine weite Palette von meist negativen Reaktionen, wie z. B. Wut, Angst, Demütigung, Entmutigung, Unbehagen und Schmerz. Einige reagierten mit Widerstand und Ablehnung, ein paar gaben zu, daß die Restriktion notwendig gewesen sei. PatientInnen erinnerten sich an eine solche Erfahrung noch lange Zeit nach der Entlassung (Strumpf/Evans 1988).

Pflegepersonen haben oft eine ambivalente Einstellung gegenüber der Anwendung von Restriktionen bei "gefährdeten" PatientInnen. Der Druck, unter allen Umständen für die Sicherheit ihrer PatientInnen zu sorgen, manchmal auf Kosten aller anderen Aspekte, kann schließlich zu der Absurdität führen, zwar Sicherheit zu erzielen, dabei aber das eigentliche Ziel zu opfern. Silver (1987) schreibt: "Wenn er die Hüfte bricht, wird er seine Mobilität verlieren, deshalb binden wir ihn an, um seine Mobilität zu erhalten." Krankenschwestern und -pfleger spüren auch den Druck, aufgrund einer gebrochenen Hüfte wegen fahrlässigen Handelns angezeigt zu werden, besonders in den USA. Der Gebrauch von restriktiven Maßnahmen belastet häufig auch diejenigen, die sie anwenden sollen. Eine Untersuchung der Reaktionen von Pflegepersonen, die mit restriktiven Maßnahmen arbeiten (müssen), zeigt, daß die meisten Antworten negativ (Bedenken, Schuldgefühle, Frustration, Unzulänglichkeit) oder neutral (Überraschung, Absurdität, Resignation) waren. Nur sehr wenige Antworten waren positiv (DiFabio 1981). Krankenschwestern und -pfleger erkennen die Auswirkung bei ihren PatientInnen im Verhalten (Versuch, die Restriktion zu entfernen, Unruhe, Widerstand) und ihren Emotionen (Traurigkeit, Wut), fühlen sich aber nicht in der Lage, etwas dagegen zu tun. PatientInnen, die solche restriktiven Maßnahmen an sich selbst erlebten, konnten bei Befragung mehr verschiedene Restriktionsmöglichkeiten aufzählen als ihre Pflegenden (Strumpf/Evans 1988).

Es ist erwiesen, daß die Anwendung restriktiver Maßnahmen physischer und pharmakologischer Art, auch wenn es hierüber weniger Informationen gibt, zur Prävention von Stürzen nicht effektiv ist und außerdem negative Auswirkungen auf PatientInnen und Pflegende hat. Der Grund für eine Fixierung in den USA ist einzig und allein rechtlicher Art. Der Gebrauch von Fixierung zur Prävention von Stürzen ist unangemessen, schädigend und zeigt eine überbehütende und infantilisierende Haltung gegenüber alten Menschen. Am effektivsten könnten Stürze vermieden werden, wenn alle Gefährdeten die Höchstdosis Phenothiazine bekämen und die Bettgitter routinemäßig noch mit Netzen abgesichert würden! Die Pflegeziele für alte Menschen müssen Rehabilitation und Unabhängigkeit beinhalten, und diese Ziele sind mit der totalen Sturzvermeidung nicht vereinbar.

Modernere Methoden der Sturzverhütung bei alten Menschen in Institutionen

Es wäre sinnvoll, einen sturzgefährdeten alten Menschen gleich bei der Aufnahme ins Heim bzw. auf eine geriatrische Station auf behandelbare potentielle Sturzursachen zu untersuchen und dies in regelmäßigen Abständen zu wiederholen. Eine einfache Sturzgefährdungsskala, wie z. B. die Norton-Skala zur Ermittlung der Dekubitusgefährdung, könnte benutzt werden. Der Grad der Gefährdung kann bei jedem/r HeimbewohnerIn festgestellt und ein Programm zur Verbesserung der Risikofaktoren entwickelt werden. Das Ziel sollte die Förderung der Unabhängigkeit bei allen PatientInnen/BewohnerInnen sein, speziell bei solchen, die nach der Rehabilitation wieder nach Hause entlassen werden sollen. Es ist sehr wichtig, diese Zielsetzung mit den Angehörigen zu beraten. MitarbeiterInnen, PatientInnen/BewohnerInnen und Angehörige sollten sich darüber bewußt sein, daß es nicht möglich ist, alle Sturzrisiken zu beseitigen. Außerdem kann sich eine Rehabilitationsstation, auf der niemand zu einem Sturz kommt, nicht eine solche nennen. Vielleicht muß dies besonders den Angehörigen sturzgefährdeter Menschen nahegebracht werden, da diese oft recht unrealistische Erwartungen haben.

Sollte sich eine Rehabilitationsstation besonders mit sturzgefährdeten Menschen beschäftigen, kann ein Sturz auf Station gut dazu genutzt werden, mit dem/der Betroffenen das selbständige Aufstehen einzuüben. Kann ein alter Mensch in der sicheren Umgebung der Station erst selbständig aufstehen, wird er der Entlassung nach Hause mit mehr Selbstvertrauen entgegensehen können.

Stürze als Maßstab der Pflegequalität

Es wurde der Vorschlag gemacht, in der Langzeitpflege die Sturzhäufigkeit als nützliches Instrument zur Beurteilung der Pflegequalität anzusehen. Wie schon oben erwähnt, gibt es einen Zusammenhang zwischen Pflegeschlüssel, Grad der Ausbildung und Sturzhäufigkeit, doch kann paradoxerweise auch eine personelle Unterbesetzung die Anzahl der Stürze reduzieren, da die BewohnerInnen weniger aktiv sein können.

Da Stürze eindeutig durch mehrere Faktoren bedingt werden und es eine Vielzahl potentieller Auslöser gibt, kann es schwierig und irreführend sein, aus der Statistik einer kleinen Anzahl von PatientInnen (wie z. B. die BewohnerInnen eines oder mehrerer Pflegeheime) Schlüsse zu ziehen. Ein weiteres Problem ist die Tatsache, daß sich der Grad der Gefährdung bei jedem Menschen von Tag zu Tag ändert, je nach innerer Verfassung und dem jeweiligen Umfeld. Nur wenn eine solche Untersuchung bei einer großen Anzahl von Menschen gemacht wird, kann sie ganz global einen Hinweis auf die Pflegequalität geben.

Ich möchte noch einmal betonen, daß es nicht möglich ist, sämtliche Unfälle und Stürze zu verhüten, und daß der Versuch, Stürze auf ein Minimum zu reduzieren, zu einer nicht mehr akzeptablen Einschränkung der Aktivitäten und Autonomie des Betreffenden führen kann. Zwar kann eine Statistik, die hohe Unfall- und Sturzzahlen für eine Station anzeigt, darauf hinweisen, daß Risikofaktoren nicht genügend überprüft wurden, eine ungewöhnlich niedrige Unfallrate bedeutet aber oft, daß Aktivitäten der BewohnerInnen zu sehr eingeschränkt werden.

9. Präventivmaßnahmen

Bei einem so großen Problem wie dem der Stürze alter Menschen und den funktionalen und ökonomischen Konsequenzen, die diese nach sich ziehen, ist es unumgänglich, darüber nachzudenken, ob ein Sturz oder seine Konsequenzen verhütet werden können. Die Verhütung wird durch die Vielfalt der Sturzursachen und das Zusammenspiel interner und externer Faktoren erschwert, eine total nihilistische Haltung kann aber nicht gerechtfertigt werden. Eine Reihe von kleinen Untersuchungen zeigt, daß die sorgfältige Beurteilung sturzgefährdeter Menschen und eine Korrektur begünstigender und veränderbarer Faktoren die Anzahl der zukünftigen Stürze verringern können (Wolf-Klein et al. 1988; Morton 1989).

Im Gegensatz dazu ist die primäre Prävention wesentlich schwieriger. Selbst bei Menschen mit hoher Sturzgefährdung wird geschätzt, daß sehr viele Menschen "behandelt" werden müßten, um eine Schenkelhalsfraktur zu vermeiden (Isaacs 1985). Dies macht die Beurteilung von Präventionsprogrammen, die nach klaren Ansatzpunkten wie z. B. Frakturen fragen, schwierig, da eine große Anzahl von Testpersonen benötigt wird, um einen Nutzen zu beweisen.

Primäre Prävention

Wenngleich die primäre Sturzprävention eine Mammutaufgabe und nicht kosteneffektiv ist, kann die Betrachtung verschiedener Aspekte der Primärprävention Anhaltspunkte geben, von denen sturzgefährdete Menschen profitieren können.

Bestimmung der Risikogruppe

Es gibt verschiedene Sturzgefährdungsskalen, mit denen Menschen auf ihre Sturzgefährdung getestet werden können. Die bekannteste Skala ist für pflegebedürftige Menschen in Altenpflegeheimen entwickelt worden und testet Mobilität, Sehfähigkeit, Hörvermögen,

Stimmung, Geisteszustand, Fehlhaltung in Form eines nach hinten gebeugten Rückens, Orthostatischen Hypotonus, Medikation und Aktivitäten des täglichen Lebens (Tinetti et al. 1986). Leider sind alte Menschen in Pflegeeinrichtungen nicht typisch für alle alten Menschen, deshalb hat die Skala im häuslichen Bereich nur bedingte Relevanz. Menschen, die langzeitpflegebedürftig sind, haben meist multiple Erkrankungen und sind somit durch multiple interne Risikofaktoren sehr gefährdet (Fife et al. 1984). Bei alten Menschen, die zu Hause leben und sich zum großen Teil selbst versorgen, wäre die Skala von keinem praktischen Wert, da sie nicht empfindlich und spezifisch genug ist (Downton/Andrews 1991). Ein guter Vorschlag wäre allerdings, BewohnerInnen gleich bei der Aufnahme in ein Pflegeheim zu testen. Wie nützlich regelmäßige Untersuchungen sind, zeigt eine Studie an BewohnerInnen eines Altenpflegeheims, die an der Alzheimer-Krankheit leiden: Ein sich ständig ändernder Grad von Pflegebedürftigkeit ist ein eindeutiger Risikofaktor für Stürze (Brody et al. 1984).

Bestimmung umfeldbedingter Faktoren

Fast alle Stürze haben auch eine umfeldbedingte Ursache. Deshalb ist es hilfreich, das unmittelbare Umfeld einer Person im speziellen und auch die Umwelt im allgemeinen auf Faktoren hin zu untersuchen, die das Sturzrisiko erhöhen. Unsere Umgebung ist im großen und ganzen nicht "altersgerecht" angelegt und organisiert. Maßnahmen wie z. B. das Regulieren unebener Gehwege, das Vermeiden von Belägen, die bei Nässe rutschig werden, und manchmal eine bessere Beleuchtung könnten potentielle Gefahrenherde eindämmen, das Sturzrisiko mindern und die Lebensqualität alter Menschen dadurch verbessern, daß diese mehr Sicherheit bei Unternehmungen auch außerhalb des Hauses empfänden.

Leider besteht ein Unterschied zwischen dem Erkennen der umfeldbedingten Risikofaktoren und der tatsächlichen Veränderung dieser Faktoren. Im persönlichen Umfeld wehren sich viele alte Menschen dagegen, Änderungen in ihrer gewohnten Umgebung vorzunehmen oder gar umzuziehen, auch wenn es die Sturz- und Verletzungsgefahr erheblich mindern könnte. Was öffentliche Wege, Straßen, Gebäude etc. anbelangt, bedeuten Veränderungen zugunsten alter Menschen (auch aller behinderten Menschen) finanzielle Zugeständnisse, die weder Stadt, Land noch Bund gerne machen wollen.

Untersuchung auf potentielle Risikofaktoren

In Großbritannien ist es nun gesetzlich festgelegt, daß alle Menschen, die älter als 75 Jahre sind, mindestens einmal im Jahr zu einer Routineuntersuchung gehen sollten. Im Vorfeld hatte es viele Debatten über Sinn und Unsinn und die Kosteneffektivität dieses Untersuchungsprogramms gegeben. Diese Routineuntersuchung wäre eine Gelegenheit, nach potentiellen Risikofaktoren, die einen Sturz begünstigen, zu forschen. Einfache Tests von Sehvermögen, Gang, Mobilität und eine Revision der gegenwärtigen Medikation könnten zu einer rechtzeitigen Intervention bei sturzgefährdeten Menschen verhelfen und damit zur Minderung des jeweiligen Sturzrisikos beitragen. Eine gute medizinische Grundbetreuung erspart die Einnahme unnötiger Medikamente, kann altersbedingte Krankheiten wie z. B. Parkinsonsche Krankheit, Grauen Star, Arthrose und Herzinsuffizienz erkennen und entsprechend den heutigen Möglichkeiten behandeln und damit die Sturzgefahr reduzieren.

Primäre Prävention für alle

Es gibt Belege, daß Maßnahmen zur Verbesserung des allgemeinen Gesundheitszustandes der Bevölkerung das Sturzrisiko verringern könnten, wobei sich dadurch vielleicht das Risiko einer Verletzung bei einem tatsächlichen Sturz vergrößern würde (Speechley/ Tinetti 1991). Andere argumentieren, daß eine vermehrte sportliche Betätigung das Risiko deutlich senkt, eine Schenkelhalsfraktur zu erleiden (Law et al. 1991). Es gibt außerdem Nachweise, daß Fitneßprogramme bei jungen und alten Testpersonen die Knochendichte erhöhen und daß alte Menschen, die regelmäßig Sport treiben, eine höhere Knochendichte haben als ihre unsportlichen AltersgenossInnen. Dazuhin soll eine regelmäßige körperliche Betätigung die neuromuskuläre Funktion, die Schutzreflexe und möglicherweise auch die kognitive Funktion erhalten (Molloy et al. 1988). Eine Schwäche in den unteren Extremitäten (besonders die Dorsalflexion des Knöchels) ist eine große Gefahrenquelle für Stürze und Frakturen (Aniansson et al. 1984; Whipple et al. 1987). Auch dies könnte durch regelmäßige körperliche Betätigung verbessert werden.

Eine Behandlung gegen Osteoporose kann auch das Auftreten von Frakturen vermindern. Viele Ärzte in Europa und Amerika verordnen deshalb eine Hormonsubstitution bei Frauen in der Menopause. Die Einnahme von Östrogen verhindert den Verlust von Knochensubstanz, der mit der Menopause eintritt. Solange Östrogen eingenommen wird, bleibt die Knochensubstanz erhalten. Es wird behauptet, daß eine zeitweilige Hormonsubstitution in der Menopause eine dauerhafte positive Auswirkung auf die Knochen hat (Christiansen et al. 1981). Allerdings stimmt das nicht ganz. Wird die Einnahme von Östrogen gestoppt, baut sich die Knochensubstanz wie in der natürlichen Menopause ab (Abb. 34) oder sogar noch schneller

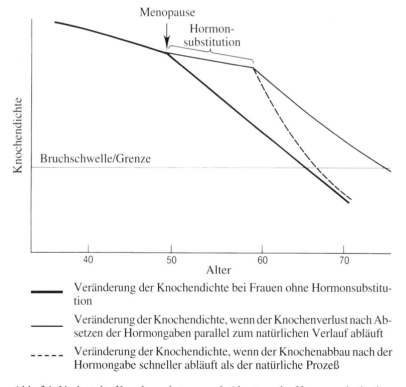

━━━ Veränderung der Knochendichte bei Frauen ohne Hormonsubstitution

───── Veränderung der Knochendichte, wenn der Knochenverlust nach Absetzen der Hormongaben parallel zum natürlichen Verlauf abläuft

- - - - - Veränderung der Knochendichte, wenn der Knochenabbau nach der Hormongabe schneller abläuft als der natürliche Prozeß

Abb. 34: Verlust der Knochensubstanz nach Absetzen der Hormonsubstitution

(Lindsay et al. 1978). Innerhalb von ein paar Jahren wird der Verlust von Knochensubstanz auch zum Risikofaktor für Knochenbrüche bei einem Sturz ohne Abstützmöglichkeiten. Um also eine Schenkelhalsfraktur zu vermeiden, müßte die Hormonsubstitution auf unbegrenzte Dauer erfolgen oder zumindest länger, als heute üblich.

Es gibt einige Untersuchungen, die belegen, daß eine erhöhte Kalziumeinnahme den altersbedingten Knochenabbau reduzieren, ja sogar total verhindern kann (Heaney 1990). Wird jedoch die hohe Kalziumzufuhr nicht beibehalten, ist auch die positive Auswirkung verschwunden. Die Menge des benötigten Kalziums ist größer als die, die mit der normalen Nahrungsaufnahme zugeführt werden kann. Deshalb muß dieses zusätzliche Kalzium in Form von Medikamenten eingenommen werden. Sollte mit einer solchen medikamentösen Kalziumzufuhr die Gefahr von Knochenbrüchen bei Frauen – und möglicherweise auch bei Männern – reduziert werden, entstünden substantielle Kosten.

Sekundärprävention

Viele der oben besprochenen Präventivmaßnahmen gelten auch für diejenigen, die bereits Stürze hinter sich haben. Da diese Menschen einem doppelten Sturzrisiko ausgesetzt sind, ist es vielleicht kosteneffektiver, sich auf Präventivmaßnahmen bei dieser Gruppe zu konzentrieren. Dazuhin kann ein selbst erfahrener Sturz einen Menschen eher dazu bringen, sein Umfeld zu verändern, um das Risiko zu mindern.

Feststellen von Sturzursachen und mögliche Korrektur

Dies ist der wichtigste Aspekt der Sekundärprävention, aber leider wird dieser Schritt häufig übersprungen. Nur wenige alte Menschen, die nach einem Sturz in eine Unfallambulanz gebracht werden, werden nach den möglichen Sturzursachen befragt. Die diskriminierende Haltung, Stürze seien im Alter ja sowieso zu erwarten, ist ein zusätzliches Problem. Auch bei FachärztInnen der Geriatrie kommt es vor, daß ein Sturz als etwas Unumgängliches abgetan wird. Es gibt immer einen Grund für einen Sturz. Eine kurze, gründliche Untersuchung kann oft schon behandelbare Faktoren, die zu dem betreffenden Sturz beigetragen haben, feststellen. Normalerweise kann bei solchen PatientInnen mindestens ein Faktor gefunden werden, der sich auf das Sturzrisiko erhöhend auswirkt. Eine Eindämmung dieser Faktoren kann auch das zukünftige Sturzrisiko verringern.

Gefahren im unmittelbaren Umfeld

Bei einer Wohnbereichsanalyse durch eine/n Gemeindeschwester/-pfleger der jeweilgen Sozial- oder Diakoniestation können individuelle Risikofaktoren festgestellt werden, auch wenn der/die Betroffene im Augenblick nicht bereit ist, etwas zu verändern. (Anmerkung der Übersetzerin: In Deutschland gibt es inzwischen in vielen Städten eine sogenannte "Wohnberatung", die von der städtischen Kommunalverwaltung oder den Wohlfahrtsverbänden als eine ihrer Aufgaben wahrgenommen wird.) Die Frage nach dem akzeptablen Risiko und der Wahrung der Selbständigkeit wird weiter unten aufgegriffen.

Vermeiden und Eingrenzen von Verletzungen

Bei manchen alten Menschen wird trotz allen Bemühens der ÄrztInnen, Pflegepersonen und des medizinischen Hilfspersonals ein beträchtliches Sturzrisiko bestehen bleiben. Deshalb möchte ich Möglichkeiten der Verletzungsminderung betrachten. Die Vorschläge müssen natürlich auf die individuelle Situation abgestimmt sein. Allgemeine Vorschläge wären z. B. das Auslegen von Teppichböden auf "risikoreichen" Stellen wie Küche und Bad, das Aufstellen von Stühlen an unterschiedlichen Stellen, damit sich der/die Betroffene setzen kann, anstatt zu fallen, vorausgesetzt, dem Sturz geht eine "Warnung" voraus. Nur als allerletzte Möglichkeit sehe ich die Einschränkung von Aktivitäten. Hat der/die Betroffene es gelernt, selbständig wieder aufstehen zu können, reduziert sich das Risiko des langen Liegens und Wartens auf Hilfe, und gleichzeitig wird ein Element der Kontrolle bewahrt und das Selbstvertrauen aufgebaut.

Persönliches Notrufsystem

Bei sturzgefährdeten Menschen, die nicht mehr aus eigener Kraft aufstehen können, kann ein am Körper getragenes Notrufsystem Hilfe herbeiholen, sollte es zu einem Sturz kommen. Oft ist dieses Notrufsystem eine große Beruhigung sowohl für die Betroffenen als auch für die Angehörigen und Pflegenden. Es gibt unterschiedliche Systeme, manche haben eine "mobile" Zentrale, andere funktionieren über das Telefonnetz.

Fallbeispiel

Ein 91jähriger früherer Universitätsprofessor wurde nach einem Sturz zur Untersuchung überwiesen. Seine Angehörigen waren über sein schlechter gewordenes Gleichgewichtsgefühl beunruhigt. Bis zum Jahr davor war er noch fahrradgefahren, doch Monate vor seinem Besuch in der Sprechstunde war er im Garten auf Blättern ausgerutscht und hatte sich seither nicht mehr so sicher auf den Beinen gefühlt. Im Freien benützte er zwei Stöcke, im Haus hielt er sich an den Möbeln fest, um das Gleichgewicht nicht zu verlieren. Sein Haus war mit Möbeln vollgestopft, und es gab viele herumliegende Kabel und lose Teppiche. Vor 15 Jahren hatte er eine Endoprothese der Hüfte implantiert bekommen und zeigte nun Anzeichen von Osteoarthrose in der anderen Hüfte, was auf dem Röntgenbild sichtbar war. Er hatte kaum Schmerzen und war in seinem Bewegungsradius nur wenig eingeschränkt. Weitere Untersuchungen zeigten eine geringfügige Verwirrung, Verlust der Pallästhesie in der Iliosakralgegend, aber keine weiteren neurologischen Ausfälle, die anderen Untersuchungen waren ohne krankhaften Befund. Seine Gleichgewichtsprobleme wurden sehr wahrscheinlich durch eine altersbedingt verringerte Informationsaufnahme der Propriorezeptoren und durch die altersbedingte Veränderung der peripheren Nerven und Gelenke verursacht. Es wurde ihm versichert, daß seine Hüfte im Augenblick nicht operiert werden müßte.

Ein ausgedehntes Netzwerk von Freunden und Nachbarn besuchten ihn regelmäßig. Er kochte nicht mehr selbst, aber er ging fünfmal in der Woche zum Mittagessen in seinen Club. Seine Tochter war wegen des bestehenden Sturzrisikos in seiner Wohnung besorgt und dachte darüber nach, ob er in ein Altenwohnheim ziehen sollte. Ich erklärte ihr, daß die geistige und physische Stimulation, die ihr Vater zu Hause bekam, ihn sicher fitter halten würde als regelmäßige Krankengymnastik, und daß ein Umzug eine Verschlechterung seines geistigen und körperlichen Zustandes bedeuten würde. Er bekam ein Notrufsystem zum Umhängen, und seine Wohnung wurde von manchen Risikofaktoren befreit. Auch wenn die gesundheitsbedingten Faktoren nicht behandelt werden konnten, konnte er doch durch eine Wohnbereichsanalyse seinem Wunsch entsprechend zu Hause bleiben. Seine Tochter beruhigte sich und sah ein, daß diese Lösung die sinnvollste war.

Für die primäre und für die sekundäre Prävention wäre es hilfreich, eine Skala zur Einschätzung der Betroffenen und des jeweiligen Umfelds zu entwickeln. Damit sie auch nutzbringend ist (und auch benützt wird!), sollte eine solche Skala einfach und schnell auszufüllen sein, die Fragen müßten relevant sein, und sie müßte regelmäßig überarbeitet und auf ihre Brauchbarkeit und Effektivität hin überprüft werden. Extreme Risikobeseitigungen, die dem/der Betroffenen gleichzeitig auch seine/ihre Autonomie nehmen, sollten möglichst vermieden werden. Verletzende Kommentare wie z. B. "Patienten, die Mobilitätsprobleme haben, müssen eine Gehhilfe oder einen Rollstuhl benützen oder dürfen sich nicht mehr fortbewegen" (Morse et al. 1987) kommen häufig vor und spiegeln die zugrundeliegende Haltung wider. Aus einer Diskussion über Risiko und Autonomie stammen folgende Auszüge:

"Das unhinterfragte Akzeptieren von Stereotypen über das Alter ist eine Bedrohung für die Unabhängigkeit vieler alter Menschen. Angehörige und Personen in pflegenden Berufen müssen den Unterschied zwischen dem gewählten risikobeladenen Lebensstil eines Individuums und dem Zustand eines wirklichen, echten Gefährdetseins realisieren.

Die Erhaltung der Unabhängigkeit eines Individuums sollte an erster Stelle stehen. Die Angst der anderen ist ein zweitrangiges Problem, das meist gelöst werden kann. Erscheint ein alter Mensch in Gefahr, sollten die spezifischen Gefahren und Probleme festgestellt, ihre möglichen Folgen mit der betreffenden Person diskutiert werden und, wo möglich, auf ein akzeptables Maß reduziert werden, ohne einschneidende Veränderungen in die Lebensweise dieser Person vorzunehmen.

Angehörige der Gesundheitsberufe sollten einem alten Menschen, der ein Risiko eingehen möchte, eine positive Haltung entgegenbringen. Ihre Rolle beinhaltet auch die Information der Öffentlichkeit über das Normale an der Unabhängigkeit alter Menschen und die Bestärkung der gegenseitigen Akzeptanz zwischen den Generationen. Dazuhin sollten sie alten Menschen (die pensioniert, aktiv und unabhängig sind) praktische Beratung und Information anbieten, damit sie ihre eigenen Entscheidungen über ihre Lebensweise, das Eingehen von Risiken und ihre Sicherheit treffen können." (Wynne-Harley 1991)

Wenngleich diese Kommentare hauptsächlich für alte Menschen im häuslichen Bereich gelten, ist es wichtig, diese Haltung auch gegenüber alten Menschen in Pflegeheimen und sonstigen Einrichtungen zu wahren. Verbreitet ist die patriarchal-hierarchische Einstellung, daß solche Menschen nicht mehr in der Lage sind, vernünftige Entscheidungen über ihren Lebensstil, das Maß an Risiko, das sie eingehen wollen, und damit über ihre Sicherheit zu treffen. Dadurch wird ihre Autonomie sehr eingeschränkt. Um Menschen in Altenwohn- und -pflegeheimen eine akzeptable Lebensqualität zuzugestehen, können nicht alle Risiken beiseite geräumt werden. Wir müssen ein risikobehaftetes Verhalten akzeptieren können, um die Lebensqualität alter Menschen zu erhalten oder gar zu verbessern.

10. Zukunft

Zweifelsohne werden alte Menschen auch weiterhin stürzen, aus Gründen, die in den vorangegangenen Kapiteln beschrieben sind. Es ist jedoch weniger eindeutig, ob es überhaupt möglich sein wird, wenigstens einige dieser Stürze zu vermeiden. Trotz der vielen Zeit und Mühe, die dem Thema besonders in den vergangenen zehn Jahren gewidmet wurden, gibt es über manche Aspekte noch immer nicht genügend Information. Zwei Dinge sind nötig: eine bessere Anwendung der vorhandenen Informationen und mehr Forschung über Ursachen und Behandlung von Stürzen. Eine bessere Organisation vorhandener Strukturen könnte die Behandlung und Pflege dieser Menschen ebenfalls verbessern. Ein Beispiel für die Kooperation von verschiedenen Beteiligten in der Pflege und Behandlung alter, sturzgefährdeter Menschen ist die Entstehung orthogeriatrischer Stationen (Royal College of Physicians 1989), doch Möglichkeiten, um das Angebot zu verbessern, gibt es noch unzählige.

Auch wenn einzelne KollegInnen und manchmal auch Abteilungen mehr oder weniger effektive Methoden haben, um mit alten, sturzgefährdeten Menschen umzugehen, fehlt eine systematische Beurteilung dieser Menschen und ihrer Problematik, um Ursachen festzustellen und entsprechend handeln zu können. Daraus resultieren vertane Möglichkeiten, weitere Stürze zu verhindern und den Gesundheitszustand alter Menschen zu verbessern. Es führt zu einer höheren finanziellen Belastung der entsprechenden Budgets. Es wäre interessant zu spekulieren, wieviel Geld mit einer Reduzierung der Stürze durch eine erfolgreiche Sekundärprävention gespart werden könnte.

Standardisierung der Behandlung

Es besteht ein deutlicher Bedarf an einer Art Schema oder Standardisierung für alle Abteilungen, die mit sturzgefährdeten alten Menschen umgehen, besonders wenn ein diensthabender Arzt unerfahren ist. FachärztInnen der Geriatrie (zumindest in der Theorie) sind sich der multiplen potentiellen Probleme, die einem Sturz zugrunde liegen können, bewußt, andere Bereiche sind vielleicht weniger gut vorbereitet. Jede Abteilung, die die Behandlung oder Pflege für alte Menschen anbietet, sollte auch wissen, wie ein alter Mensch nach einem Sturz beurteilt werden muß (oder sollte wissen, wohin man sich in einem solchen Falle zu wenden hat).

Ein Großteil der Arbeit in orthopädischen Abteilungen gilt alten Menschen, die einen Sturz hinter sich haben. Es gibt zwar in den meisten Abteilungen keine Zweifel darüber, daß sich ein alter Mensch eine Fraktur zuzieht, weil er krank ist, doch sind viele nicht dazu eingerichtet, optimal mit alten Menschen umzugehen. Innere Erkrankungen werden oft von unerfahrenen KollegInnen behandelt, manchmal ohne ausreichende Unterstützung durch erfahrene ÄrztInnen. Mit einem einfach zu handhabenden standardisierten Schema ließen sich PatientInnen feststellen, die Gefahr laufen, nach einer Fraktur oder Behandlung Komplikationen zu entwickeln, und anhand einer Behandlungsanleitung von häufig auftretenden Problemen könnte der Behandlungs- und Pflegestandard verbessert und für mehr PatientInnen eine fachgerechte Versorgung gewährleistet werden.

Unfallambulanzen fehlt oft ein wohl fundiertes Schema zur Beurteilung von PatientInnen, die nach einem Sturz eingeliefert werden, obwohl sie so häufig mit diesem Problem konfrontiert werden. Auch hier könnten durch ein standardisiertes Vorgehensmuster die Beurteilung und Behandlung von PatientInnen nach einem Sturz verbessert werden. Professionelle mit einem Interesse an alten Menschen werden dringend in Unfallambulanzen und, noch wichtiger, bei der Ausbildung junger ÄrztInnen gebraucht.

Beurteilung des Risikos

Zwar wurde für verschiedene Gruppen von alten Menschen an Gefährdungsskalen gearbeitet, sie beziehen sich jedoch hauptsächlich auf alte Menschen in einer Institution. Für alte Menschen im häuslichen Bereich muß eine solche Skala als Beitrag zur Risikominderung von Stürzen erst noch entwickelt werden. Eine solche Gefährdungsskala könnte idealerweise eine selektierte Intervention zur Verbesserung von Gesundheit, Geisteszustand und Umfeld durch eine individuelle Risikominderung ermöglichen. In Situationen, in denen es wenig oder keine Möglichkeit gibt, Risikofaktoren zu beeinflussen, könnte eine solche Beurteilung einem alten Menschen bei der Entscheidung helfen, welche Risiken er akzeptieren möchte, um seine Unabhängigkeit bewahren zu können.

Patientenzentrierte Behandlung und Beurteilung

In letzter Zeit änderte sich im Gesundheitsbereich die Art und Weise, nach dem medizinischen Modell (also patriarchal und präskriptiv) mit Menschen und ihrer Krankheit umzugehen, hin zu einer auf einer breiteren Basis fundierten, interdisziplinären, holistischen Sicht von Gesundheit und Gesundheitsproblemen. Dazu gehört die vermehrte Einbeziehung der KlientInnen in Entscheidungen, die ihr Leben und ihre Gesundheit betreffen. Die alten Menschen von heute wurden nicht dazu erzogen, ihre medizinische Behandlung zu hinterfragen, doch die alten Menschen von morgen werden mehr wissen und mehr Mitspracherecht einfordern.

Die Tendenz, alte Menschen als entscheidungsunfähig zu betrachten und Entscheidungen hauptsächlich von Professionellen und Angehörigen, anstatt von den alten Menschen selbst treffen zu lassen, besteht noch immer, besonders wenn die Betroffenen gebrechlich sind. Alte Menschen müssen "ermächtigt" werden, von ihrem Selbstbestimmungsrecht bzw. "Mitspracherecht" bei Entscheidungen, die sie selbst und ihre Lebensweise betreffen, Gebrauch zu machen. Das bedeutet für uns zu akzeptieren, daß diese Entscheidungen für die Pflegenden, seien es Professionelle oder Pflegende Angehörige, nicht immer angenehm sein werden. Das Thema der Balance zwischen Risiko und Autonomie wurde in den Kapiteln 8 und 9 diskutiert, doch möchte ich noch einmal unterstreichen, daß es nicht möglich ist, das Sturzrisiko total zu beseitigen. Ein Versuch, dies zu erreichen, würde eine inakzeptable Einschränkung von Freiheit und Autonomie bedeuten. Vielen alten Menschen ist es das Risiko zu stürzen, sich zu verletzen, ja sogar zu sterben, wert, wenn es Unabhängigkeit und Selbstbestimmung für sie bedeutet. Mit dieser Tatsache können Angehörige und Pflegepersonen oft nur schwer leben, und die zunehmend prozeßhungrige Atmosphäre macht es denen schwer, die die Entscheidungsfreiheit ihrer PatientInnen achten möchten, auch bei Entscheidungen, die unsinnig erscheinen. Weiter erschwert wird die

Situation, wenn der/die Betroffene kognitiv eingeschränkt ist und verschiedene Menschen verschiedene Vorstellungen von Fürsorge und Überfürsorge haben. Diese Punkte verdienen eine ausführlichere Diskussion, auch um Vorgehensweisen in der Sturz- und Frakturverhütung abzuklären. Denn was nützt es, eine gute Unfallverhütung zu haben, wenn dabei die Lebensqualität zerstört wird?

Manche alte Menschen werden trotz allen Bemühens der MitarbeiterInnen im Gesundheitswesen immer wieder stürzen, und das muß als Tatsache so akzeptiert werden. Daraus folgt, daß klärende Gespräche zwischen der/dem Betroffenen, dem betreuenden interdisziplinären Team und den Pflegenden Angehörigen nötig sind, damit alle eine realistische Vorstellung davon bekommen, was möglich ist und welche Risiken eingegangen werden können und sollen, um die Lebensqualität des/der Betroffenen zu gewähren.

Ernährung und körperliche Betätigung

Es gibt interessante Untersuchungsergebnisse über die Rolle, die Ernährung und körperliche Betätigung in der Sturzverhütung und bei sturzinduzierten Verletzungen spielen. Eine Verminderung der Knochensubstanz könnte wahrscheinlich durch entsprechende Kalziumzufuhr und regelmäßige körperliche Betätigung verhindert werden, vorausgesetzt, dies wurde in jungen Jahren begonnen. Auch das neuromuskuläre Zusammenspiel und die Schutzreflexe werden durch körperliche Betätigung erhalten. Eine hypothetische Begründung für die Epidemie von Schenkelhalsfrakturen der vergangenen Jahrzehnte ist die der mangelnden körperlichen Betätigung. In den Ländern der dritten Welt gibt es keine altersbedingte Zunahme von Frakturen wie in Nordamerika und Europa (Adebajo et al. 1991).

Viele Anzeichen sprechen dafür, daß Ernährung und das Maß an körperlicher Betätigung immer weniger gesundheitsfördernd sind, und es ist wahrscheinlich, daß diese Tatsache die Bürde der Krankheiten für die zukünftigen Alten noch vergrößern und sich auch in Form von Stürzen und Frakturen ausdrücken wird. Zur Prävention der sturzinduzierten Mortalität und Morbidität wäre die beste Intervention, eine gesunde Ernährung für alle zu ermöglichen und die Gelegenheit für sportliche Betätigung für junge und Menschen im mittleren Lebensalter zu verbessern. Allerdings wäre es wegen der

Komplexität von Studien zur Untersuchung von Verhaltensänderungen sehr schwierig, den Wert einer solchen Intervention zu beweisen. Eine gesündere Ernährung und mehr körperliche Betätigung würden sich jedoch nicht nur auf Stürze und Unfälle, sondern auch auf die meisten Zivilisationskrankheiten positiv auswirken.

Die Aufgabe der Krankengymnastik

Welche Aufgabe der Krankengymnastik in der Nachbehandlung und bei der Sekundärprävention zukommt, ist bis jetzt relativ wenig untersucht worden (wegen der Schwierigkeiten, die eine solche Untersuchung mit sich bringt). Bei Gleichgewichtsstörungen und nach einem Sturz wird oft Krankengymnastik verordnet; es gibt aber kaum Informationen darüber, welche Behandlung angemessen ist und wie effektiv die jeweilige Behandlung war. Heute wird es ja immer wichtiger, die Kosteneffektivität einer jeden Intervention zu beweisen. Deshalb ist es bedeutsam zu wissen, ob und welchen Einfluß Krankengymnastik auf den weiteren Krankheitsverlauf und die Unabhängigkeit der Betroffenen hat. Die Betrachtung der psychischen Gesundheit wäre ein wichtiger Teil einer solchen Studie.

Beurteilung von Schwindelgefühlen

Obwohl viele alte Menschen an Schwindelgefühlen leiden, wird dieses Symptom sowohl von niedergelassenen ÄrztInnen als auch von KrankenhausärztInnen noch immer nicht verstanden, falsch beurteilt und nicht angemessen behandelt. Nur ein Bruchteil dieser Menschen wird zu Hals-Nasen-Ohren-SpezialistInnen überwiesen. Natürlich können nicht alle PatientInnen mit dieser Symptomatik von SpezialistInnen untersucht werden. Durch die Teilnahme an Fortbildungen wären aber speziell HausärztInnen in der Lage, durch eine fachgerechte Beurteilung und Behandlung viel Leiden und das Einnehmen von unangebrachten Medikamenten zu vermeiden. Durch die Zusammenarbeit von HNO-SpezialistInnen und FachärztInnen der Geriatrie könnten Sprechstunden speziell für alte Menschen mit Schwindelsymptomatik angeboten werden.

Ausgedehnte epidemiologische Untersuchungen über Schwindel brächten uns mehr Wissen über dieses oft so vage und doch sehr behindernde Symptom. Viele der physiologischen, sozialen und psychischen Faktoren, die Schwindel verursachen, sind bekannt, aber wir brauchen mehr Wissen über die Entstehung dieser Symptome, um gezielt intervenieren und falsche Medikamente absetzen zu können (oder zumindest zu reduzieren). Auch gibt es Bedarf, die jeweils effektivste Behandlung für die einzelnen Schwindelarten zu erforschen.

Qualitätsprüfung

Nachdem die Diagnose erstellt und der/die PatientIn behandelt wurde, ist es wichtig, die Effektivität von Diagnosefindung und Behandlung zu überprüfen. An einer solchen Überprüfung muß in den Fachabteilungen, in der Allgemeinpraxis und im häuslichen Pflegebereich noch gearbeitet werden. Sie würde viel zu einer kosteneffektiven Behandlung, Pflege und Betreuung beitragen.

Ergebnisse

Auch im Gesundheitswesen wird es immer wichtiger, auf allen Gebieten Ergebnisse zu messen und zu vergleichen. In einer Zeit, in der die Finanzen immer enger bemessen werden, ist ein Wettbewerb zwischen verschiedenen Anbietern unumgänglich, und im Wettstreit um finanzielle Ressourcen ist es ausschlaggebend, demonstrieren zu können, daß eine bestimmte Intervention gute Ergebnisse erzielt. Behandlungsergebnisse bei kranken alten Menschen zu messen, ist nicht einfach, denn ein Ergebnis, das bei jungen Menschen unbefriedigend wäre, wie z. B. die Aufnahme in ein Pflegeheim oder der Tod, kann unter Umständen bei einem alten Menschen ein positives Ergebnis sein.

Angenommen, ein körperlich und geistig schwacher alter Mensch stürzt zu Hause mehrmals und kann sich nicht mehr selbst versorgen. Die Aufnahme in ein Pflegeheim mit einem hohen Pflegestandard, das ihm gleichzeitig genügend Autonomie läßt, kann zu einer ungeheuren Verbesserung der Lebensqualität dieses Menschen beitragen. Ist die Sturzursache eine bösartige Krankheit, die außerdem mit Schmerzen verbunden ist, können eine Schmerzlinderung und ein würdiger Tod durch gute palliative Pflege und Betreuung ein angemessenes Ergebnis sein.

Da der Sturzproblematik eine Vielfalt von pathologischen und physiologischen Veränderungen zugrunde liegen, ist das Messen von Ergebnissen entsprechend kompliziert. Das sollte allerdings keine Entschuldigung sein, den Weg der Diagnosefindung und die Behandlungsergebnisse nicht zu prüfen. Es gibt inzwischen auch Skalen, die die Lebensqualität messen (Fletcher et al. 1992), daneben könnten Unabhängigkeit und physische Gesundheit als weitere Maßstäbe dienen. Neben Tod und Verletzungen sind auch Dinge wie funktionelle Abhängigkeit, Umzug (z. B. Umzug zu Angehörigen oder ins Pflegeheim), Veränderung der Mobilität und psychische Veränderungen als ein Resultat der Behandlung zu betrachten.

Die Themen, die ich in diesem Kapitel angeschnitten habe, sind lediglich ein paar meiner Vorstellungen, wie Diagnosefindung und Behandlung alter Menschen nach einem Sturz und die damit verbundenen Schwierigkeiten in der Zukunft angegangen und verbessert werden könnten. Es gibt noch viele Herausforderungen, viele Fragen zu beantworten und viel Arbeit zu tun. Wenn uns unser Ziel ernst ist, noch "Leben zu den Jahren" zu addieren und nicht "Jahre zum Leben", dann ist die Auseinandersetzung mit der Behandlung von Stürzen und den damit verbundenen Komplikationen ein wichtiger Beitrag zur Verbesserung der Lebensqualität alter Menschen.

Glossar

ACTH: adrenocorticotropes Hormon, gebildet im Hypophysenvorderlappen, reguliert die Ausschüttung der Glukokortikoide

Adam-Stokes-Symptomenkomplex: kurzdauernde zerebrale Minderdurchblutung aufgrund akuter kardialer Rhythmusstörungen

Addison-Krankheit: "Bronzehautkrankheit", chronische Nebennierenrinden-Insuffizienz

adipös: fettsüchtig

Ätiologie: Lehre von den Krankheitsursachen

Agoraphobie: Angst (mit Schwindel, Schwächegefühl), allein über freie Plätze zu gehen

Akustikusneurinom: Neurinom am Nervus statoacusticus im Kleinhirnbrückenwinkel

Aminoglykosid-Antibiotika: Verwendung auf die Behandlung von Tuberkulose beschränkt, z. B. Streptomycin

Analgetika: Schmerzmittel

Anoxie: Fehlen von Sauerstoff

Ant(i)emetika: Medikament gegen Übelkeit und Erbrechen

Antivertiginosum: Medikament zur Dämpfung von Schwindelgefühlen

Apoplexie: Gehirnschlag, Schlaganfall

Apraxie: die Unfähigkeit, Körperteile zweckmäßig zu bewegen trotz erhaltener Beweglichkeit

Asystolie: fehlende Herzkontraktion

Ataxie: Störung der Bewegungskoordination

Atlas: oberster Halswirbel

atrioventrikulär: zwischen Herzvorhof und -kammer gelegen

AV-Block: Herzblock

Barorezeptoren: Pressorrezeptoren

Basalganglien: Stammganglien = subkortikale Kerne des Endhirns (Extrapyramidales System)

Basilarmembran: Bindegewebsplatte zwischen Scala tympani und Ductus cochlearis

benigne: gutartig

Benzodiazepin: Tranquilizer, z. B. Lexotanil®, Tavor®

Bradykinesie: Verlangsamung der Bewegungen

BSG: Blutkörperchensenkungsgeschwindigkeit

Cerebellum: Kleinhirn

Cerebrum: Großhirn

Cervicalspondylarthrose: Arthrose der Halswirbelsäule

Cervicalspondylose: Spaltbildung im Zwischengelenkstück des Wirbelbogens der Halswirbelsäule

Colles-Fraktur: distale Radiusfraktur

Commotio cerebri: Gehirnerschütterung

Cushing-Syndrom, iatrogenes: Überdosierung von Glukokortikoiden, "Vollmondgesicht"

Dehydrierung: Abnahme des Körperwassers durch gesteigerte Abgabe ohne entsprechende Zufuhr

Dekubitus: Druckgeschwür

Dermatomyositis: Autoaggressionskrankheit, ödematöse, rötliche Veränderungen meist der Gesichtshaut

Dilatation: Weitstellung

Diplopie: Doppelsehen

distal: vom Rumpf entfernt gelegene Teile einer Extremität

dorsale Kyphose: konvexe Krümmung der Wirbelsäule, "Buckel"

Drehnystagmus: physiologischer Nystagmus, entsteht durch Drehbeschleunigung von Kopf und Körper

Ductus cochlearis: häutiger Schneckengang des Innenohrs

Dysäquilibrium: Störung des Körpergleichgewichts, unstabiler Zustand

Dysarthrie: zentralnerval bedingte Störung der Koordination des Sprachvollzugs

efferent: wegführend, herausleitend

Elektromyographie: EMG, Methode zur Registrierung der Muskelpotentiale

Endolymphe: Flüssigkeit im Ohrlabyrinth

Epidemiologie: Lehre von den Ursachen und der Verbreitung von Krankheiten

Extrasystole: außerhalb des regulären Grundrhythmus auftretender Herzschlag

extrinsisch: von außen her, nicht durch eigenen inneren Antrieb

Feedback: Rückmeldung an Kommunikationspartner

Femur: Oberschenkelknochen

Festination: unfreiwillige Beschleunigung

Glaukom: "grüner Star", erhöhter intraoculärer Druck

Hallux valgus: Belastungsdeformität des Fußes, oft mit Hammerzehe

Hirnstamm: Großhirn ohne Hirnmantel: medulla oblongata, Pons, Mesenzephalon, Dienzephalon, subkortikale Endhirnkerne

Hemiparese: Halbseitenschwäche (leichte Lähmung)

Hemiplegie: Halbseitenlähmung

HOKM: Hypertrophische Obstruktive Kardiomyopathie

Homöostase: Konstanz des "inneren Milieus" des Körpers mit Hilfe von Regelsystemen wie Kreislauf, Temperatur, Wasserhaushalt

Humerus: Oberarmknochen

Hypokaliämie: erniedrigter Kaliumspiegel im Blut

Hyponatriämie: erniedrigter Natriumspiegel im Blut

Hypothermie: Unterkühlung

Hypothyreose: Schilddrüsenunterfunktion

Hypovolämie: Verminderung der zirkulierenden Blutmenge durch Verlust von Vollblut, Plasma, Eiweiß oder Wasser

idiopathisch: ohne erkennbare Ursache, von sich aus entstanden

Insulinom: Inselzellgeschwulst, insulinproduzierende Geschwulst der Bauchspeicheldrüse

intermittierend: zeitweise aussetzend, wechselnd

intrinsisch: von innen her, aus eigenem Antrieb

Kachexie: schlechter Ernährungszustand

Kalorischer Test = Kalorisation: adäquate labyrinthische Reizung mittels exakt definierter Kalt- und Warmwasserspülung zur Auslösung eines vestibulären experimentellen Nystagmus

Kardiomyopathie: akute, subakute oder chronische Dysfunktion des Herzmuskels unklarer Genese

kardiovaskulär: Herz und Gefäße betreffend

Karotissinussyndrom = Sick-Sinus-Syndrom: Bradykardie-Tachykardie-Syndrom durch Koronarsklerose oder Myokarditis

Katarakt: "grauer Star", Linsentrübung

Kinetik: Lehre von der Bewegung durch Kräfte

Kohorte: Statistik: nach bestimmten Kriterien ausgewählte Personengruppe

kortikal: von der Gehirnrinde ausgehend

Kumulation: Medikament wird weniger schnell ausgeschieden als zugeführt, Wirkspiegel nimmt immer weiter zu

Kyphose: Buckel, Krümmung der Wirbelsäule

Labilität: Schwäche, Neigung

Läsion: Schädigung, Verletzung oder Störung eines Gewebes oder eines Organes

Lipofuszin: eisenfreies, braunes Pigment, Alterungspigment

lokomotorische Ataxie: Stand- und Gangataxie, Zielbewegungen können nicht mehr sicher ausgeführt werden, Funktionsstörung des Kleinhirns

Makuladegeneration: Makulaentartung mit fortschreitenden Sehstörungen, später Erblindung

Mechanorezeptor: Rezeptor, der auf mechanische Reize anspricht, z. B. Rezeptoren der Gefäße sprechen auf Dehnung an

Menièrsche Krankheit: anfallsweiser Drehschwindel mit Übelkeit und Erbrechen, fluktuierende Innenohrschwerhörigkeit und subjektive Ohrgeräusche

metabolisch: stoffwechselbedingt

Morbidität: Verhältnis zwischen der Zahl der Erkrankungen und Zahl der Gesamtbevölkerung

Mortalität: Verhältnis zwischen der Zahl der Todesfälle zur Gesamtzahl

Muskelspindel: für die Reflexaktivität der Muskeln wichtige sensible Endapparate

Myelopathie: Erkrankung des Rückenmarks/Knochenmarks

Myokard: Herzmuskel

Nervus statoacusticus: Sinnesnerv des Gleichgewichtsorgans und der Gehörschnecke

Nervus vagus: Lungen-Magen-Nerv

Neurinom: Nervenfasergeschwulst, die aus Zellen der Schwann'schen Scheide hervorgeht

Norton-Index: Dekubitusgefährdungsskala nach Norton

Nuclei vestibularis: Kerne der Vestibulargegend im Boden der Rautengrube

Nucleus caudatis: Schweifkern (Gehirn)

Ödem: Ansammlung von Flüssigkeit im Körpergewebe

Osteomalazie: Knochenweichheit wegen mangelndem Einbau von Mineralstoffen

Osteophyten: Knochenauflagerungen

otologisch: die Ohrenheilkunde betreffend

ototoxisch: Gehörsystem (besonders neurale Anteile) schädigende Stoffe

Orthostatischer Hypotonus: Blutdruckabfall nach Positionsänderung aus dem Sitzen/Liegen zum Stehen, mit Schwindel und Schwarzsehen vor den Augen

Pallästhesie: Vibrationsempfindung

paraneoplastisch: von Tumoren gebildete Stoffe im Blut, z. B. Hormone

Parese: motorische Schwäche, Erschlaffung

Parietallappen: Scheitellappen (Gehirn)

paroxysmal: in Anfällen auftretend

Pelvis: Becken

Phenothiazide: Neuroleptika, z. B. Chlorpromazin

Phenytoin: Antiepileptikum, z. B. Zentropil®

Polymyalgia rheumatica: Erkrankung älterer Patienten mit Muskelschmerz im Schulter- und Beckenbereich, Morgensteifheit bis zur Gehunfähigkeit

Polymyositis: Erkrankungen mit Muskelschwäche und Atrophie, entzündliche und degenerative Veränderungen

postprandial: nach einer Mahlzeit

Population: Gesamtheit von Individuen, die sich hinsichtlich bestimmter Kriterien gleichen (Statistik)

post-iktal: nach einem (epileptischen) Anfall

Presbyopie: altersbedingte Weitsichtigkeit, "Alterssichtigkeit"

Presbyastase: Altersdysäquilibrium

Propriorezeptoren: reizaufnehmende Zellen; die von ihnen zu höheren Gehirnregionen laufenden Erregungen sind die Grundlage für die Tiefensensibilität

Protrusio: Vortreibung, besonders des Augapfels

proximal: rumpfwärts gelegener Teil einer Extremität

Quantifikation: Umwandlung von Qualität in Quantität, d. h. der Eigenschaften von etwas in meßbare Größen

Retinopathia diabetica: Veränderungen des Augenhintergrundes bei Diabetes mellitus

reziprok: wechselseitig, aufeinander bezüglich

Rigor: Steifheit, Tonusveränderung der Muskulatur, z. B. bei Parkinsonismus

Romberg-Versuch: stärkeres Schwanken mit Fallneigung beim Stehen mit geschlossenen Augen und Fußschluß als Ausdruck einer statischen Ataxie, besonders bei Hinterstrang- und Kleinhirnerkrankungen

Sakralbereich: Kreuzbeingegend

Salizylsäurederivate: Gruppe von Analgetika, Antipyretika, Antiphlogistika

Scala tympani: Paukentreppe des Innenohrs

Shy-Drager-Syndrom: genetisch bedingter Positionshypotonus = asympatikotones Syndrom, Läsionen in Groß- und Kleinhirnrinde

Sick-Sinus-Syndrom: Bradykardie-Tachykardie-Syndrom durch Koronarsklerose oder Myokarditis

Somatorezeptoren nehmen die im Organismus selbst entstehenden oder an seiner Oberfläche wirkenden Reize wahr (Hautsinn)

Spondylose: Arthrose der Wirbelkörper

Steroide: Gruppe von Hormonen, z. B. Gestagene, Östrogene, Glukokortikoide

Subclavian-Steal-Syndrom: bei einer Stenose der Arteria subclavia kommt es zu einer Blutströmungsumkehr in der gleichseitigen Arteria vertebralis mit intermittierendem Blutentzug aus dem basilären Gefäßsystem zugunsten des betreffenden Armes. Tätigkeiten (Faustschluß) können zu passageren Hirnstammischämien führen.

subkortikal: unterhalb der Rinde, im Marklager des Gehirns

synergetisch: zusammen-, mitwirkend

Synkope: mit plötzlichem kurzem Bewußtseinsverlust verbundene Störung der Gehirndurchblutung

Tabes dorsalis: "Rückenmarksschwindsucht", Spätform der Syphilis

Thiazide: Diuretika

Thyreoidhormone: Schilddrüsenhormone

transient: vorübergehende Abweichung

Tremor: Zittern

Trigeminie: Herzrhythmusstörung, bei der auf einen Normalschlag zwei Extrasystolen kommen

vagovasale Synkope: funktionelle Kreislaufstörung

Valsalva-Versuch: Preßdruckversuch zur Herzfunktionsprüfung

Vasodepression: Gefäßerschlaffung und Blutdruckabfall

Vasokonstriktion: Engstellung der Gefäße

Vasovagal-Syndrom: Kollaps mit Bewußtseinsverlust und Bradykardie

Ventrikel: Herzkammer; Hirnkammer

vertebro-basiläre Insuffizienz: Insuffizienz der Wirbelarterien

Vestibularapparat: Teil des Innenohres = Gleichgewichtsorgan

vestibuläre Neuritis: Entzündung eines Neurons im Vestibularapparat

vestibuläre Reaktion: Erkrankung des Vestibularapparats

Vestibularisprüfung: Erfassung von Störungen des Gleichgewichts durch Irritation des Gleichgewichtsapparats

Vestibularnerv: Teil des 8. Hirnnervs, Gleichgewichtsnerv

Waterlow-Index: Dekubitusgefährdungsskala nach Waterlow

zerebrovaskuläre Störung: mangelnde Durchblutung des Gehirns, meist auf Arteriosklerose beruhend

Zeruminalpfropf: Ohrschmalzpfropf

Literatur

Abdon, N. J. (1981): Frequency and distribution of long-term ECG – recorded cardiac arrhythmias in an elderly population. Acta Med Scand. 209, 175-183

–, Nielsson, B. E. (1980): Episodic cardiac arrhythmia and femoral neck fracture. Acta Med Scand. 208, 73-76

Adebajo, A. O., Cooper, C., Evans, J. G. (1991): Fractures of the hip and distal forearm in West Africa and the United Kingdom. Age Ageing 20, 435-438

Aniansson, A., Zetterberg, C., Hedberg, M., Henriksson, K. G. (1984): Impaired muscle function with aging. A background factor in the incidence of fractures of the proximal end of the femur. Clin Orth Rel Res. 191, 193-201

Anonymous (1984): Cotsides – protecting whom against what? (Editorial). Lancet 2, 383-384

Anonymous (1988): Need we poison the elderly so often? (Editorial). Lancet 2, 20-22

Anonymous (1991): Explaining syncope (Editorial). Lancet 338, 353-354

Archea, J. C. (1985): Environmental factors associated with stair accidents by the elderly. Clin Geriatr Med. 1, 555-568

Askham, J., Glucksman, E., Owens, P., Swift, C., Tinker, A., Yu, G. (1990): A Review of Research on Falls Among Elderly People. Age Concern Institute, London

Astrom, J., Ahnqvist, S., Beertema, J., Jonsson, B. (1987): Physical activity in women sustaining fractures of the neck of the femur. J Bone Joint Surg. 69B, 381-383

Baker, S. P., Harvey, A. H. (1985): Fall injuries in the elderly. Clin Geriatr Med. 1, 501-508

Baloh, R. W., Honrubia, V., Jacobson, K. (1987): Benign positional vertigo: clinical and oculographic features in 240 cases. Neurology. 37, 371-378

–, Sloane, P. D., Honrubia, V. (1989): Quantitative vestibular function testing in elderly patients with dizziness. Ear Nose Throat J. 68, 935-939

Barbieri, E. B. (1983): Patient falls are not patient accidents. J Gerontol Nurs. 9, 165-173

Bastow, M. D., Rawlings, J., Allison, S. P. (1983): Undernutrition, hypothermia, and injury in elderly women with fractured femur: an injury response to altered metabolism? Lancet 1, 143-146

Belal, A., Glorig, A. (1986): Disequilibrium of ageing (presbyastasis). J Laryngol Otol. 100, 1037-1041

Belfield, P. W., Young, J. B., Bagnall, W. E., Mulley, G. P. (1987): Deliberate falls in the elderly. Age Ageing 16, 123-124

Bendall, M. J., Bassey, E. J., Pearson, M. B. (1989): Factors affecting walking speed of elderly people. Age Ageing 18, 327-332

Berfenstam, R., Lagerberg, D., Smedby, B. (1969): Victim characteristics in fatal home accidents. Acta Socio-Med Scand. 1, 145-164

Berry, G., Fisher, R. H., Lang, S. (1981): Detrimental incidents, including falls, in an elderly institutional population. J Am Geriatr Soc. 29, 322-324

Bhala, R. P., O'Donnell, J., Thoppil, E. (1982): Ptophobia. Phobic fear of falling and its clinical management. Phys Ther. 62, 187-190

Billig, N., Ahmed,. S. W., Kenmore, P., Amaral, D., Shakhashiri, M. Z. (1986): Assessment of depression and cognitive impairment after hip fracture. J Am Geriatr Soc. 34, 499-503

Blake, A. J., Morfitt, J. M. (1986): Falls and staffing in a residential home for elderly people. Public Health 100, 385-391

–, Morgan, K., Bendall, M. J., Dallosso, H., Ebrahim, S. B. J., Arie, T. H. D., Fentem, P. H., Bassey, E. J. (1988): Falls by elderly people at home: prevalence and associated factors. Age Ageing 17, 365-372

Blesses, G., Tomlinson, B. E., Roth, M. (1968): The association between quantitative measures of dementia and of senile change in the cerebral grey matter of elderly subjects. Br J Psychiatry 114, 787-811

Bonar, S. K., Tinetti, M. E., Speechley, M., Cooney, L. M. (1990): Factors associated with short- versus long-term skilled nursing facility placement among community – living hip fracture patients. J Am Geriatr Soc. 38, 1139-1144

Boyce, W. J. (1987): Osteoporosis, falls and age in fractur of the proximal femur (letter). Br Med J. 295, 444-445

Boyce, J. W., Vessey, M. P. (1988): Habitual physical inertia and other factors in relation to risk of fracture of the proximal femur. Age Ageing 17, 319-327

Brocklehurst, J. C., Robertson, D., James-Groom, P. (1982): Clinical correlates of sway in old age – sensory modalities. Age Ageing 11, 1-10

Brody, E. M., Kleban, M. H., Moss, M. S., Kleban, F. (1984): Predictors of falls among institutionalised women with Alzheimers disease. J Am Geriatr Soc. 32, 877-882

Broe, G. A., Akhtar, A. J., Andrews, G. R., Caird, F. I., Gilmore, A. J. J., McLennon, G. J. (1976): Neurological disorders in the elderly at home. J Neurol Neurosurg Psychiatry 39, 362-366

Burdett-Smith, P., Rowland, K., Woodhouse, K. W., Maitra, A. K. (1989): A comparative study of the injury profile of the elderly patients in an accident and emergency department. Arch Emerg Med. 6, 189-192

Burley, L. E. (1983): The joint geriatric orthopaedic service in south Edinburgh. In Advanced Geriatric Medicine 3. Caird, F. I., Evans, J. G. (eds). London: Pitman.

Caird, F. I., Andrews, G. R., Kennedy, R. D. (1973): Effect of posture on blood pressure in the elderly. Br Heart J. 35, 527-530

Campbell, A. J. (1976): Femoral neck fractures in elderly women: a prospective study. Age ageing 5, 102-109

–, Reinken, J., Allan, B. C., Martinez, G. S. (1981): Falls in old age: a study of frequency and related clinical factors. Age Ageing 10, 264-270

–, Diep, C., Reinken, J., McCosh, L. (1985): Factors predicting mortality in a total population sample of the elderly. J Epidemiol Comm Health 39, 337-342

–, Spears, G. F. S., Borrie, M. J., Fitzgerald, J. L. (1988): Falls, elderly women and the cold. Gerontology 34, 205-208

–, Borrie, M. J., Spears, G. F. (1989): Risk factors for falls in a community based prospective study of people 70 years and older. J Gerontol. 44, M112-M117

–, –, –, Jackson, S. L., Brown, J. S., Fitzgerald, J. L. (1990): Circumstances and consequences of falls experienced by a community population 70 years and over during a prospective study. Age Ageing 19, 136-141

Carli, F., Itiaba, K. (1986): Effect of heat conservation during and after major abdominal surgery on muscle protein breakdown in elderly patients. Br J Anaesth. 59, 502-507

Cawthorne, T. (1945): Vestibular injuries. Proc Roy Soc Med. 39, 270-273

Christiansen, C., Christiansen, M. S., Transbol, I. (1981): Bone mass in post-menopauseal women after withdrawl of oestrogen/gestagen replacement therapy. Lancet 1, 459-461

Citron, N. (1985): Femoral neck fractures: are some preventable? Ergonomics 28, 993-997

Clark, A. N. G. (1968): Factors in fracture of the female femur. A clinical study of the environmental, physical, medical and preventative aspects of this injury. Geront Clin. 10, 257-270

Clarke, P. I., Glassner, S. P., Spoto, E. (1980): Arrhythmias detected by ambulatory monitoring. Lack of correlation with symptoms of dizziness and syncope. Chest 77, 722-725

Collins, K. J., Exton-Smith, A. N., James, M. H., Oliver, D. J. (1980): Functional changes in autonomic nervous responses with ageing. Age Ageing 9, 17-24

Consumer Safety Unit (1988): Home and Leisure Accident Research

Cook, P. J., Exton-Smith, A. N., Brocklehurst, J. C., Lempert-Barber, S. M. (1982): Fractured femurs, falls and bone disorders. J Roy Coll Phys Lond. 16, 45-49

Cooksey, F. S. (1945): Rehabilitation in vestibular injuries. Proc Roy Soc Med. 39, 273-278

Cooper, C., Barker, D. J., Morris, J., Briggs, R. S. (1987): Osteoporosis, falls and age in fracture of the proximal femur. Br Med J. 295, 13-15

Cullinan, T. R., Silver, J. H., Gould, E. S., Irvine, D. (1979): Visual disability and home lighting. Lancet 1, 642-644

Cummings, S. R. (1985): Are patients with hip fractures more osteoporotic? A review of the evidence. Am J Med. 78, 487-494

–, Kelsey, J. L., Nevitt, M. C., O'Dowd, K. J. (1985): Epidemiology of osteoporosis and osteoporotic fractures. Epidemiol Rev. 7, 178-208

–, Nevitt, M. C., Kidd, S. (1988): Forgetting falls. The limited accuracy of recall of falls in the elderly. J Am Geriatr Soc. 36, 613-616

Cunha, U., Leduc, M., Nayak, U. S. L., Isaacs, B. (1987): Why do old people stoop? Arch Gerontol Geriatr. 6, 363-369

Currie, A. L., Reid, D. M., Brown, N., Nuki, G. (1986): An epidemiological study of fracture of the neck of the femur. Health Bull (Edin). 44, 143-148

Cushing, M. (1989): Finding fault when patients fall. Am J Nurs. 89, 808-809

Davie, J. W., Blumenthal, M. D., Robinson-Hawkins, S. (1981): A model of risk of falling for psychogeriatric patients. Arch Gen Psych. 38, 463-467

Day, S. C., Cook, E. F., Funkenstein, H., Goldman, L. (1982): Evaluation and outcome of emergency room patients with transient loss of consciousness. Am J Med. 73, 15-23

de Jong, P. T. V. M., de Jong, J. M. B. V., Cohen, B., Jonkees, L. B. W. (1977): Ataxia and nystagmus induced by injection of local anaesthetics in the neck. Ann Neurol. 1, 240-246

Delmi, M., Rapin, C. H., Benoga, J. M., Delmas, P. D., Vasey, H., Bonjour, J.-P. (1990): Dietary supplementation in elderly patients with fractured neck of the femur. Lancet 335, 1013-1016

Devito, C. A., Lambert, D. A., Sattin, R. W., Bacchelli, S., Ros, A., Rodriguez, J. G. (1988): Fall injuries among the elderly. Community based surveillance. J Am Geriatr Soc. 36, 1029-1035

De Vries, H. A., Wiswell, R. A., Romero, G. T., Heckathonne, E. (1985): Changes with age in monosynaptic reflexes elicited by mechanical and electrical stimulation. Am J Phys Med. 64, 71-81

Difabio, S. (1981): Nurse's reactions to restraining patients. Am J Nurs. 81, 973-975

Dorfman, L. J., Bosley, T. M. (1979): Age-related changes in peripheral and central nerve conduction in man. Neurology 29, 38-44

Dornan, J., Fernie, G. R., Holiday, P. J. (1978): Visual input: its importance in the control of postural sway. Arch Phys Med Rehabil. 59, 586-591

Dove, A. F., Dave, S. H. (1986): Elderly patients in the accident department and their problems. Br Med J. 292, 807-809

Downton, J. H. (1987): The problems of epidemiological studies of falls. Clin Rehab. 1, 243-246

– (1990): The clinical relevance of balance assessment in the elderly – a personal review. Clin Rehab. 4, 305-312

–, Andrews, K. (1990): Postural disturbance and psychological symptoms amongst elderly people living at home. Int J Geriatr Psychiatry 5, 93-98

–, – (1991): Prevalence, characteristics and factors associated with falls among the elderly living at home. Ageing 3, 219-228

–, Sayegh, A., Andrews, K. (1991): Preliminary study of measurements of sway in an elderly community population. Clin Rehab. 5, 187-194

– (in Vorbereitung): Predicting falls in continuing care patients

Drachmann, D. A., Hart, C. W. (1972): An approach to the dizzy patient. Neurology 22, 323-334

Droller, H. (1955): Falls among elderly people living at home. Geriatrics. 10, 239-244

Dube, A., Mitchell, E. (1986): Accidental strangulation from vest restraints. JAMA 256, 2725-2726

Eddy, T. P. (1973): Deaths from falls and fractures. Comparison of mortality in Scotland and United States with that in England and Wales. Br J Prev Soc Med. 27,247-254

Eklund, G., Lofsteedt, L. (1970): Biomechanical analysis of balance. Biomed Eng. 5, 333-337

Era, P., Heikkinen, E. (1985): Postural sway during standing and unexpected disturbance of balance in random samples of men of different ages. J Gerontol. 40, 287-295

Eriksson, S. A. V., Lindgren, J. U. (1989): Outcome of falls in women: endogenous factors associated with fracture. Age Ageing 18, 303-308

Evans, J. G., Prudham, D., Wandless, I. (1979): A prospective study of fractured proximal femur: incidence and outcome. Public Health 93, 235-241

–, Wandless, I., Prudham, D. (1980): A prospective study of fractured proximal femur; hospital differences. Publ Hlth Lond. 94, 149-154

Evans, J. G. (1990): Transient neurological dysfunction and risk of stroke in an elderly English population: the different significance of vertigo and non-rotary dizziness. Age Ageing 19, 43-49

Fernie, G. R., Gryfe, C. I., Holliday, P. J., Llewellyn, A. (1982): The relationship of postural sway in standing to the incidence of falls in geriatric subjects. Age Ageing 11, 11-16

–, Holliday, P. J. (1978): Postural sway in amputees and normal subjects. J Bone Joint Surg. 60A, 895-898

Fiatarone, M. A., Marks, E. C., Ryan, N. D., Meredith, C. N., Lipsitz, L. A., Evans, W. J. (1990): High intensity strength training in nonegenarians. Effects on skeletal muscle. JAMA 263, 3029-3034

Fife, D. D., Solomon, P., Stanton, M. (1984): A risk/falls programme: code orange for success. Nurs Management 15, 50-53

–, Rappaport, E. (1987): What role do injuries play in the deaths of old people? Accid Anal Prev. 19, 225-230

Fine, W. (1959): An analysis of 277 falls in hospital. Geontol Clin 1, 292-300

Finley, F. R., Cody, K. A., Finizie, R. A. (1969): Locomotion patterns in elderly women. Arch Phys Med Rehabil. 50, 140-146

Finsen, V. (1988): Improvements in general health in the elderly: a factor in the rising incidence of hip fractures? J Epidemiol Community Health 42, 200-203

Fletcher, A. E., Dickinson, E. J., Philp, I. (1992): Review: Audit measures: quality of life instruments for everyday use with elderly patients. Age Ageing 21, 142-150

French, S. (1990): Ageism. Physiotherapie 76, 178-182

Frengley, J. D., Mion, L. C. (1986): Incidence of physical restrains on acute general medical wards. J Am Geriatr Soc. 34, 565-568

Gabell, A., Nayak, U. S. L. (1984): The effect of age on variability of gait. J Gerontol. 39, 662-666

–, Simons, M. A., Nayak, U. S. L. (1985): Falls in the healthy elderly: predisposing causes. Ergonomics 28, 965-975

Gerson, L. W., Jarjoura, D., McCord, G. (1989): Risk of imbalance in elderly people with impaired hearing or vision. Age Ageing 18, 31-34

Gibson, M. J. (1987): The prevention of falls in later life. A report of the Kellogg International Workgroup on the Prevention of Falls by the elderly. Dan Med Bull. supplement No 4, 5

Goodwin, J. S., Regan, M. (1982): Cognitive dysfunction associated with naproxen and ibuprofen in the elderly. Arthr Rheum. 25, 1013-1014

Gordon, M. (1978): Occult cardiac arrhythmias associated with falls and dizziness in the elderly: detection by Holter monitoring. J Am Geriatr Soc. 26, 418-423

Greatorex, I. F. (1988): Proximal femoral fractures: an assessment of the outcome of healthcare in elderly people. Community Medicine 10, 203-210

Gribbin, B., Pickering, T. G., Sleight, P., Peto, R. (1971): Effect of age and high blood pressure on baroreflex sensitivity in man. Circ. Res. 29, 424-431

Grisso, J. A., Schwarz, D. F., Wishner, A. R., Weene, B., Holmes, J. H., Sutton, R. L. (1990): Injuries in an elderly inner-city population. J Am Geriatrics Soc. 38, 1326-1331

Gryfe, C. I., Amies, A., Ashley, M. J. (1977): A longitudinal study of falls in an elderly population. I: Incidence and Morbidity. Age Ageing 6, 201-210

Guimaraes, R. M., Isaacs, B. (1980): Characteristics of the gait in old people who fall. Int Rehabil Med. 2, 177-180

Haga, H., Shibata, H., Shichita, K., Matsuzaki, T., Hatano, S. (1986): Falls in the institutionalised elderly in Japan. Arch Gerontol Geriatr. 5, 1-9

Hale, W. E., Stewart, R. B., Marks, R. G. (1984): Central nervous system symptoms of elderly subjects using antihypertensive drugs. J Am Geriatr Soc. 32, 5-10

–, Perkins, L. L., May, F. E., Marks, R. G., Stewart, R. B. (1986): Symptom prevalence in the elderly. An evaluation of age, sex, disease and medication use. J Am Geriatr Soc 34, 333-340

Hansson, L. I., Leder, L., Svensson, K., Thorngren, K.-G. (1982): Incidence of fractures of the distal radius and proximal femur. Acta Orthop Scand. 53, 721-726

Harper, C. M., Lyles, Y. M. (1988): Physiology and complications of bed rest. J Am Geriatr Soc. 36, 1047-1054

Harris, B. P. (1989): Organisational and staff attitudinal determinants of falls in Nursing Home residents. Med Care 27, 737-749

Hasselkus, B. R., Shambes, G. M. (1975): Aging and postural sway in women. J Gerontol. 30, 661-667

Heaney, R. P. (1990): Osteoporosis made easy (editorial). J Am Geriatr Soc. 38, 1159-1160

Hedlund, R., Ahlbom, A., Lindgren, U. (1985): Hip fracture incidence in Stockholm 1972–1981. Acta Orthop Scand. 57, 30-34

Hedlund, R., Lindgren, U., Ahlbom, A. (1987): Age- and sex-specific incidence of femoral neck and trochanteric fractures. An analysis based on 20.538 fractures in Stockholm County, Sweden 1972–1981. Clin Orthop Rel Res. 222, 132-139

Heidrich, F. E., Stergachis, A., Gross, K. M. (1991): Diuretic drug use and the risk for hip fracture. Ann Intern Med. 115, 1-6

Hellebrandt, F. A., Braun, G. L. (1939): The influence of sex and age on the postural sway of man. Am J Phys Anthropol. 24, 347-360

Henker, F. O. (1987): Accident proneness and how to prevent it. Clin Orthop 222, 30-34

Hibbs, P. J. (1988): Pressure area care for the City and Hackney Health Authority

HMSO (1989): Hospital In-Patient Enquiry: in-patient and day case trends 1979–1985.

Hogan, D. B., Berman, P., Fox, R. A., Hubley-Kozey, C. L., Turnbull, G., Wall, J. (1987): Idiopathic gait disorders in the elderly. Clin Rehab. 1, 17-22

Hogue, C. C. (1982): Injury in later life. Part 1. Epidemiology. J Am Geriatr Soc. 30, 183-190

Holbrook, T. L., Barrett-Connor, E., Wingard, D. L. (1988): Dietary calcium and risk of hip fracture: 14-year prospective population study. Lancet 2, 1046-1049

Holmberg, S., Conradi, P., Kalen, R., Thorngren, K.-L. (1986): Mortality after cervical hip fracture. 3002 patients followed for 6 years. Acta Orthop Scand. 57, 8-11

Honkanen, R., Ertama, L., Kuosmanen, P., Linnoila, M., Alha, A., Visuri, T. (1983): The role of alcohol in accidental falls. J Stud Alcohol. 44, 231-254

Imms, F. J., Edholm, O. G. (1981): Studies of gait and mobility in the elderly. Age Ageing 10, 147-156

Impallomeni, M., Kenny, R. A., Flynn, M. D., Kraenzlin, M., Pallis, C. A. (1984): The elderly and their ancle jerks. Lancet 1, 670-672

Isaacs, B. (1978): Are falls a manifestation of brain failure? Age Ageing 7 (Suppl), 97-105

– (1985): Clinical and laboratory studies of falls in old people. Prospects for prevention. Clin Geriatr Med 1, 513-520

Jacobson, G. P., Newman, C. W. (1990): The development of the Dizziness Handicap Inventory. Arch Otolaryngol Head Neck Surg. 116, 424-427

Jensen, J. S., Bagger, J. (1982): Long term social prognosis after hip fractures. Acta Orthop Scand. 53, 97-101

Johnell, O., Nielsson, B. E. (1982): Hip fracture and accident disposition. Acta Orthop Scand. 53, 97-101

Juntunen, J., Matikainen, E., Ylikoski, J., Ojala, M., Vaheri, E. (1987): Postural body sway and exposure to high-energy impulse noise. Lancet 2, 261-264

Kapoor, W., Karpf, M., Maher, J., Miller, R. A., Levey, G. S. (1982): Syncope of unknown origin. The need for a more cost effective approach to its diagnostic evaluation. JAMA 247, 2687-2691

–, Peterson, J. R., Karpf, M. (1985): Micturition syncope. A reappraisal. JAMA 253, 796-798

–, Snustad, D., Peterson, J., Wieand, H. S., Cha, R., Karpf, M. (1986a): Syncope in the elderly. Am J Med. 80, 419-427

–, Peterson, J. R., Karpf, M. (1986b): Defecation syncope. A symptom with multiple etiologies. Arch Intern Med. 146, 2377-2379

Katz, S., Heiple, K. G., Downs, T. D., Ford, A. B., Scott, C. P. (1967): Long term course of 147 patients with fracture of the hip. Surg Gyn Obstet. 124, 1219-1230

Kenny, R. A., Travnor, G. (1991): Carotid sinus syndrom – clinical characteristics in elderly patients. Age Ageing 20, 449-454

Kirshen, A. J., Cape, R. D. T., Hayes, H. C., Spencer, J. D. (1984): Postural sway and cardiovascular parameters associated with falls in the elderly. J Clin Exp Gerontol. 6, 291-307

Klawans, H. L., Topel, J. L. (1974): Parkinsonism as a falling sickness. JAMA 230, 1555-1557

Knowelden, J., Buhr, A. J., Dunbar, O. (1964): Incidence of fractures in persons over 35 years of age. A report to the MRC Working Party on Fractures in the Elderly. 18, 130-141

Lach, H. W., Reed, A. T., Arfken, C. L., Paige, G. D., Birge, S. J., Peck, W. A. (1991): Falls in the elderly: Reliability of a classification system. J Am Geriatrics Soc. 39, 197-202

Law, M. R., Wald, N. J., Weade, T. W. (1991): Strategies for prevention of osteoporosis and hip fracture. Br Med J. 303, 453-459

Lawton, A. H. (1967): Accidental injuries to the aged and their psychologic impact. Mayo Clin Prog. 42, 685-697

Lawton, J. O., Baker, M. R., Dickson, R. A. (1983): Femoral neck fractures – two populations. Lancet 2, 70-72

Lee, D. N., Lishman, J. R. (1975): Visual proprioceptive control of stance. J Hum Move Stud. 1, 87-95

Lewinnek, G. E., Kelsey, J., White, A. A., Kreiger, N. J. (1980): The significance and a comparative analysis of the epidemiology of hip fractures. Clin Orthop. 152, 35-43

Lewis, A. F. (1981): Fracture of neck of the femur: changing incidence. Br Med J. 283, 1217-1220

Lindsay, R., MacLean, A., Kraszewski, A., Hart, D. M., Clark, A. C., Garwood, J. (1978): Bone response to termination of oestrogen treatment. Lancet 1, 1325-1327

Lipsitz, L. A. (1983): Syncope in the elderly. Ann Intern Med. 99, 92-105

–, Nyquist, R. P., Wei, J. Y., Rowe, J. W. (1983): Postprandial reduction in blood pressure in the elderly. N Engl J Med. 309, 81-83

–, Wei, J. Y., Rowe, J. W. (1985): Syncope in an elderly institutionalised population: prevalence, incidence and associated risk. Q J Med. 55, 45-54

Little, R. A., Stoner, H. B. (1981): Body temperature after accidental injury. Br J Surg. 68, 221-224

Lucht, U. (1971): A prospective study of accidental falls and resulting injuries in the home among elderly people. Acta Socio Med Scand. 3, 105-120

Lynn, F. H. (1980): Incidents: need they be accidents? Am J Nurs. 80, 1098-1101

MacDonald, J. B., MacDonald, E. T. (1977): Nocturnal femoral fracture and continuing widespread use of barbiturate hypnotics. Br Med J. 2, 483-485

MacLennan, W. J., Timothy, J. I., Hall, M. R. P. (1980): Vibration sense, Proprioception and ancle reflexes in old age. J Clin Exp Gerontol. 2, 159-171

Maki, B. E., Holliday, P. J., Fernie, G. R. (1990): Aging and postural control. A comparison of spontanous- and induced-sway balance tests. J Am Geriatr Soc. 38, 1-9

Marsden, C. D., Merton, P. A., Morton, H. B. (1981): Human postural responses. Brain 104, 513-534

Mathias, S., Nayak, U. S. L., Isaacs, B. (1986): Balance in elderly patients: the 'get up and go test'. Arch Phys Med Rehabil. 67, 387-389

Melton, L. J. III, Riggs, B. L. (1985): Risk factors for injury after fall. Clin Geriatr Med 1, 525-23

–, – (1987): Epidemiology of age-related fractures. In: Alvioli, L. V. (ed.): The Osteoporotic Syndrome. Grune & Strutton, New York

Miller, M. B. (1975): Iatrogenic and nurisgenic effects of prolonged immobilization of the ill aged. J Am Geriatr Soc. 23, 360-369

Miller, S. W. M., Evans, J. G. (1985): Fractures of the distal forearm in Newcastle: an epidemiological survey. Age Ageing 14, 155-158

Milne, J. S. (1979): Longitudinal studies of vision in older people. Age Ageing 8, 160-166

Molloy, D. W., Richardson, L. D., Grilly, R. G. (1988): The effects of a three-months exercise programme on neuropsychological function in elderly institutionalized women: a randomized controlled trial. Age Ageing 17, 303-310

Morfitt, J. M. (1983): Falls in old people at home: intrinsic versus environmental factors in causation. Public Health 97, 115-120

Morris, E. V., Isaacs, B. (1980): The prevention of falls in a geriatric hospital. Age Ageing 9, 181-185

Morris, J. C., Rubin, E. H., Morris, E. J., Mandel, S. A. (1987): Senile Dementia of the Alzheimer's type: an important risk factor for serious falls. J Gerontol. 42, 412-417

Morse, J. M., Tylko, S. J., Dixon, H. A. (1987): Characteristics of the fall-prone patient. Gerontologist 27, 516-522

Morton, D. (1989): Five years of fewer falls. Am J Nurs. 89, 204-205

Muckle, D. S. (1976): Iatrogenic factors in femoral neck fractures. Injury 8, 98-101

Murphy, J., Isaacs, B. (1982): The post-fall syndrome. A study of 36 elderly patients. Gerontology 28, 265-270
Murray, M. P., Kory, R. C., Clarkson, B. H. (1969): Walking patterns in healthy old men. J Gerontol. 24, 169-178
Naylor, R., Rosin, A. J. (1970): Falling as a cause of admission to a geriatric unit. Practitioner 205, 327-330
Nebes, R. D. (1978): Vocal verses manual response as a determinant of age difference in simple reaction time. J Gerontol. 33, 884-889
Need, A. G., Nordin, B. E. C., Horowitz, M., Morris, H. A. (1990): Osteoporosis. New insights from bone densitometry. J Am Geriatr Soc. 38. 1153-1158
Nelson, P., Hughes, S., Virjee, S., Beresford, H., Murray, C., Watson, E., Sandercook, P. (1991): Walking speed as a measure of disability. Care of the Elderly 3 (3), 125-126
Nevitt, M. C., Cummings, S. R., Kidd, S., Black, D. (1989): Risk factors for recurrent non-syncopal falls. A prospective Study. JAMA 261, 2663-2668
Newton-John, H. F., Morgan, D. B. (1968): Osteoporosis: disease or senescence? Lancet 1, 232-233
Nilsson, B. E., Abdon, N. J. (1980): Episodic cardiac arrhythmia and accident rate. Acta Med Scand. 208, 69-71
Norre, M. E., Forrez, G. (1986): Posture testing (posturography) in the diagnosis of peripheral vestibular pathology. Arch Otorhinolaryngol. 243, 186-189
–, –, Beckers, A. (1987): Posturography measuring instability in vestibular dysfunction in the elderly. Age Ageing 16, 89-93
Obonyo, T., Drummond, M., Isaacs, B. (1983): Domiciliary physiotherapy for old people who have fallen. Int Rehabil Med. 5, 157-160
O'Brian, B. L., O'Such, D. J., Palette, S. V. (1987): Setting realistic goals for quality assurance monitoring: patient falls versus patient days. QRB 13, 339-342
Oosterveld, W. J. (1983): Changes in vestibular function with increasing age. In: Hinchcliffe, R. (ed.): Hearing and Balance in the Elderly. Churchill Livingstone, Edinburgh
Oreskovich, M. R., Howard, J. D., Copass, M. K., Carrico, C. J. (1984): Geriatric trauma: injury patterns and outcome. J Trauma 24, 565-572
Orma, E. J., Koskenoja, M. (1957a): Dizziness attacks and continous dizziness in the aged. Geriatrics 12, 92-100
–, – (1957b): Postural dizziness in the aged. Geriatrics 12, 49-59
Ormerod, A. D. (1984): Syncope (Clinical Algorithms). Br Med J 288, 1219-1222
Overstall, P. W., Hazell, J. W. P., Johnson, A. L. (1981): Vertigo in the elderly. Age Ageing 10, 105-109
Paramsothy, V., Downton, J. H. (1992): Elderly people presenting to Accident and Emergency departments with falls. (Manuscript in preparation)
Peacock, M. (1985): Can fractures be prevented? In: Isaacs, B. (ed.) Recent

Advances in Geriatric Medicine 3. pp 177-191, Churchill Livingstone, Edinburgh

Pentland, B., Jones, P. A., Roy, C. W., Miller, J. D. (1986): Head injury in the elderly. Age Ageing 15, 193-202

Podsiadlo, D., Richardson, S. (1991): The timed "up and go": a test of basic functional mobility for frail elderly persons. J Am Geriatr Soc. 39, 142-148

Prakash, C., Stern, G. (1973): Neurological signs in the elderly. Age Ageing 2, 24-27

Pryor, G. A., Williams, D. R. R., Mylesa, J. W., Anand, J. K. (1988): Team management of the elderly patient with hip fractur. Lancet 1, 401-403

Prudham, D., Evans, J. G. (1981): Factors associated with falls in the elderly: a community study. Age Ageing 10, 141-146

Pyykko, I., Jantti, P., Aalto, H. (1990): Postural control in elderly subjects. Age Ageing 19, 215-221

Rashiq, S., Logan, R. F. A. (1986): Role of drugs in fractures of the femoral neck. Br Med J. 292, 861-863

Ray, W. A., Griffin, M. R., Shaffner, W., Baugh, D. K., Melton, L. J. (1987): Psychotropic drug use and the risk of hip fracture. N Engl J Med. 316, 363-369

–, –, Downey, W., Melton, L. J. (1989): Long-term use of thiazide diuretics and risk of hip fracture. Lancet 1, 687-690

Rickli, R., Busch, S. (1986): Motor performance of women as a function of age and physical activity level. J Gerontol. 41, 645-649

Ring, C., Nayak, U. S. L., Isaacs, B. (1988): Balance function in elderly people who have and who have not fallen. Arch Phys Med Rehabil. 69, 261-264

Robinson, B. J., Johnson, R. H., Lambie, D. G., Palmer, K. T. (1983): Do elderly patients with an excessive fall in blood pressure on standing have evidence of autonomic failure? Clin Sci. 64, 587-591

Rodrigues Dos Santos, A. G., Lye, M. (1980): Transient cardiac arrhythmias in healthy elderly individuals: how relevant are they? J Clin Exp Gerontol. 2, 245-258

Rosado, J. A., Rubenstein, L. Z., Robbins, A. S., Heng, M. K., Schulman, L. B., Josephson, K. R. (1989): The value of Holter monitoring in evaluating the elderly patient who falls. J Am Geriatr. 37, 430-434

Roy, C. W., Pentland, B., Miller, J. D. (1986): The causes and consequences of minor head injury in the elderly. Injury 17, 220-223

Royal College of Physicians (1989): Fractured Neck of Femur. Prevention and Management. Royal College of Physicians, London

Rubenstein, H. S., Miller, F. H., Postels, S., Evans, H. B. (1983): Standards of medical care based on consensus rather than evidence: the case of routine bedrail use for the elderly. Law Med Health Care 11, 271-276

Rubenstein, L. Z., Robbins, A. S., Schulman, B. L., Rosado, J., Osterweil, D., Josephson, K. R. (1988): Falls and instability in the elderly. J Am Geriatr Soc. 36, 266-278

Schafer, A. (1985): Restraints and the elderly: when safety and autonomy conflict. Can Med Assoc J. 132, 1257-1260

Schapira, D. (1988): Physical exercise in the prevention and treatment of osteoporosis. J Roy Soc Med. 81, 461-463

Sehested, P., Severin-Nielsen, T. (1977): Falls by hospitalised elderly patients: causes, prevention. Geriatrics 32, 101-108

Sheldon, J. H. (1948): The Social Medicine of Old Age. Report of an inquiry in Wolverhampton. Oxford University Press, London

– (1963): The effect of age on the control of sway. Gerontol Clin. 5, 129-138

Shumway-Cook, A., Anson, D., Haller, S. (1988): Postural sway biofeedback: its effect on restablishing stance stability in hemiplegic patients. Arch Phys med Rehabil. 69, 395-400

Silver, M. (1987): Using restraint. Am J Nurs. 87, 1414-1415

Sixt, E., Landahl, S. (1987): Postural disturbances in a 75 year old population. I. Prevalence and functional consequences. Age Ageing 16, 393-398

Sloman, L., Berridge, M., Homatidis, S., Hunter, D., Duck, T. (1982): Gait patterns of depressed patients and normal subjects. Am J Psychiatry 139, 94-97

Sloane, P., Blazer, D., George, L. K. (1989): Dizziness in an community elderly population. J Am Geriatr Soc. 37, 101-108

– (1989): Dizziness in primary care. Results from the National Ambulatory Medical Care Survey. J Fam Pract. 29, 33-38

–, Baloh, R. W. (1989): Persistent dizziness in geriatric patients. J Am Geriatrics Soc. 37, 1031-1038

Smith, S. A., Fasler, J. J. (1983): Age-related changes in autonomic function – relationship with postural hypotension. Age Ageing 12, 206-210

Spector, T. D., Cooper, C., Lewis, A. F. (1990): Trends in admission for hip fracture in England and Wales, 1968–85. Br Med J. 300, 1173-1174

Speechley, M., Tinetti, M. (1991): Falls and injuries in frail and vigorous community elderly persons. J Am Geriatr Soc. 39, 46-52

Spirduso, W. W. (1975): Reaction and movement time as a function of age and physical activity level. J Gerontol. 30, 435-440

Spitzer, J. B. (1990): An evaluation of the relationship among electronystagmographic, audiologic, and self-report descriptors of dizziness. Eur Arch Otorhinolaryngol. 247, 114-118

Stall, R., Katz, P. R. (1987): Falls and ill-fitting clothing (letter). J Am Geriatr Soc. 35, 959

Stevens, D. L., Tomlinson, G. E. (1971): Measurement of human postural sway. Proc Roy Soc med. 64, 653-655

Sudarsky, L., Ronthal, M. (1983): Gait disorders among elderly patients. A survey study of 50 patients. Arch Neurol. 40, 740-743

Strumpf, N. E., Evans, L. K. (1988): Physical restraint of the hospitalized elderly: perceptions of patients and nurses. Nurs. Res. 37, 132-137

Swift, C. G. (1983): Hypnotic Drugs. In Recent advances in Geriatric Medicine. Isaacs, B. (ed.). Churchill Livingstone, Edinburgh, 123-146

Tallis, R., Hall, G., Craig, I., Dean, A. (1991): How common are epileptic seizures in old age? Age Ageing 20, 442-448

Teno, J., Kiel, D. P., Mor, V. (1990): Multiple stumbles: a risk factor for falls in community-dwelling elderly. A prospective study. J Am Geriatrics Soc. 34, 845-850

Thomas, T. G., Steven, R. S. (1974): Social effects of fractures of the neck of the femur. Br Med J. 3, 456-458

Tinetti, M. E. (1985): Institutionalisation following falls. In: Baker, S. P., Harvey, A. H. (eds.): Fall injuries in the elderly. Clin Geriatr Med. 1, 501-508

– (1986): Performance-oriented assessment of mobility problems in elderly patients. J Am Geriatr Soc. 34, 119-126

–, Williams, T. F., Mayewski, R. (1986): Fall risk index for elderly patients based on number of chronic disabilities. Am J Med. 80, 429-434

–, Ginter, S. F. (1988): Identifying mobility dysfunctions in elderly patients. J Am Geriatr Soc. 34, 119-126

–, Speechley, M., Ginter, S. F. (1988): Risk factors for falls among elderly persons living in the community. N Engl J Med. 319, 1701-1707

Tinker, G. M. (1979): Accidents in a geriatric department. Age Ageing 8, 196-198

Tobis, J. S., Nayak, U. S. L., Hoehler, F. (1981): Visual perception of verticality and horizontality among elderly fallers. Arch Phys Med Rehabil. 62, 619-622

Turner, G. F., Wilson, P., Ward, G., James, S., Legg, E. F. (1990): What proportion of falls in elderly people who present to hospital are related to alcohol drinking? Care of the Elderly 2, 413-414

Velebit, V., Podrit, P., Lown, B., Cohen, B. H., Graboys, T. B. (1982): Aggravation and provocation of ventricular arrhythmias by antiarrhythmic drugs. Circulation 65, 886-894

Vellas, B., Cayla, F., Bocquet, H., de Pemille, F., Albarede, J. L. (1987): Prospective study of restriction of activity in old people after falls. Age Ageing 16, 189-193

Visser, H. (1983): Gait and balance in senile dementia of Alzheimer's type. Age Ageing 12, 296-301

Waller, J. A. (1978): Falls among the elderly-human and environmental factors. Accid Anal Prev. 10, 21-33

Walsall Health Authority (1991): Falls – a positive approach. Walsall, WHA

Wasnich, R. D., Benfante, R. J., Yano, K., Heilbrun, L., Vogel, J. M. (1983): Thiazide effect on the mineral content of the bone. N Engl J Med 309, 344-347

Watkins, J. S., Robson, P. (1981): The hazards of rehabilitation. Ann Roy Coll Surg Engl. 63, 386-389

Whipple, R. H., Wolfson, L. I., Amerman, P. M. (1987): The relationship of knee and ankle weakness to falls in Nursing Home residents: an isokinetic study. J Am Geriatr Soc. 35, 13-20

Whitlock, F. A., Boyce, L., Siskind, V. (1978): Accidents in old age. Aus Fam Phys. 7, 389-399

Wickham, C. A. C., Walsh, K., Cooper, C., Barker, D. J. P., Margetts, B. M., Morris, J., Bruce, S. A. (1989): Dietary calcium, physical activity, and risk of hip fracture: a prospective study. Br Med J. 299, 889-892

Wild, D., Nayak, U. S. L., Isaacs, B. (1980): Characteristics of old people who fell at home. J Clin Exp Gerontol. 2, 271-278

–, –, – (1981): Prognosis of falls in old people at home. J Epidemiol Comm Health 35, 200-204

–, –, – (1981): How dangerous are falls in old people at home. Br Med J 282, 266-268

Wilkin, D., Mashiah, T., Jolley, D. J. (1978): Changes in behavioural characteristics of elderly populations of local authority homes and long-stay hospital wards 1976-7. Br Med J. 2, 1274-1276

Willmot, M. (1986): The effect of a vinyl floor surface and a carpeted floor surface upon walking in elderly hospital in-patients. Age Ageing 15, 119-120

Witkin, H. A., Lewis, H. B., Herzman, M., Machover, K., Meissner, P., Bretnall, P., Wapner, S. (1954): Personality through perception: an experimental and clinical study. Harper, New York

Wolf-Klein, G. P., Silverstone, F. A., Basavaraju, N., Foley, C. J., Pascaru, A., Ma, P.-H. (1988): Prevention of falls in the elderly population. Arch Phys Med Rehabil. 69, 689-691

Wolfson, L. I., Whipple, R., Amerman, P., Kleinberg, A. (1986): Stressing the postural response. A quantitative method for testing balance. J Am Geriatr Soc. 34, 845-850

–, –, –, Tobin, J. N. (1990): Gait assessment in the elderly: a gait abnormality rating scale and its relation to falls. J Gerontol. 45, M12-M19

Wollner, L., McCarthy, S. T., Soper, N. D. W., Macy, D. J. (1979): Failure of cerebral autoregulation as a cause of brain dysfunction in the elderly. Br Med J1, 1117-1118

Wong, P. C. N. (1966): Fracture epidemiology in a mixed south-eastern Asian community (Singapore). Clin Orthop Rel Res. 45, 55-61

Woodhouse, P. R., Briggs, R. S., Ward, D. (1983): Falls and disability in old peoples homes. J Clin Exp Gerontol. 5, 309-321

Woollacott, M. H., Shumway-Cook, A., Nashner, L. M. (1986): Aging and posture control: changes in sensory organization and muscular coordination. Int J Aging Hum Dev. 23, 97-114

Wyke, B. (1979): Cervical articular contributions to posture and gait: Their relation to senile disequilibrium. Age Ageing 8, 251-258

Wynne-Harley, D. (1991): Living dangerously: Risk-taking, Safety and Older people. CPA Reports No. 16, Centre for Policy on Ageing, London

Deutschsprachige Literaturhinweise

Bopp, I., Six, P. (1991): Beurteilungen der Gangstörungen in der Geriatrie. Therap. Umsch. 48, 293-300

Füsgen, I. (1992): Demenz. Praktischer Umgang mit der Hirnleistungsstörung. 2. Aufl. MMV Medizin Verlag, München

Gauthier, G. (1975): Neurologie des Betagten. In: Junod, M. (Hrsg.): Ein kurzes Lehrbuch der Geriatrie. Huber, Bern, 375-397

Krebs-Roubicek, E., Pöldinger, W. (1991): Therapie mit Psychopharmaka im Alter. Internist 32, 467-471

Kruse, W. (1992): Stürze. In: Kruse, W., Nikolaus, T. (Hrsg.): Geriatrie. Springer, Berlin/Heidelberg/New York/Tokio

Mumenthaler, M. (1984): Synkopen und Sturzanfälle. Diagnostik, Differentialdiagnostik und Therapie für die Praxis. Thieme, Stuttgart/New York

Nikolaus, T., Specht-Leible, N. (1992): Das geriatrische Assessment. Umfassende medizinische und soziale Beurteilung des älteren Menschen unter besonderer Berücksichtigung seiner funktionellen Fähigkeiten. MMV Medizin Verlag, München

Paal, G. (1989): Neurologische Erkrankungen beim älteren Menschen. In: Füsgen, I., Gadomski, M. (Hrsg.): Der Geriatrische Patient. MMV Medizin Verlag, München, 29-34

Six, P. (1988): Medizinische Beurteilung des älteren Menschen. Medicina Helvetica 4, 20-27

Tanzi, F. (1991): Stürze alter Menschen – eine systematische Beurteilung ist notwendig. Therap. Umsch. 48, 285-292

Sachregister

Abhängigkeit 156
Adam-Stokes-Krankheit 137
Aktivitäten, Einschränkung von 34
Alkoholkonsum 129
-, als Sturzursache 21
-, und Kopfverletzungen 21
Alter 19
Alterungsprozeß 19
Alzheimer-Krankheit 183
Analgetika s. Schmerzmittel
Angehörige 33
-, Pflegende s. Pflegende Angehörige
Angina pectoris 104
Angst 31–33, 120, 153
Antidepressiva 126
Antirheumatika, nichtsteroidale 120
Apoplexie 93
Arrhythmie s. Herzrhythmusstörungen
Arteriosklerose 83
-, zerebrale 99
Arthrose 94–96
Asystole 104
Ataxie 107
Aufstehen
– nach einem Sturz 152, 153
-, Techniken 153
Autonomes Nervensystem, Dysfunktion des 93, 98
Autonomie 157, 193

Balancefähigkeit 21
Barorezeptoren 93, 104
Behandlung
– nach Sturz 141
-, Standardisierung 191
benigner paroxysmaler lagebedingter Drehschwindel 115, 116

Beurteilung von Stürzen 164
Bewegungskoordination 68
Bewußtseinsverlust 97, 132, 136

Cerebellum 68, 99
Cervicalspondylose 96, 101, 102, 129
chronische Mittelohrerkrankungen 118

Demenz 21, 100
Depression 32, 33, 120, 131
Diabetes mellitus 102
Diuretika 20, 100, 120
– Schleifen- 118, 140
Drehschwindel 109, 110, 115, 128, 133
– und Stürze 112
-, Ursachen 114
Dysäquilibrium 107, 110, 119

Eigenreflex s. Reflex, monosynaptisch
Entscheidungsfreiheit 193
Epilepsie 97, 119, 137
Ergotherapie 62, 63
Ernährung 194
Erregungsleitung 91
Extrasystolen 104

Finger-Nasen-Test 124
Fitneßprogramm 184
Fixierung 175, 176
Flüssigkeitshaushalt 59, 60, 94
Folgen
-, physische 25
-, psychische 35, 31–33
-, wirtschaftliche 38
Frakturen 40ff

–, altersbedingte 45, 50
–, Behandlung 55, 60, 61
– und Geschlecht 50
– und Kalziumzufuhr 43, 45
– und Komplikationen 56
– und körperliche Betätigung 45, 53
– und Medikamente 52
– und Mortalitätsrate 40
– und Osteoporose 41–45, 50, 51
– und Rauchen 52
– und Rehabilitation 61-63
– und Risikofaktoren 50
– und Sterblichkeitsrate 40
– und Sturz 41
– und Verweildauer 46

Gang
–, Physiologie 70
–, Beurteilung 72, 73
–, Veränderungen 81, 92, 98
Gebrechlichkeit 156
Gefahrenherde s. Sicherheit
Gefäßerkrankungen 92
Geriatrie 63
Geschlecht 19
Gesellschaft 25, 156
gesunde Alte 18
Gleichgewicht
–, Belastungstest 85
–, Beurteilung von 71
–, Mechanismen des 24
–, Physiologie des 67
–, Störungen des 68, 74, 84, 99, 108, 111
–, Training des 141
–, Verlust des 23, 69, 91

Hallpike-Test 116, 124
Halswirbelsäule 77
Haltung
–, altersbedingte Veränderungen 90
–, Korrektur der 91
haltungsbedingtes Schwanken 79
Hausarzt/-ärztin 165, 166

Herzinsuffizienz 134
Herzrhythmusstörungen 103
Hilfsmittel 157–161
Hirnstamm 68
Hormonsubstitution 185
Hörvermögen 76
Hyperkalzämie 100
Hypothermie 105
Hyperthyreose 100
Hypertonus, postprandial 93
Hypothyreose 100
Hypotonus s. Orthostatischer H.

Interdisziplinäre Konferenz 55

junge Alte 19

Kalziumzufuhr 186
Karotissinus 138, 147
Karotissinussyndrom 104
Kognitive Funktion 21
Konsequenzen s. Folgen
Koordinationsfähigkeit 21, 66
–, altersbedingte Veränderungen 78, 83
Kopfverletzung 30, 31
Körperliche Betätigung 184, 194
Körpermotorik
–, altersbedingte Veränderungen 90
–, Feinkoordination 69
–, Kontrolle der 73, 77
Körpertemperatur 59
Körperschwerpunkt 71, 91
Kosten 38
Krankengymnastik 62, 151, 195
Krankenhaus 34
– -verweildauer 35

Langzeit-EKG 149
Lebensqualität 189, 190, 193, 194

Medikamente
–, Auswirkungen 19
–, toxische Schädigung durch 118, 120

–, Nebenwirkungen   121
Menièrsche Krankheit   116, 122, 127, 128
Mitspracherecht   193
Mobilisation   56
Mortalitätsrate   26
Multiple Sklerose   118
Muskelreflex   43
Muskelspindel   67
Myopathien   100

Nervenkompression   96, 101
Nervus-Vagus-Stimulation   136
Neuropathien, periphere   99, 120, 147
Norton-Index   57, 59
Notfall   34
Notrufsystem   161
Nystagmus   116, 123

Ohnmachtsanfälle   23, 93, 104, 106, 111
Orthostatischer Hypotonus   93, 94, 98, 127, 138, 139
Osteomalazie   100
Osteoporose   42–44, 185
Östrogen   185

Parkinsonsche Krankheit   77, 93, 98, 127, 147
Patientenzentrierte Behandlung   193
Personalschlüssel   105, 167
Pflege   61, 167ff
– -bedürftigkeit   22, 34–37, 56, 156
– -engagement   168
– -qualität   168, 181
– -standard   62
– -versicherung   38
Pflegende Angehörige   38, 143, 153, 161, 165, 175
Pharmakodynamik, veränderte   19
Polymyalgia rheumatica   100
Prävention s. Sturzprävention

Propriorezeptoren   67, 68, 77, 91, 101, 102

Reflexe
–, monosynaptische   68, 91, 92
–, polysynaptische   68
Rehabilitation nach Fraktur   61–65
Risiken   157
– s. auch Sicherheit
Risikofaktoren s. Sturzrisiko
Restriktionen   176–180

Schlaganfall   118
Schmerzmittel   56
Schutzreflexe   43
Schwerhörigkeit   76
Schwindel   23, 102, 108–131
–, Behandlung   126–129
–, Diagnosestellung   121–125, 195
–, Dreh- s. Drehschwindel
–, psychische Aspekte   129
Sehvermögen   73, 74
Selbstvertrauen   31
Shy-Drager-Syndrom   93
Sicherheit   157–162, 179
Skelettmuskulatur, Alterungsprozeß   95
soziale Inkompetenz   156
Stammganglien   68
Stammhirn   102, 109
– -dysfunktion   119
Standfläche   67, 91
Sterbeurkunde   26
Streß   91
Sturz
– -auswirkung   25
– -behandlung   165
– -beurteilung   164
– -häufigkeit   17
– -prävention   171, 172, 178, 179, 180, 182ff
– -risiko   17
– –, Alter und Geschlecht   19
– –, Ermittlung des   141–172
– –, Faktoren des   173, 174

– -symptomatik   96ff
– -ursachen   23, 105, 106
– -verletzungen s. Verletzungen
Synkopen   97, 103, 108, 126, 131–140, 147
–, Ursachen   133–136
–, Behandlung   139, 140

Tinnitus   116
Tod   25–28
Tranquilizer   101
Tremor   98

Umfeld   156, 157, 183
Unfallformular   168, 169

Vasomotorisches Zentrum   93
Verletzungen   29–31
–, Minderung von   187
Vertigo   107
Verweildauer   46
Vestibularapparat   67, 68, 74–76, 112
–, Altersveränderungen des   90
–, periphere Störungen des   115
–, zentrale Störungen des   118
–, Neuronitis des   118, 122

Wärmeregulation   59
Waterlow-Index   57, 58

Anna Streller-Holzner
Umzug ins Altenwohnheim?
Eine Orientierungshilfe

(Reinhardts Gerontologische Reihe; 3)
1991. 117 Seiten. kt (3-497-01233-5)

Trotz manch neuer Wege des Wohnens im Alter (Altenwohngemeinschaft, selbständiges Wohnen bei ambulanter Betreuung) sind Altenwohnheime nach wie vor eine wichtige und häufig gesuchte Wohnmöglichkeit. Zwischen „Altenheim" und „Seniorenstift" existiert eine verwirrende Vielfalt höchst unterschiedlicher Häuser. Dieses Buch ist ein Ratgeber für alle, die überlegen, ob und in welches Altenwohnheim sie ziehen möchten. Die Autorin beschreibt die wichtigsten Unterschiede und rät, worauf man achten sollte, bevor man in ein Wohnheim zieht. Sie versteht es, übertriebene Erwartungshaltungen genauso aufzudecken wie Tips zu geben für eine gelungene Änderung der Wohnverhältnisse – und damit auch der Lebensperspektive.

*

Die Verfasserin Anna Streller-Holzner schreibt über 117 Seiten einen sehr praxisbezogenen Stil und verzichtet auf wissenschaftlich aufgetragene Abhandlungen. Sie schöpft aus ihren jahrelangen persönlichen Erfahrungen in verschiedenen, letztlich leitenden Tätigkeiten in der offenen und geschlossenen Altenhilfe. Das Buch ist eine Zustandsbeschreibung und wichtiger Ratgeber für den interessierten Laien zugleich.
50 plus

Es werden sinnvolle und wichtige Ratschläge auf verschiedenen Ebenen für den alten Menschen selbst und seine Angehörigen gegeben. Das Buch ist realitätsnah, einfach und konkret.
Wiener Medizinische Wochenschrift

Aufschlußreich die Interviews mit einer Heimbewohnerin (…) und mit einem Mitglied der „Grauen Panther". Ein gut verständlicher, hilfreicher Ratgeber.
Diakonie

Ernst Reinhardt Verlag München Basel

Kinie Hoogers
Inkontinenz verstehen
Mit einem Vorwort von Prof. Dr. Ingo Füsgen
(Reinhardts Gerontologische Reihe; 8)
1993. 136 Seiten. 23 Abb. kt (3-497-01289-0)

Inkontinenz, vor allem Urininkontinenz (Blasenschwäche), ist ein Thema, das in der Altenpflege und der Geriatrie zunehmend Beachtung findet. Psychologische und psychosoziale Faktoren der Inkontinenz spielten bisher leider eine Schattenrolle in der überwiegend somatisch-medizinisch ausgerichteten Fachliteratur. Kinie Hoogers rückt die oft vernachlässigten psychologischen Ursachen und Verstärker in den Mittelpunkt. Jeder Altenpfleger, jede Krankenschwester kennt die Situationen, in denen Blasenschwäche schamvoll verheimlicht wird, intime, manchmal peinliche Situationen entstehen oder z. B. jemand nicht „trocken" wird, obwohl offensichtlich alle erforderlichen Maßnahmen getroffen wurden. Wie geht man damit um? Könnte ein verborgener Krankheitsgewinn vorliegen? – Dieses Buch ermutigt den Leser, über die „technische" Behandlung hinauszugehen, es erläutert komplexe Zusammenhänge und zeigt Lösungsmöglichkeiten im Umgang mit alten inkontinenten Menschen auf.

*

Ein faszinierendes Buch! Endlich ein Taschenbuch, welches der ganzheitlichen Betrachtungsweise näherkommt oder sie sogar ganz schafft. (...) Ich empfehle dieses Buch allen, die mit Patienten zu tun haben, besonders aber für Lehrende mit dem Schwerpunkt: alte Menschen, aber auch für solche mit dem Schwerpunkt: Kinder und auch allen, die an psychologischen und ganzheitlichen Pflegeaspekten interessiert sind.

J. F. Wehrli in *Pflege Pädagogik*

Ernst Reinhardt Verlag München Basel

Johannes Kemper
Schlafstörungen im Alter erklären und behandeln

(Reinhardts Gerontologische Reihe; 10)
1995. 207 Seiten. 15 Abb. 3 Tabellen. kt (3-497-01341-2)

Mit zunehmendem Alter der Menschen verändert sich auch ihr Schlaf. Viele nehmen dies als lästige Gegebenheit hin. Manche kompensieren mit Schlafmitteln. Nur die wenigsten sind sich darüber im klaren, welch grundlegende Einschnitte bis hin zur vitalen Bedrohung ein gestörter Schlaf mit sich bringt. Nächtliche Atemregulationsstörungen erhöhen gerade bei Alternden das Risiko eines Herzinfarktes. Die Schlafprobleme Depressiver sind Ausdruck einer veränderten Schlaf-Wach-Rhythmik. Alpträume haben oft tagelange Verstimmungen zur Folge. Der fehlende Schlaf dementiell Erkrankter bringt große pflegerische Schwierigkeiten mit sich. Bisher reagierte man darauf überwiegend mit Medikamenten. Wenn wir aber – einem modernen Verständnis von Gesundheit folgend – den Schlaf als die gelungene Kommunikationsform eines Menschen mit sich und seiner Umwelt verstehen, so ergeben sich weit natürlichere Behandlungsformen, die in diesem Buch auch anhand praktischer Beispiele beschrieben werden.

Aus dem Inhalt

Diagnose und Verbreitung von Schlafstörungen
Verhaltenstherapie und Psychoanalyse bei Schlafstörungen
Gruppentherapie bei Schlafstörungen
Schauplätze: Heim und Klinik
Apnoe – das gesteigerte Schlafbedürfnis am Tage als Folge einer Atemstörung bei Nacht
Das Restless-legs-Syndrom: die unruhigen Beine
Therapie mit Medikamenten
Schlaf und Depression
Der Schlaf als Hüter des Traumes
Verzeichnis von Schlafambulanzen und -laboratorien
Internationale Klassifikation der Schlafstörungen nach ASDA (1990)

Ernst Reinhardt Verlag München Basel

Alte Menschen und ihre Ängste
Ursachen, Behandlung, praktische Hilfen

Herausgegeben von Harald Blonski

Verfaßt von Harald Blonski, Reinhard J. Boerner, Martin Haupt, Eike Hinze, Johannes Kemper, Andreas Maercker, Michael Osterheider, Johannes Pach, Helmut Schneider-Leßmann, Ingrid Ullrich, Ingrid Weiss

(Reinhardts Gerontologische Reihe; 11) – 1995. ca 240 Seiten. kt (3-497-01354-4)

Daß Angst in unserem Leben letztlich unvermeidlich ist und auch Sinn haben kann, ist eine Einsicht, die bereits Fritz Riemann in seinem Klassiker „Grundformen der Angst" ausgeführt hat. So wie bestimmte Formen der Angst mit der Kindheit eng verbunden sind, so haben auch alte Menschen ihre Ängste: Angst vor gesundheitlichen Einbußen und dadurch bedingten Einschränkungen, vor der Endgültigkeit des Daseins und des Gewesenen, vor dem Tod, vor der Einsicht in das Nichtrückgängigzumachende, Nichtaufzuhaltende, vor der Unumkehrbarkeit aller Lebensläufe. Konkrete Ängste um die Finanzen, um einen Heimeinzug o. ä. kommen im Einzelfall hinzu. – Dieses Buch verfolgt das Ziel, aus der Warte unterschiedlicher Wissensgebiete und Praxisfelder die Ängste alter Menschen ursächlich zu erklären, zu verstehen sowie Möglichkeiten der Behandlung bzw. des sinnvollen Umgangs mit Angst und Angststörungen im Alltag aufzuzeigen.

Aus dem Inhalt

Ängste und Angststörungen im Alter
Der Umgang mit Angst im Alter: medizinische und psychotherapeutische Ansätze
Angst im Alter aus psychiatrischer Sicht
Angst und Alter: eine psychoanalytische Annäherung
Behandlung von Angst und Aggression bei Demenz
Teilstationäre und ambulante Behandlungsstrategien bei Angststörungen im Alter
Mit Angst umgehen in der stationären Altenhilfe
Mit Angst umgehen in der häuslichen Krankenpflege
Angst und Glaube – Erfahrungen eines Seelsorgers

Ernst Reinhardt Verlag München Basel

Rolf D. Hirsch
Lernen ist immer möglich
Verhaltenstherapie mit Älteren

(Reinhardts Gerontologische Reihe; 2)
1991. 164 Seiten. 6 Abb. kt (3-497-01218-1)

„Was Hänschen nicht lernt, lernt Hans nimmermehr." Rolf D. Hirsch räumt auf mit dieser überholten Vorstellung (und Entschuldigung), der Mensch sei im Alter zu starr und zu uneinsichtig. Ältere und alte Menschen sind durchaus in der Lage, Neues zu lernen, ihr Verhalten gezielt zu ändern. Ein im Laufe des Lebens „erlerntes störendes Verhalten" kann auch verlernt werden. Die Verhaltenstherapie bietet heute eine ganze Palette von Methoden an. Das Buch ermutigt, mit älteren und alten Menschen zu arbeiten, gibt erprobte Konzepte weiter und ist nicht zuletzt auch ein Gewinn für kundige ältere Leser.

*

Dem Autor gelingt es, die zugrundeliegende Theorie so anschaulich und verständlich darzustellen, daß Berührungsängste, Verhaltenstherapie zu praktizieren, beseitigt werden.

Altenheim

Mit der Zunahme der Alten-Population gewinnen Prävention und Rehabilitation zunehmend an Bedeutung. Hierzu kann Verhaltenstherapie einen wichtigen Beitrag leisten. (…) Sehr ermutigend ist die (mit verschiedenen Beispielen belegte) Überzeugung des Autors von der „Therapierbarkeit" dieser allgemein als „schwierig" geltenden Klientengruppe. – Nachdrücklich empfohlen.

ekz-Informationsdienst

Ernst Reinhardt Verlag München Basel

Marianne Gäng (Hrsg.)
Mit Tieren leben im Alten- und Pflegeheim
Mit Beiträgen von Hans-Peter Gäng, Marianne Gäng, Antoine F. Goetschel, Christian Große-Siestrup, Barbara Grunder, Jürg Meier, Damian Nowak, Urs Ochsenbein, Margot Oldenberg, Heinrich Schaefer, Simone de Smet, Dennis C. Turner

(Reinhardts Gerontologische Reihe; 4)
1992. 136 Seiten. 33 Abb. kt (3-497-01261-0)

Jeder Tierhalter weiß es aus Erfahrung: Mit einem Tier zu leben, ist anregend und beglückend. Ob Hund oder Katze, Kaninchen oder Vogel – richtig betreut, können sie die Lebensfreude der Zweibeiner stärken. Das Tier braucht Zuwendung, gibt aber auch Zuwendung. Diese Erkenntnis setzt sich auch immer mehr in den Alten- und Pflegeheimen durch. So wird der Umgang mit dem Tier bewußt als Therapeutikum geschätzt, das kontakt-, wahrnehmungs- und bewegungsfördernd wirkt. – Dieses Buch informiert über alle sachlichen, finanziellen und persönlichen Voraussetzungen für eine Tierhaltung in Seniorenstiften, Altenheimen und Pflegeheimen. Geeignete Tierarten und Tierrassen werden vorgestellt. Wichtig sind tierart- und tierschutzgerechte Haltungssysteme, auch die hygienischen Erfordernisse werden beschrieben. Anhand einiger Heime mit Tierhaltung wird gezeigt, wie man das Zusammenleben mit Tieren praktisch angehen kann. Motto: Mehr Freuden in den Heimalltag!

*

Vierbeiner bringen Freude und Anregung, sind für viele Begleiter in Freud und Leid – um so erstaunlicher, daß bisher die Haltung von Tieren im Alten- und Pflegeheim eher eine Seltenheit ist. Wer den Wert dieser Wesen als „Therapeutikon" erfaßt hat, findet in diesem einfühlsam und sachkundig geschriebenen Buch eine wertvolle Anleitung für die Umsetzung in die Praxis.

extracta geriatrica

Ernst Reinhardt Verlag München Basel

Martin Teising
Alt und lebensmüde
Suizidneigung bei älteren Menschen
(Reinhardts Gerontologische Reihe; 6)
1992. 196 Seiten. 6 Tab. kt (3-497-01270-X)

Selbstmord im Alter ist ein tabuisiertes Thema, über das selten gesprochen wird. Dabei steigt die Suizidrate mit dem Lebensalter kontinuierlich an. Kann Alterssuizid eine freie Willensentscheidung sein? – Der Autor erläutert soziologische, psychologische und psychoanalytische Theorien zur Alterssuizidalität. Typische Übertragungs- und Gegenübertragungsphänomene werden geschildert. Ein therapeutisches Konzept für diese Klienten/Patienten wird erstmals vorgestellt. Es basiert auf einem psychodynamischen Verständnis und verbindet einen psychotherapeutischen mit einem sozialarbeiterischen Zugang. Dieses Konzept hat sich in unterschiedlichen psychosozialen Zusammenhängen bewährt und kann allen in der Altenarbeit Tätigen einen Ansatzpunkt für ihre Arbeit bieten. Die Fallbeispiele machen das Buch vor allem für betroffene ältere Menschen und deren Familie zu einer wichtigen Orientierungshilfe im Umgang mit dem Thema Selbstmord im Alter.

*

Es soll betont werden, daß es dem Autor gelungen ist, komplizierte psychodynamische Zusammenhänge in verstehbarer Sprache zu schildern. Gute Literatur zur psychotherapeutischen Arbeit mit alten Menschen und somit mit alten Menschen in suizidalen Krisen gibt es wenig. Das Buch von Martin Teising ist ein Buch, das hier eine große Lücke füllt für alle Berufsgruppen, die mit alten Menschen zu tun haben. Es wird sich als unabdingbar erweisen und hier seinen Stellenwert haben.

Deutsche Krankenpflege-Zeitschrift

Ernst Reinhardt Verlag München Basel